Nomos Universitätsschriften

Medien und Kommunikation

Band 7

Laura-Maria Altendorfer

Influencer in der digitalen Gesundheitskommunikation

Instagramer, YouTuber und Co. zwischen Qualität, Ethik und Professionalisierung

Nomos

Die Deutsche Nationalbibliothek verzeichnet diese Publikation in der Deutschen Nationalbibliografie; detaillierte bibliografische Daten sind im Internet über http://dnb.d-nb.de abrufbar.

Zugl.: Eichstätt-Ingolstadt, Katholische Universität, Diss., 2019

ISBN 978-3-8487-5845-6 (Print)
ISBN 978-3-8452-9978-5 (ePDF)

1. Auflage 2019

Vorwort und Danksagung

„Nur wer sein Ziel kennt, findet den Weg", stellte einst der Philosoph Laozi fest. Wie kein anderes Sprichwort lässt sich dieses sinnbildlich auf die vorliegende Dissertation anwenden. Der Weg, der hinter dieser Arbeit liegt, ist ein äußerst kurviger, der – v.a. bedingt durch ein sehr schnelllebiges Forschungsthema – immer wieder in Sackgassen führte oder zum Umkehren zwang. Mein besonderer Dank geht an meinen Doktorvater, Prof. Dr. Klaus Meier, der diesen Weg mit mir gegangen ist, mir die nötige Freiheit und Flexibilität überlassen hat und mich bei jeder noch so „rasanten Wendung" stets unterstützte. Seine Betreuung, geprägt durch wertvolle Ratschläge, konstruktive Anregungen und einem immer offenem Ohr, hat maßgeblich zum Erreichen dieses Ziels beigetragen. Ein herzlicher Dank geht auch an Frau Prof. Dr. Eva Baumann, die sich so schnell dazu bereit erklärt hat, das Zweitgutachten der Dissertation zu übernehmen.

Um einen solchen Weg zu beschreiten sind darüber hinaus noch weitere Personen notwendig, denen ich allen sehr dankbar bin. Ein großer Dank geht zunächst an alle, die an den Studien teilgenommen haben und ohne die der empirische Teil der Dissertation gar nicht erst möglich gewesen wäre. Danke auch an alle, die mich in irgendeiner Form unterstützt haben – sei es beim Lektorat, bei Formatierungsfragen oder durch fachliche Anregungen. Ein großes Dankeschön geht hier vor allem an Eva, Cinthia, Rebecca, Astrid E., Astrid K. und Thomas. Bedanken möchte ich mich abschließend bei meiner Familie für den Rückhalt, den Zuspruch und die Unterstützung jeglicher Art. Ich habe die Arbeit in einer für uns alle sehr schwierigen Zeit geschrieben, die auch immer wieder dazu beigetragen hat, dass der Weg nicht konstant und geradlinig war. Ich würde mir nichts mehr wünschen, als dass mein Papa – dem ich diese Arbeit widmen möchte – das Ergebnis noch hätte miterleben können.

Ich hoffe, dass die Dissertation einen Beitrag zum Forschungsfeld der digitalen Gesundheitskommunikation leisten kann. Gesund zu sein und zu bleiben ist das wohl wertvollste Gut, das ein Mensch in seinem Leben hat. Die richtige Information und Kommunikation kann dazu maßgeblich beitragen wie wir mit diesem Gut umgehen.

Landau an der Isar, im April 2019 *Laura-Maria Altendorfer*

Inhaltsverzeichnis

Abbildungsverzeichnis

Tabellenverzeichnis

Abkürzungsverzeichnis

%	Prozent
bzw.	beziehungsweise
ca.	circa
d. Verf.	Anmerkung des Verfassers
d.h.	das heißt
ebd.	ebenda
et al.	et alii (und andere)
etc.	et cetera (und so weiter)
Hg.	Herausgeber
i.S.v.	im Sinne von
i.w.S.	im weiteren Sinne
M	Mittelwert
N	Stichprobengröße
n	Substichprobengröße
o.ä.	oder ähnliches/m
o.J.	ohne Jahresangabe
o.S.	ohne Seitenangabe
SD	Standardabweichung
u.a.	unter anderem
v.a.	vor allem
vgl.	vergleiche
z.B.	zum Beispie

Aus Gründen der besseren Lesbarkeit wird in der vorliegenden Dissertation die Sprachform des generischen Maskulinums verwendet. Es wird an dieser Stelle darauf verwiesen, dass dies keine Benachteiligung des weiblichen Geschlechts impliziert, sondern die Verwendung der männlichen Form geschlechtsunabhängig verstanden werden soll.

1 Einleitung

Sie sind jung, kommen aus dem alltäglichen Leben und erreichen über soziale Medien hunderttausende bis Millionen Internetnutzer: Sogenannte *YouTuber*, *Instagramer* oder *Blogger* – subsumiert im Oberbegriff *Influencer*, der sich im Laufe der letzten Jahre durchgesetzt hat und unlängst zum Anglizismus des Jahres 2017 gewählt wurde (vgl. meedia.de 2018). Mit ihren Follower-Zahlen übertreffen Influencer traditionelle Medien und deren digitale Angebote häufig um ein Vielfaches und gewinnen dadurch immer mehr an Bedeutung in verschiedensten Bereichen. Insbesondere Unternehmen haben die Vorteile einer Kooperation erkannt: „Die Zusammenarbeit mit Influencern gehört derzeit zu den wichtigsten Themen in Marketing und Kommunikation" (Evertz 2017: 174). Als Vermittler zwischen Unternehmen und Influencern fungieren inzwischen zahlreiche spezialisierte Agenturen (vgl. Gehl 2017: o.S.). Wer besonderen Einfluss erlangt hat, der wird im Rahmen eigens geschaffener Preisverleihungen geehrt, wie beispielsweise dem *Place to B Award*, der an Influencer vergeben wird, die sich selbst als erfolgreiche Marke aufgebaut haben (vgl. axelspringer.de 2017). Und auch die Politik greift auf die reichweitenstarke Unterstützung zurück. Unter dem Hashtag *#DeineWahl* befragten 2017 vier YouTuber im Bundestagswahlkampf Martin Schulz und Angela Merkel (vgl. YouTube DeineWahl). Die Liste der Beispiele, in welchen Influencer inzwischen in der Praxis zum Einsatz kommen, ließe sich mannigfach erweitern. „Fakt ist, dass Instagram-Queens wie *Caro Daur*, YouTube-Stars wie *Bianca ‚Bibi' Heinicke* oder Profi-Zocker wie *Gronkh* ihre Community immens beeinflussen. Sie bestimmen Trends und sagen an, was gerade ‚hot' ist – und was ‚not'" (fischerAppelt 2017: 13).

Dabei besteht das Interesse von Wirtschaft, Politik oder Medien an Influencern nicht nur wegen ihrer großen Reichweite. Durch die voranschreitende Digitalisierung wie Mediatisierung stehen sie vor verschiedenen Herausforderungen. Insbesondere spielen Themen wie Vertrauen, Transparenz, Glaubwürdigkeit und Authentizität eine große Rolle in der digitalen Kommunikation (vgl. Zerfaß/Pleil 2017: 28). Generell kommunizieren Menschen „immer häufiger und immer länger mit und mittels Medien, und ihr soziales Handeln, ihr Wissen und ihr Denken haben infolgedessen in den einzelnen Lebensbereichen immer häufiger und immer mehr mit Medien zu tun" (Krotz 2015: 18). Dazu trägt auch bei, dass heute jeder Inhalte im Internet produzieren kann – die Forschung spricht von einem „Paradigmenwechsel in der Konsumenten-Produzenten Beziehung" (Kaiser 2014: 171). Gleichzeitig sorgen Schlagwörter wie *Fake News*, der Einsatz künstlicher Intelligenz oder das Thema Datenschutz für Unsicherheiten. Logische Konsequenz dieser Entwicklungen ist die Suche nach Orientierung und Sicherheit. Erkenntnisse der Medienwirkungsforschung helfen hier zu verstehen, warum etwa nutzergenerierten Inhalten in den sozialen Medien zum Teil deutlich mehr Vertrauen entgegengebracht wird als klassischer Werbung (vgl. Brügmann 2017: 63), oder warum die Art und Weise, wie Influencer Inhalte vermitteln (z.B. in der Ich-Perspektive oder durch subjektive Meinungen), Authentizität vermitteln. Denn „damit beeinflussen sie maßgeblich die Einstellungen und das Handeln tausender anderer User, weil diese ihnen vertrauen" (Reckenthäler 2015: 68). Erklärungsansätze liefern hierfür die Theorie sozialer Vergleichsprozesse, Modelllernen oder Parasozialität (vgl. Punkt 4.4).

Vertrauen und Glaubwürdigkeit sind auch zentrale Größen im Zusammenhang mit Gesundheit – nicht zuletzt dadurch bedingt, dass die Gesundheitskommunikation mehr und mehr digital stattfindet: Wer körperlich fit werden oder gesünder leben möchte, dem stehen verschiedenste digitale Hilfsmittel zur Seite. Angefangen beim Fitnessarmband über Smartwatches bis hin zu Devices, die den Schlaf tracken – die Bandbreite ist groß. Auch Apps auf dem Smartphone erfreuen sich wachsender Beliebtheit: „Fast jeder zweite Smartphone-Nutzer (45%) verwendet bereits Gesundheits-Apps. Ebenso viele (45%) können sich vorstellen, dies künftig zu tun" (bitkom.org 2017a). Wer krank ist, oder sich über gesundheitsbezogene Themen informieren möchte, der fragt *Dr. Google*. Dass dies ein gängiges Phänomen ist, lässt sich beispielsweise daran feststellen, „dass eine Grippe-Welle von Google Flu Trends früher erkannt wird, als von menschlichen Experten" (Hänisch 2016: 5). Eine Studie der Techniker Krankenkasse (2016) zeigt außerdem, dass rund 66% (N = 1.001) das Internet nutzen, um sich über ein Gesundheitsthema zu informieren – je jünger, umso häufiger (vgl. 7). Die Gesundheitskommunikation trägt damit zur Vermittlung jenes Wissens und jener Kompetenzen bei, die für eine Erhaltung der eigenen Gesundheit relevant sind. Schabel und Bödeker (2012) führen an, dass die Kommunikation somit mitentscheidend ist, „wie wir im Lebenslauf Gesundheitsrisiken bis hin zu Krankheiten physisch und psycho-sozial, immer aber auf kommunikativen Wege bewältigen" (16).

Auch Influencer aus den Bereichen Sport, Fitness und Ernährung finden in sozialen Medien großen Zuspruch. Bekannte deutsche Akteure sind hier beispielsweise *Pamela Reif*, *Louisa Dellert* oder *Christoph Gehrke (Goeerki)*.

Darüber hinaus lassen sich unzählige Blogs und Social Media-Accounts zu den Themen Sport, Ernährung und gesunde Lebensweisen finden. Jung von Matt, Brandnew IO und Facelift (2018) sprechen von einem Hype, den die Branchen „Sport & Fitness“ sowie „Food & Drinks“ gerade erleben (vgl. 6f). Nutzerzahlen bestätigen, dass diese Themen in sozialen Medien häufig gesucht werden: Weibliche Influencer-affine Nutzerinnen informieren sich am liebsten über die Themen Essen, Kochen und Ernährung (55,9%; N = 1.604) – eine Kategorie, die bei männlichen Nutzern zwar nicht an erster Stelle steht, aber dennoch eine hohe Beliebtheit erfährt (27,1%). Auch Sport- und Fitness-Inhalte fallen unter die meistgesuchten Produktkategorien in den sozialen Medien bei 22,3 Prozent der weiblichen und 27,1 Prozent der männlichen Nutzer. (vgl. BVDW/Influry 2017: 18f)

So vorteilhaft diese Entwicklungen der digitalen Gesundheit sein mögen, so kritisch sollten sie gleichermaßen betrachtet werden. Bonfadelli (2014) stellt die These auf, „dass sich in der medienvermittelten Gesundheitskommunikation die sogenannte Medienlogik verstärkt hat und weiter verstärken dürfte, d.h. Personalisierung, Emotionalisierung, Dramatisierung, Skandalisierung und Inszenierung, aber auch die Kommerzialisierung etwa in Form der Vermischung von redaktionellen Inhalten und Werbung sowie PR stark zugenommen haben“ (21). Rossmann (2010) beanstandet eine mangelnde Qualität der Online-Informationen sowie die fehlende Quellentransparenz, die nicht zuletzt auch daraus resultiert, dass sich sowohl Laien, als auch Experten zu Gesundheitsthemen äußern können (vgl. 353f). In der Praxis warnt die Verbraucherzentrale Nutzer davor, sich online auf Angaben anderer Nutzer zu verlassen und empfiehlt neben Informationen aus dem Internet weitere Meinungen einzuholen, wie die des Arztes oder Apothekers. Zudem sollten Nutzer sich über den Betreiber des jeweiligen Online-Angebotes informieren und prüfen, ob Informationen beispielsweise von persönlichen oder wirtschaftlichen Interessen beeinflusst sein könnten. (vgl. verbraucherzentrale.de 2018)

1.1 Wissenschaftliche Einordnung der Arbeit

Dem vorliegenden Thema liegt ein kommunikationswissenschaftlicher Schwerpunkt zugrunde, aus dem heraus auf die Gesundheitskommunikation als Wissenschaften integrierendes und Disziplinen übergreifendes Feld zurückgegriffen wird. Dabei ist vorwegzunehmen, dass sich der Untersuchungsgegenstand durch seine interdisziplinäre Prägung verschiedenen Forschungsdisziplinen zuordnen ließe. Insbesondere im Marketing zeigen sich hier federführend Untersuchungen. Auf jene Studien, v.a. aus der Marketingpraxis, wird im Folgenden auch zugegriffen – jedoch nimmt die kommunikationswissenschaftliche Perspektive die tragende Rolle ein.

Da Rezipienten für Influencer sehr bedeutsam sind, sollte neben der Kommunikator-Sichtweise auch die der Nutzer eingenommen werden. Hinsichtlich Kommunikator- und Nutzungsforschung muss im Kontext der digitalen Medien als Besonderheit erwähnt werden, dass eine rein isolierte Betrachtung und damit Trennung z.B. von Kommunikatoren und Rezipienten nicht immer möglich ist. Durch Themen wie Qualität und Ethik von Inhalten wird darüber hinaus auch die Medieninhaltsforschung, hinsichtlich Wirkungsweisen von Influencer-Inhalten die Medienwirkungsforschung herangezogen. Bereits 1998 stellte Maletzke fest, dass ein Gesamtüberblick bzgl. des Gegenstandsbereiches der kommunikationswissenschaftlichen Forschung schwierig ist, denn: „Das Forschungsfeld der Kommunikationswissenschaft hat sich ständig verändert und wird sich wohl auch weiterhin verändern" (18). Auch heute beschreibt Beck (2017) die Kommunikationswissenschaft als „ein so dynamisches und facettenreiches Fach" (7). Die Relevanz des Faches wird vor allem durch den großen Stellenwert der Medien und Kommunikation in der Gesellschaft begründet (vgl. dgpuk.de o.J.). Die Erforschung von Kommunikationsprozessen und damit verbundenen Voraussetzungen, Rahmenbedingungen, Störungen sowie Folgen auf verschiedenen Ebenen stellt das zentrale Erkenntnisziel dar (vgl. Beck 2017: 175).

Die Gesundheitskommunikation berührt als Teildisziplin der Kommunikationswissenschaft viele weitere Fachdisziplinen wie u.a. die der Psychologie, Pädagogik, Medienwissenschaften sowie Medizin bzw. Medizinsoziologie (vgl. Fromm/Baumann/Lampert 2011: 23). Die Verbindung der relevanten Perspektiven der verschiedenen Wissenschaften sowie die Integration von Erfahrungen und kommunikationsbezogener Handlungsanforderungen Bereichen, die Gesundheit und Krankheit betreffen (z.B. Prävention, Gesundheitspolitik), stellen mitunter eine zentrale Herausforderung der Forschung dar (vgl. dgpuk.de o.J.). In der interdisziplinären kommunikationswissenschaftlichen Betrachtung erforscht die Gesundheitskommunikation „schwerpunktmäßig die Bedeutung von medienvermittelter (meist) öffentlicher Kommunikation für gesundheitsspezifische Emotionen und Kognitionen, Gesundheitsverhalten sowie Gesundheit und Krankheit, und hat dabei auch strukturelle bzw. situative Determinanten im Blick" (Rossmann/Hastall 2013: 11).

1.2 Digitale Kommunikation: Verständnis der vorliegenden Arbeit

Für die digitale Kommunikation bzw. den zugrundeliegenden Kontext werden in der Fachliteratur verschiedene Termini aufgeführt: So findet man Begriffe, wie *Online-Kommunikation*, *computervermittelte Kommunikation (CvK)*, *Internet-* oder *Netzkommunikation* oder in neueren Publikationen auch *Social-Media-Kommunikation* (vgl. Zerfaß/Pleil 2017; Beck 2006; Döring 2000; Aerni/Bruhn 2012). Generell besteht kein wissenschaftlicher Konsens über eine einheitliche Verwendung der Begrifflichkeiten, obgleich der Sinngehalt weitgehend bedeutungsverwandt erscheint (Darlegungen zur Verwendung des Terminus finden sich z.B. bei Beck 2006 oder Rössler 2003). Eine mögliche Erklärung hierfür könnte in der schnelllebigen Dynamik des Forschungsfeldes liegen, die eine konkrete Festlegung des Terminus etwa aufgrund technischer Entwicklungen und dem damit einhergehenden veränderten Nutzungsverhalten erschwert. Nach dem Verständnis der vorliegenden Dissertation wird der Begriff der *digitalen Kommunikation* verwendet, wobei diesem folgende Auffassungen zugrunde liegen:

- Im Zuge der Digitalisierung vollzieht sich auch ein Kommunikationswandel: In immer mehr Lebensbereichen werden für die Kommunikation digitale anstatt wie früher analoge Medien genutzt (Bsp.: Fernsehen und Video-on-Demand-Angebote). Auch Themen, wie Robotik, Algorithmen oder künstliche Intelligenz werden hier einbezogen (Bsp.: Social Bots[1]).
- Digitale Kommunikation beinhaltet computervermittelte Kommunikation, da die Produktion und Rezeption von Inhalten über digitale Endgeräte erfolgt, die mit digitalen Kodierungen arbeiten und über (Computer-)Netze kommunizieren.
- Online-, Netz- und Internetkommunikation sind Teilbereiche der digitalen Kommunikation, da deren Grundstruktur (Internet) den digitalen Kanal darstellen. Dies gilt sowohl für die mobile (z.B. per Smartphone), als auch stationäre (z.B. per PC) Kommunikation.
- Digitale Medien sind vor allem dadurch charakterisiert, dass sie Menschen untereinander, aber auch Menschen und Maschinen miteinander (Bsp.: iPhone Siri) sowie Maschinen untereinander vernetzen (Bsp.: Smartphone und Wearable) und dadurch zu sozialen Medien werden.

---

1 Bots sind Computerprogramme, die automatisiert agieren und menschliches (Kommunikations-)Verhalten imitieren können. In sozialen Netzwerken können sie etwa eine menschliche Identität vortäuschen. (vgl. bpb.de 2017).

- Damit stellt die digitale Kommunikation in erster Linie eine dialogische, interaktive Kommunikationsform dar, die synchron (gleichzeitig) oder asynchron (zeitversetzt) stattfinden kann.

Die Arbeit thematisiert dabei vor allem zwei Bereiche der digitalen Kommunikation: Den der sozialen Medien, welcher Influencern und ihren Followern gleichermaßen eine Kommunikationsplattform bietet einerseits, und andererseits den der künstlichen Intelligenz, v.a. im Kontext von eHealth und mHealth.

1.3 Relevanz der Arbeit und Forschungsfragen

Die Digitalisierung, neue Technologien und soziale Medien sind Themen, die längst einen wichtigen Platz in unserem Alltag eingenommen haben. „Sie brechen die Dominanz des Modus Massenkommunikation und seiner institutionalisierten Formen, in dem sie andere Modi, Arenen und Kontexte bereitstellen, die Kommunikationsinhalte für einen (potentiell) großen Personenkreis sichtbar und zugänglich machen“ (Taddicken/Schmidt 2017: 5). Sowohl die Kommunikation als auch die Produktion oder Rezeption von Inhalten wird immer einfacher: Die physische Anwesenheit der Kommunikationspartner ist nicht mehr erforderlich, Kommunikation jederzeit und überall möglich und Inhalte können schnell und überallhin geschickt, verändert oder archiviert werden (vgl. Meinel/Sack 2009: 11ff; Kielholz 2008: 21). Digitale Medien nehmen häufig die Position klassischer Medien ein und werden dadurch Teil unseres soziokulturellen Alltags. Zusammengefasst wird dies durch den Begriff der *Mediatisierung*, unter welchem der „fortwährende[...] Prozess der Restrukturierung von Lebensbedingungen durch den Wandel von Kommunikationsmedien und kommunikativen Infrastrukturen“ (Hoffmann/Krotz/Reißmann 2017: 3) verstanden wird. Gutounig (2015) stellt fest: „Wir leben gegenwärtig mehr *in* als *mit* diesen Medienformen“ (99).

Derzeit nutzen 90 Prozent der 14- bis 29-Jährigen das Smartphone oder Tablet, ab dem 30. Lebensjahr sind es 53 Prozent. Rund 51 Prozent der Bevölkerung ab 14 Jahren gibt an, das Internet ständig bzw. fast die ganze Zeit oder mehrmals täglich zu nutzen. (vgl. Schneller/IfD Allensbach 2017: o.S.) Diese Zahlen und Tendenzen werden von verschiedenen Studien im Wesentlichen repliziert (vgl. z.B. BVDW 2016; bitkom.org 2017b; ard-zdf-onlinestudie.de 2017). Dabei nimmt die mobile Internetnutzung stetig zu, wie die Ergebnisse folgender Studie zeigen: Knapp 70 Prozent der Studienteilnehmer nutzen das mobile Internet im Jahr 2016 (N =

1000), wobei mit der mobilen Nutzung auch die Zunahme von Wearables einhergeht. Insbesondere Fitness-Tracker (10%) weisen eine größer werdende Beliebtheit auf; rund acht Prozent besitzen eine Smartwatch. (vgl. BVDW 2016: 7ff) Zanger (2014) spricht bei diesen Entwicklungen gar von einem Indiz dafür, dass sich „die Kommunikation in einem epochemachenden Veränderungsprozess befindet" (3). Und auch Meinel und Sack (2009) beschreiben die digitale Kommunikation als „Triebkraft und Katalysator für eine Vielzahl von Veränderungen, die wir derzeit erleben und die uns noch bevorstehen" (9) einerseits und andererseits als Hilfestellung, „uns in dieser neuen Epoche zurechtzufinden, die durch extreme Beschleunigung, Flexibilisierung und Dynamisierung gekennzeichnet ist" (ebd.).

Mit Blick auf das Thema Gesundheit prognostizieren zukunftsorientierte Studien ein großes Wachstum. Die Rede ist von einer Gesundheitsgesellschaft, die eine neue Gesundheitskultur pflegt. Die Selbstverantwortung wird weiterhin steigen, körperliche und geistige Fitness gelten als wichtige Ressourcen in der immer älter werdenden Gesellschaft. Der Patient wird zum informierten Kunden und gesundheitsbewusstem Konsumenten. Gesundheit wird zum Lifestyle-Produkt. (vgl. HEAG Holding AG 2012: 46ff) Zentrale Faktoren und wissenschaftlich diskutierte Themen sind in diesem Zusammenhang die Qualität von Informationen, Vertrauen und Datenschutz, denn „der Gesundheitsmarkt der Zukunft ist vor allem ein Vertrauensmarkt" (Philips Zukunftsinstitut Gesundheitsstudie 2015: 11). Die Problematik: Online-Gesundheitsinformationen unterscheiden sich heute stark und können vom Nutzer nicht immer adäquat verarbeitet und eingeordnet werden (vgl. Rossmann 2010: 338).

Mit Influencern scheint sich ein Phänomen entwickelt zu haben, welches mit den gerade vorgestellten Aspekten auf zwei Weisen verknüpft ist: Zum einen ist es eng mit der Popularität der digitalen Kommunikation, insbesondere den sozialen Medien verbunden, zum anderen mit eben jenen Themen, wie Authentizität, Glaubwürdigkeit und Vertrauenswürdigkeit assoziiert. In vielen Branchen sind sie bereits fester Bestandteil von Marketing- und Kommunikationsstrategien (siehe z.B. Influencer Marketing bzw. Influencer Relations). Bei YouTubern stellen Kreutzer und Land (2017) fest, dass diese vor allem „bei den Kriterien Glaubwürdigkeit, Authentizität und Nähe [...] die klassischen Medien" (224) schlagen.

Ausgehend von diesen Erkenntnissen beschäftigt sich die vorliegende Dissertation mit der Fragestellung, ob YouTuber, Instagramer, Blogger und Co. einen Beitrag in der digitalen Gesundheitskommunikation leisten können, denn: „Influencer mit Fachwissen können Nischenthemen oder komplexe Sachverhalte besonders gut vermitteln – und sie sind innerhalb ihrer

Communitys meist als Experten oder Key-Opionion-Leader anerkannt“ (fischerAppelt 2017: 14). Aufgrund der Relevanz der Community ist es auch äußerst relevant, das Phänomen sowohl aus der Kommunikator- als auch aus der Nutzerperspektive heraus zu betrachten. Dies vor allem auch deshalb, weil Untersuchungen zeigen, dass das Vertrauen und die Glaubwürdigkeit gesundheitsbezogener Informationen nicht von der inhaltlichen Qualität, sondern von anderen Faktoren, wie z.B. einer verständlichen Sprache, einer neutralen Information oder einem Hinweis auf Autoren, abhängt (vgl. Zschorlich/Gechter/Janßen/Swinehart/Wiegard/Koch 2015: 148f). Vor diesem Hintergrund könnte der Influencer per se einen solchen Faktor darstellen. Parallel dazu ist aber der Blick – unter Berücksichtigung einer potentiellen Professionalisierung – auf ethische sowie qualitative Aspekte zu richten. Im Zusammenhang mit Influencern werden hier vor allem die Themen Transparenz, nicht gekennzeichnete Produktplatzierungen, Schleichwerbung oder Manipulation diskutiert. (vgl. Troll 2017: o.S.)

Aus fachlicher und wissenschaftlicher Sicht ergeben sich zusammenfassend drei wesentliche Argumente zur Relevanz des Forschungsthemas, die mit den folgenden Forschungsfragen verbunden sind:

1) Influencer werden mehr und mehr zum Bestandteil der digitalen Kommunikation in sozialen Medien. Bisherige Untersuchungen widmen sich dem Phänomen insbesondere aus Marketingsicht, während die Kommunikationswissenschaft erst wenig Forschung dazu bereithält. Daher ist es sinnvoll, zunächst aus Sicht der Kommunikatoren und Einbezug der Rezipienten eine grundlegende – und zunächst von der Gesundheitksommunikation losgelöste – Basis zu Influencern geschaffen werden, die für weiterführende Fragestellungen herangezogen werden kann:
   Wer oder was ist ein Influencer? Wie kann der Begriff adäquat definiert werden? Gibt es verschiedene Arten von Influencern? Ist Influencer ein Beruf? Inwieweit ist eine Professionalisierung erkennbar? Wie ist das Rollenselbstverständnis von Influencern? Warum und wie rezipieren Menschen Influencer-Inhalte?
2) Vertrauen, Transparenz, Glaubwürdigkeit oder Authentizität sind Themen, die für sowohl digitale Medien als auch im Kontext Gesundheit von großer Relevanz sind. Ausgehend vom Forschungsstand werden Influencern von Rezipienten diese Eigenschaften zugeschrieben. Um dies zu überprüfen wird in einem zweiten Schritt schwerpunktmäßig die Nutzerperspektive eingenommen und anhand von folgenden Fragestellungen untersucht:

Wie glaubwürdig und vertrauensvoll werden Inhalte von Influencern eingeschätzt? Welche Qualitätskriterien lassen sich erkennen? Welche Grenzen und Grauzonen bestehen aus ethischer Sicht? Wie werden Werbung und Produktplatzierungen von Rezipienten wahrgenommen und bewertet?

3) Bereits jetzt finden sich viele Influencer, die in den Bereichen Sport, Fitness, Ernährung oder gesunde Lebensführung aktiv sind. Bisher existieren jedoch nur „marginale Erfahrungen, inwiefern soziale Online-Netzwerke [und damit auch Influencer-Inhalte] für Maßnahmen der Gesundheitsförderung und Gesundheitskommunikation genutzt werden können“ (Lindacher/Curbach/Loss 2014: 227). Um diese Erfahrungen zu ergänzen, wird nun die Sichtweise von Nutzern auf Influencer-Inhalte eingenommen. Die Forschungsperspektive resultiert vor allem daraus, da das Thema Gesundheit als ein sehr individuelles gilt und durch die subjektiven Sichtweisen von Rezipienten somit adäquat erhoben werden kann:
Wie sehen Inhalte von Influencern aus, die von Rezipienten als Gesundheitsthemen wahrgenommen werden? Welchen Beitrag können Influencer in der digitalen Gesundheitskommunikation leisten? Können gesundheitsbezogene oder gesundheitsrelevante Inhalte von Influencern Verhalten, Einstellungen oder Meinungen beeinflussen? Welche Risiken bestehen?

1.4 Forschungsstand: Gesundheitskommunikation und soziale Medien

Übergeordnet lässt sich der Untersuchungsgegenstand der vorliegenden Arbeit im Forschungsfeld der digitalen Gesundheitskommunikation, schwerpunktmäßig in den sozialen Medien, einordnen. Während das Forschungsfeld der digitalen Gesundheitskommunikation aus verschiedenen Perspektiven insgesamt fortgeschritten ist (z.B. hinsichtlich Informationsverhalten, Akteuren, Mediennutzung) und regelmäßige Erhebungen erfährt, zeigt sich im Kontext der sozialen Medien noch deutlicher Forschungsbedarf. Am besten untersucht sind hier Kommunikationsplattformen, wie Diskussionsforen, hinsichtlich der gesundheitsbezogenen Kommunikation zwischen Gesundheitslaien, die sog. Peer-to-Peer-Kommunikation (vgl. Döring 2014b: 287). Diese haben sich vor allem zum Austausch mit Gleichgesinnten und auch als Informationsquelle bei Gesundheitsfragen etabliert (vgl. Baumann/Czerwinski 2015: 70). Mit Blick auf die verschiedenen Plattformen sozialer Medien finden sich Studien, die sowohl gesundheitsbezogene als auch gesundheitsrelevante Inhalte als Untersuchungsgegenstand enthalten: So stellen Lindacher, Curbach und Loss

(2014) in einer explorativ-qualitativen Inhaltsanalyse der Kommunikation auf Facebook fest, dass gesundheitsbezogene Themen zwar einen relevanten Anteil darstellen, „jedoch stehen weder die gesundheits- noch krankheitsbezogenen Aspekte der Themen im Vordergrund, sondern die Themen als Lebensstilfaktoren[2]" (234).

Auch auf Twitter werden bestimmte Gesundheitsthemen häufig diskutiert: Eine inhaltsanalytische Auswertung belegt, dass rund die Hälfte der Wörter, die mit dem Hashtag #health verbunden sind, Bereiche wie Ernährung, körperliche Betätigung oder Gewichtsverlust betreffen. Die Autoren schlussfolgern, dass die Überprüfung von Posts in sozialen Netzwerken ein effektiver Weg ist, die Häufigkeit von Diskussionen über bestimmte Gesundheitsverhaltensweisen zu verfolgen. (vgl. Turner-McGrievy/Beets 2015: 162ff) Döring (2015) untersuchte die Gesundheitskommunikation von YouTubern aus den Perspektiven der Kommunikatorforschung, Medieninhaltsforschung, Rezipienten- bzw. Rezeptionsforschung sowie Medienwirkungsforschung. Ihr Resümee: „YouTube hat sich in Deutschland wie international als neuer Kanal der Gesundheitskommunikation etabliert" (115). Themenschwerpunkte sind Ernährung, Training sowie diverse körperliche und seelische Gesundheitsprobleme (z.B. Akne, Depression). (vgl. ebd.: 110ff)

Auch zum Thema Blogs finden sich in Verbindung mit Gesundheitskommunikation verschiedene Studien, wie z.B. zur Darstellung des Zusammenhangs zwischen Ernährung und Bewegung durch Blogger (vgl. Lynch 2010), der Reaktion von Bloggern auf Pressemitteilungen von Unternehmen im Lebensmittelbereich bzgl. Gesundheitsproblemen und Adipositas (vgl. Meg Lee/van Dolen/Kolk 2013) oder zu Erfahrungen jugendlicher Blogger in Bezug auf psychische Gesundheit (vgl. Marcus/Westra/Eastwood/Barnes/Moilizing Minds Research Group 2012).

Das Themenfeld wird auch hinsichtlich gesundheitlicher Auswirkungen durch die Nutzung sozialer Medien erforscht. Verschiedene Studien identifizieren zahlreiche Gefahren, die insbesondere die psychische Gesundheit junger Menschen betreffen. So zeigt sich etwa in der Nutzung von Facebook ein Paradoxon: Obwohl man in eine große virtuelle Gemeinschaft eingebunden ist und dadurch sein Bedürfnis nach sozialer Verbindung befriedigen kann, reduziert die Plattform das subjektive Wohlbefinden. (vgl. Kross/Verduyn/Demiralp/Park/Lee/Lin/Shablack/Jonides/Ybarra 2013: o. S.) Vor allem Instagram kann darüber hinaus zu einem verminderten Selbstbild, einer negativen Körperwahrnehmung oder zu depressiven Ver-

2 z.B. Alkoholkonsum, (un)gesunde Ernährung, Bewegung, Rauchen .

stimmungen führen. Auch hier konnte belegt werden, dass sich Nutzer häufiger einsam fühlen und zudem schlechter schlafen. Zudem haben sie das Gefühl, etwas im Leben zu verpassen (Phänomen: *Fear of Missing Out*). Der Videoplattform YouTube können hingegen durchaus positive Effekte zugeschrieben werden, wie beispielsweise das Erzeugen eines Gemeinschaftsgefühls oder Möglichkeiten zur Selbstverwirklichung. (vgl. Royal Society for Public Health 2017: 8ff)

Darüber hinaus kann die Nutzung sozialer Medien in der Altersgruppe zwölf bis 17 Jahren weitere negative soziale Auswirkungen haben, wie eine Studie (DAK/forsa 2018) zeigt (N = 1.001): Streit mit den Eltern (16% „manchmal“, 6% „häufig – sehr häufig“), Schlafmangel (17% „manchmal“, 6% „häufig – sehr häufig“) oder das Risiko, süchtig zu werden – 2,6 Prozent der Kinder und Jugendlichen in Deutschland erfüllen die Kriterien für eine Abhängigkeit. Mädchen sind dabei häufiger betroffen (3,4%) als Jungen (1,9%). Rund 34 Prozent geben an, soziale Medien oft zu nutzen, um nicht an unangenehme Dinge denken zu müssen, 13 Prozent sind oft unglücklich, wenn sie keine sozialen Medien nutzen können. Zudem ist ein Zusammenhang mit Depressionen erkennbar: Bei einer Social-Media-Sucht steigt das Risiko an einer Depression zu erkranken um den Faktor 4,6 Prozent im Vergleich zu Nichtsüchtigen. (vgl. DAK/forsa 2018: o.S.)

Das Thema Influencer (bzw. mit Bezug auf die einzelnen Plattformen: YouTuber, Instagramer, Blogger) findet dabei in der bisherigen Gesundheitskommunikationsforschung erst wenig Beachtung. Gut erforscht ist vergleichsweise der Einsatz von Testimonials (vgl. Punkt 4.4). Während Prominente meist dazu dienen, um mediale Aufmerksamkeit für Gesundheitsthemen zu erregen, können z.B. Patienten, Angehörige oder medizinisches Fachpersonal als Rollenbilder eingesetzt werden, um etwa Entscheidungshilfen zu leisten oder Verhaltensänderungen herbeizuführen (vgl. Kalch/Meitz 2017: 2ff). Auch aus Sicht der Kommunikationswissenschaft besteht ein erheblicher Forschungsbedarf, da Influencer bis dato im Wesentlichen im Marketing untersucht wurden (vgl. Punkt 2.2). Döring (2015) liefert in ihrer Studie zur Gesundheitskommunikation auf YouTube durch die perspektivische Berücksichtigung der Kommunikatoren von Lifestyle- und Fitnesskanälen erste Erkenntnisse, die sich auf Influencer übertragen lassen könnten: YouTuber vermitteln – vor allem einem jungen Publikum – gesundheitsbezogene Inhalte mit einer sehr persönlichen Note und auch einer Vorbildfunktion. Dabei ist eine zunehmende Professionalisierung erkennbar. Die Studie stellt u.a. auch deswegen einen neuen Erkenntniswert dar, da die bisherige Forschung zur Gesundheitskommunikation auf YouTube vorwiegend im Rahmen der Medieninhaltsforschung stattgefunden hat. (vgl. Döring 2015: 107ff)

1.5 Methodik und Aufbau der Arbeit

Die vorliegende Dissertation ist durch einen explorativen Charakter geprägt, welcher sich auch im Aufbau und der methodischen Umsetzung wiederspiegelt. Hier folgt sie einem Mixed-Methods-Ansatz, welcher insbesondere wegen der aktuell heterogen vorherrschenden Forschungssituation ausgewählt wurde. Zum einen sollen so monomethodische Schwächen ausgeglichen, zum anderen kann die Thematik aus verschiedenen Blickwinkeln berücksichtigt werden.

> „Unter Mixed-Methods wird die Kombination und Integration von qualitativen und quantitativen Methoden im Rahmen des gleichen Forschungsprojekts verstanden. Es handelt sich also um eine Forschung, in der die Forschenden im Rahmen von ein- oder mehrphasig angelegten Designs sowohl qualitative als auch quantitative Daten sammeln. Die Integration beider Methodenstränge, d.h. von Daten, Ergebnissen und Schlussfolgerungen, erfolgt je nach Design in der Schlussphase des Forschungsprojektes oder bereits in früheren Projektphasen." (Kuckartz 2014: 33)

Kapitel 2 gibt zunächst als theoretischer Teil einen hinführenden Einblick in das Thema Influencer und ist bestrebt, eine grundlegende Basis zu schaffen.

- Inhaltlich beginnt das Kapitel mit einem Überblick über den aktuellen Forschungsstand und nähert sich anschließend der Frage an, wer oder was ein Influencer ist und ob eine Kategorisierung bzw. Systematisierung verzeichnet werden kann. Durch einen Anriss kritischer Debatten werden erste Einblicke in die Themenbereiche Qualität, Ethik und Verantwortung von Influencern gegeben. Anschließend wird anhand verschiedener Kriterien die Frage behandelt, ob es sich bei einem Influencer um einen Beruf handelt und inwieweit eine Professionalisierung gegeben ist.
- Aus methodischer Sicht muss hervorgehoben werden, dass sich die Literaturrecherche aufgrund derzeit fehlender Grundlagenliteratur auf wissenschaftliche und nicht-wissenschaftliche Publikationen, die zum Teil durch einen hohen Praxisbezug geprägt sind, stützt (vgl. Punkt

2.1). Aufgrund der Schnelllebigkeit des Themas wurde außerdem auf aktuelle Publikationen Wert gelegt.

Kapitel 3 widmet sich, als erster empirischer Teil, dem Rollenselbstverständnis von Influencern.

- Inhaltlich werden sechs Kontexte behandelt, welche die folgenden Themenbereiche implementieren: (1) Verständnis der eigenen Rolle, (2) Kompetenzen und Fähigkeiten, (3) Absichten und Ansprüche, (4) Strategien und Konzepte, (5) Tätigkeiten und Handlungsroutinen, (6) Ethik und Verantwortung.
- Methodisch basiert das Kapitel auf der Triangulation der Ergebnisse aus zehn qualitativen Leitfadeninterviews mit Influencern und – soweit vorhanden – bestehenden wissenschaftlichen Erkenntnissen.

Kapitel 4 geht, als zweiter theoretischer Teil, auf die digitale Gesundheitskommunikation ein.

- Inhaltlich wird zunächst auf die Definitionsproblematik von Gesundheit hingewiesen und anknüpfend daran das Thema aus einer kommunikationswissenschaftlichen Sichtweise heraus betrachtet. Anschließend wird der Blickwinkel auf qualitative und ethische Aspekte sowie Testimonials bzw. Medienpersonen in der Gesundheitskommunikation gerichtet.
- Methodisch basiert das Kapitel auf einer ausführlichen Literaturrecherche bestehender Primär- und Sekundärliteratur.

Kapitel 5 greift die theoretische Basis der vorangegangen Kapitel auf und geht aus Sicht der Rezipienten empirisch auf die Fragestellungen ein, wie Inhalte von Influencern in der Gesundheitskommunikation aussehen bzw. wie sie wirken.

- Inhaltlich werden zunächst formale Merkmale der Influencer-Posts vorgestellt und auf Nutzungsgewohnheiten der Rezipienten eingegangen. Auch das Thema Influencer wird nochmals dahingehend aufgegriffen, wie Rezipienten das Thema verstehen und ob eine (parasoziale) Verbindung zu Influencern besteht. Näher beleuchtet wird anschließend die vorherrschende Definition von Gesundheit bei den Rezipienten und wie Influencer-Inhalte aussehen, die von ihnen als Gesundheitsinhalte klassifiziert wurden. Anschließend werden Ergebnisse zu Wirkungen, Konsequenzen und Handlungen sowie zum Themenkomplex Werbung und Produktplatzierung vorgestellt. Abschließend wird der Fokus auf die wahrgenommene Glaubwürdigkeit und Qualität von Influencer-Inhalten aus Rezipientensicht gerichtet.
- Methodisch basiert das Kapitel auf einem zweistufigen Untersuchungsdesign, welches quantitative und qualitative Methoden umfasst. Durch

eine nonreaktive Beobachtung von Verhaltensspuren wurden zunächst Posts durch die Rezipienten gesammelt. Diese wurden mithilfe einer quantitativen Inhaltsanalyse deskriptiv ausgewertet. Die Rezipienten wurden zudem mit qualitativen Leitfadeninterviews zu ihren gesammelten Posts befragt. Kern dieser qualitativen Studie bildet die Form sogenannter narrativer Interviews.

Kapitel 6 fasst abschließend die zentralen Erkenntnisse entlang der Forschungsfragen zusammen, diskutiert sie unter kritischen Gesichtspunkten und gibt einen Ausblick auf künftige Forschungsinteressen.

2 Influencer: Grundlagen und Status Quo

Sind Influencer nur „Alter Wein in neuen Schläuchen“ (Reinwardt 2017: 39)? Generell lässt sich feststellen, dass Menschen, die besonderen Einfluss auf andere haben, keine neue Erscheinung sind. Schon 1940 stellten Lazarsfeld, Berelson und Gaudet (1960) während der amerikanischen Präsidentschaftswahlen fest, dass es bestimmte Personen gibt, die sich um ein Thema besonders kümmern, viel darüber kommunizieren und damit zu sogenannten Meinungsführern werden. Im Konsumgüterbereich identifizierten Feick und Price (1987) die *Market Mavens*, „individuals, who have information about many kinds of products, places to shop and other facets of markets, and initiate discussions with consumers and respond to requests from consumers for market information“ (85). Auch der Einsatz bestimmter Personen in Werbung und Kommunikation als Testimonials oder Markenbotschafter ist nichts Unbekanntes. Sie erzählen Geschichten oder geben etwas von sich preis und gehen damit über rein fachliche Inhalte hinaus (vgl. Hoffmann 2017: 128).

Vochsen (2018) argumentiert, dass es sich beim Influencer begrifflich zwar auch um ein Testimonial handelt, jedoch zentrale Unterschiede festzustellen sind: So kann der Rezipient über soziale Medien in eine direkte Interaktion mit ihm treten, was bei Testimonials durch die einseitige Kommunikation – bedingt durch das Medium – nicht möglich ist. Außerdem ernennt der Rezipient den Influencer selbst zum Meinungsführer. (vgl. 102) Denn: „Ohne die Unterstützung der einzelnen Individuen, kann der Influencer gar nicht erst existieren und agieren, erst seine Community macht ihn zu einem einflussreichen Meinungsführer, dessen Verhalten gespiegelt und Einstellungen übernommen werden“ (ebd.).

Dennoch scheint das Phänomen in der vorherrschenden Form gewissermaßen ein digitales Novum darzustellen, welches – wie im Einleitungskapitel skizziert – zunehmende Relevanz in der Praxis einnimmt. Bereits hinsichtlich Grundlagen, wie Begrifflichkeiten, Abgrenzungen oder Systematisierungen fehlen aus wissenschaftlicher Sicht jedoch einheitliche Auffassungen. So lässt sich exemplarisch für die Definition des Terminus folgende Aufstellung über die in Literatur und Praxis verwendeten Synonyme anführen:

> „Activists, Authorities, Beeinflusser, Brand Ambassadors, Charismatics, Cosmopolitans, Digitale Dandys, Early Adopters, Educators,

Empfehler, Entscheidungs-Vorbereiter, Fashion Blogger, Global Influencers, Hubs, Idole, Influentials, Info-Elite, Innovatoren, Instagram Stars, Internet Personalities, Leaders, Local Influencers, Mass Connectors, Meinungsbildner, Multiplikatoren, Opinion Scouts, Seeders, Spreaders, Trendsetters, Web Celebrities, WOMMer, Youtube-Stars" (Engel 2016: o.S.)

Einer Klassifizierung von Kilian (2016) folgend wird in dieser Dissertation derjenige Typ eines Influencers anvisiert, der ausschließlich durch seine Aktivitäten in den sozialen Medien Bekanntheit erreicht hat. Demgegenüber stehen „prominente traditionelle Testimonials, die durch Sport, Musik, Mode oder Film und Fernsehen weithin bekannt sind und über entsprechend hohe Fan-Abonnenten- und/oder Follower-Zahlen in den sozialen Medien verfügen" (Kilian 2016: 78). Generell muss an dieser Stelle darauf hingewiesen werden, dass – v.a. bedingt durch die Entwicklung der sozialen Medien – eine stringente Abgrenzung zwischen *Einfluss-Profis* (z.B. Prominente, Journalisten, Politiker) und *Einfluss-Laien* (z.B. Blogger, Personen, die in irgendeiner Form posten), nur schwer möglich ist (vgl. Engel 2016: o.S.).

Dieses Kapitel bietet vorweg einen kurzen Überblick über den aktuellen Forschungsstand zu Influencern (2.1), der zeigt, dass es sich bisher um ein vor allem aus Marketingsicht untersuchtes Phänomen handelt. Anschließend wird die Fragestellung behandelt, wer oder was ein Influencer genau ist (2.2), indem gängige Definitionen wie empirische Ergebnisse miteinbezogen werden. Eine Darstellung der derzeitigen Situation zur Kategorisierung, Typisierung und Systematisierung von Influencern bietet Punkt 2.4. Im Anschluss wird auf die Themenkomplexe Qualität, Ethik und Verantwortung eingegangen und beispielhaft Inhalte aufgezeigt, die Influencer diesbezüglich betreffen. Auch die Frage, ob die Tätigkeit des Influencers als Beruf gesehen werden kann und inwieweit sich eine Professionalisierung erkennen lässt (2.6), wird im Folgenden näher beleuchtet.

2.1 Quellenlage und methodisches Vorgehen

Da die bestehende Literatur zum Thema aktuell eher Ansätze als allgemein gültige und ausschöpfende Inhalte bietet, und zudem, je nach zugrundeliegendem Fachgebiet, den Fokus z.B. auf Netzwerk- oder verkaufsfördernde Aspekte legt, werden in diesem Kapitel neben wissenschaftlichen auch nicht-wissenschaftliche Publikationen mit einem hohen Praxisbezug verwendet. Dies sind etwa Studien, (praxisbezogene) Fachliteratur aus den Bereichen Marketing und PR, journalistische Publikationen sowie Reports oder fachbezogene Internetseiten, wie z.B. die von Influencer- oder Marketingagenturen. Dabei wurde versucht, plattformbezogene Begriffsbestimmungen wie *YouTuber*, *Blogger*, *Instagramer* o.ä. – soweit möglich – auszuklammern, um eine übergeordnete Sichtweise des gesamten Phänomens zu erhalten. Vor allem Befunde, die aus kommerziell motivierten Untersuchungen stammen (z.B. von Influencer-Agenturen), müssen quellenkritisch betrachtet werden. So könnten hier etwa kommerzielle Verwertungsinteressen im Vordergrund stehen, die Ergebnisse ggf. beeinflussen, oder Mängel durch weitere Forschung nicht aufgezeigt werden. Daher wurden bei derartig verwendeten Untersuchungen auf die Transparenz der Methodik und der jeweilige Background des Herausgebers beachtet.

Ziel ist es, auf diesem bestehenden Wissen eine breite theoretische Basis zu erarbeiten, um das Phänomen Influencer aus Sicht der Kommunikatorforschung zu beleuchten. Die Auswertung der vorliegenden Quellen wird in Anlehnung an die qualitative Inhaltsanalyse nach dem Konzept von Mayring durchgeführt, welches dadurch gekennzeichnet ist, dass Texte systematisch analysiert werden, indem sie durch entwickelte Kategoriesysteme bearbeitet werden. Dabei können drei Verfahren bei der Materialanalyse eingesetzt werden: Zusammenfassung (Reduktion bei gleichzeitigem Erhalt wesentlicher Inhalte), Explikation (Erklärung, Erläuterung, Ausdeutung einer Textstelle durch zusätzliches Material) sowie Strukturierung (Herausfilterung von Aspekten unter Ordnungskriterien). (vgl. Mayring 2016: 115) Während induktive Kategorien durch eine Zusammenfassung der Inhalte aus dem vorhandenen Material abgeleitet werden, werden deduktive Kategorien a priori festgelegt (vgl. Mayring 2010: 85). Vor allem bei der induktiven Vorgehensweise strebt die Methode „nach einer möglichst naturalistischen, gegenstandsnahen Abbildung des Materials ohne Verzerrungen durch Vorannahmen des Forschers, eine Erfassung des Gegenstandes in der Sprache des Materials“ (ebd.: 84).

2.2 Überblick zum Stand der Influencer-Forschung und zentrale Ergebnisse

Derzeit vorhandene Untersuchungen überblickend kann festgestellt werden, dass Influencer bislang vor allem im Marketing-Kontext untersucht wurden – dies meist aus Konsumentensicht. Die Kommunikatorforschung zu Influencern als Akteure der digitalen Medien sowie zu zentralen Fragestellungen hinsichtlich ihrer Arbeitsweisen, Merkmalen oder Einstellungen ist dagegen vergleichsweise überschaubar[3]. Das Influencer-Netzwerk *indaHash* (2017) führte eine international angelegte Studie mit 2.285 digitalen Influencern durch. Adressaten der Ergebnisse sind digitale Agenturen und Marken, die bessere Kampagnen durchführen und Influencer-Beziehungen aufbauen möchten. Die Stichprobe der Befragten wurde aus im eigenen Netzwerk registrierten Influencern gezogen. (vgl. indaHash 2017: 1). Neben soziodemographischen Merkmalen wurden Kriterien erhoben, was es bedeutet, Influencer zu sein, was sie beeinflusst, wie sie mit Kooperationen umgehen und was die besten Influencer auszeichnet. Die Autoren der Studie sind sich sicher: „Influencer are the new publishers" (ebd.: 8) und sehen u.a. traditionelle Medien dadurch in Schwierigkeiten. Die Erkenntnisse müssen aus wissenschaftlicher Sicht vor dem Hintergrund des Netzwerk-Anbieters sowie bzgl. der Zielgruppe vorsichtig interpretiert werden.

Worauf kommt es Influencern an? Worauf legen sie in der Zusammenarbeit mit Marken Wert? Was sind ihre Entscheidungskriterien? Diesen Fragen widmet sich eine Untersuchung der Werbeagentur Jung von Matt, der Influencer-Marketing-Plattform Brandnew IO und des Social-Media-Software-Anbieters Facelift (2018). Hierfür wurden 1.200 Personen, die durch die sozialen Medien bekannt wurden, befragt, wobei das konkrete Untersuchungsdesign intransparent ist. Zudem sind auch hier die Ergebnisse, die in einem Whitepaper veröffentlicht wurden, vor dem kommerziellen Hintergrund der Herausgeber zu betrachten.

Kawohl und Nestler (2016) untersuchten die Strategien der 20 erfolgreichsten Instagram-Influencer in Deutschland und machen transparent, wie diese mit ihren Followern interagieren und welche Inhalte sie zur Reichweitensteigerung nutzen. Die Studie basiert auf der Analyse von etwa 900 Instagram-Beiträgen über den definierten Beobachtungszeitraum von einem Monat und interpretiert die Ergebnisse im Kontext digitaler Ökosysteme.

Die Themen Professionalisierung und Kommerzialisierung auf YouTube beleuchtet Döring (2014a) und zeigt Konsequenzen für die Medienpädagogik auf, die etwa im verdeckten Product Placement oder in unrealistischen Schönheitsnormen liegen.

Mit der Entstehung und Institutionalisierung von Branding-Berufen und Praktiken in der Social Media-Marketing-Industrie befassen sich Abi-

3 Die für die vorliegende Dissertation zentralen relevanten Ergebnisse der folgenden aufgeführten Studien werden in den nachstehenden Kapiteln vorgestellt und daher in diesem Punkt nur kurz skizziert.

din und Ots (2015). Hierfür wurden u.a. Daten von weiblichen Lifestyle-Influencern in Singapur ausgewertet und mittels weiterer Methoden trianguliert. Die Autoren sprechen vom „Influencer-Dilemma“, welches die neuen Berufsbilder zwischen Glaubwürdigkeit und Kommerz thematisiert.

Untersuchungen im Kontext Influencer Marketing

Eine Studie des Influencer-Automatisierungssoftware-Anbieters *Influry* und des *Bundesverbands Digitale Wirtschaft (BVDW)* zur Bedeutung von Influencer Marketing in Deutschland zeigt auf Basis der Daten von 1.604 Internetnutzern und deren Informations- und Kaufverhalten, dass rund jeder sechste bei der Suche nach Informationen über Produkte bzw. Services bei Influencern fündig wird. (vgl. Influry 2017b: 1ff; BVDW/Influry 2017: 9) In der Altersgruppe der 14- bis 17-Jährigen führen 41 Prozent an, dass Influencer eine besonders glaubwürdige Quelle für Produktempfehlungen seien. Dies scheint insbesondere dadurch zu entstehen, dass sie das Gefühl haben, durch Influencer persönlich angesprochen zu werden. Aber auch bei den 30- bis 49-Jährigen geben rund 29 Prozent an, sich von Produktplatzierungen bei Influencern angesprochen zu fühlen. (vgl. Influry 2017a: 1; BVDW/Influry 2017: 23f) Kritisch zu hinterfragen ist eine Schlussfolgerung der Studie, die zeigt: „Influencer Marketing liegt bereits in Reichweite der etablierten Werbegattungen Werbevideo und Bannerwerbung – weit vor Audiowerbung“ (ebd.: 11). Diese basiert auf der Frage, wie das Produkt bzw. der Service, den die Befragten online gesehen haben, präsentiert wurde mit der Antwortmöglichkeit „Person, die ein Produkt/Service präsentiert“ (ebd.). Hier ist unklar, ob es sich bei der Antwortmöglichkeit tatsächlich um einen Influencer per definitionem handelt und auch von den Studienteilnehmern so verstanden wird. Insgesamt sind auch diese Studienergebnisse vor dem Hintergrund der Auftraggeber zu betrachten.

Ähnliche Ergebnisse hinsichtlich der Relevanz von Influencern zeigt auch der Report *The State of Influencer Marketing 2017* der amerikanischen Influencer Marketing Agentur *Linqia*. Befragt wurden Kunden der Agentur (N = 170), welche aus verschiedenen Unternehmensbereichen stammen. Diese sehen die größten Vorteile im Einsatz von Influencern darin, dass authentischer Content für die Marke generiert wird (89%) sowie eine Steigerung des Engagements rund um das Produkt bzw. die Marke (77%). (vgl. linqia 2016: 2) Die Ergebnisse sind durch eine fehlende Beschreibung des Untersuchungsdesigns jedoch methodisch schwer nachvollziehbar, zudem sollte der kommerzielle Hintergrund der Agentur in die Interpretation miteinbezogen werden.

Eine „sehr hohe Bedeutung" (Eichsteller/Seitz 2016: 8) schreiben rund 22 Prozent befragter Online-Experten (N = 242) dem Einsatz von YouTubern bzw. Bloggern im Unternehmensmarketing zu. Als häufigstes Ziel (18%) wird dabei die Content Promotion, also die Verbreitung von Unternehmensinhalten, genannt (vgl. ebd.: 10). Weitere Studien – nationale und internationale – decken sich weitgehend mit den eben aufgezeigten Erkenntnissen und demonstrieren das enorme Beeinflussungspotential sowie die zunehmende Relevanz von Influencern im Marketing (vgl. hier weiterführend etwa Berger/Keller Fay Group/Exerticity 2016; A.T. Kearney 2016; Bughin 2015; TechnoratiMedia 2013).

Olapic, eine Plattform für Visual Earned Content, hat darüber hinaus in Zusammenarbeit die Psychologie hinter dem Phänomen analysiert, warum Konsumenten Influencern folgen und warum sie diesen vertrauen. Dafür wurden rund 4.000 Personen in Europa und den USA durch das Marktforschungsinstitut *CITE Research* befragt. Rund 31 Prozent der Befragten haben ein Produkt bzw. Service nach Empfehlung eines Influencers gekauft bzw. in Anspurch genommen. Dabei zeigen sich sowohl alters- als auch geschlechtsspezifische Unterschiede: Während Frauen Instagram präferieren, folgen Männer Influencern auf YouTube. Mit Blick auf das Alter zeigt sich, dass 53 Prozent der 19- bis 24-Jährigen Instagram und 43 Prozent der 25- bis 34-Jährigen Facebook bevorzugen. Ab 35 Jahren folgen die Befragten immer weniger Influencern in den sozialen Medien. Authentizität stellt dabei bei 43 Prozent der Befragten weltweit den Hauptgrund dar, warum sie Influencern vertrauen. 66 Prozent geben an, dass die Influencer zu ihren persönlichen Interessen passen müssen. Männern ist dabei vor allem die Expertise der Influencer wichtig und diese ein wesentlicher Grund, warum sie ihnen vertrauen (41%). Bei Frauen stellt sich das Vertrauen dadurch ein, dass sie Produkte bzw. Services regelmäßig in den Posts in Nutzung sehen (44%). (vgl. Connolly 2017: o.S.)

2.3 Wer oder was ist ein Influencer?

Befragt man Verbraucher zu ihrem Verständnis, ab wann ein Influencer ein Influencer ist, so zeigen sich neben uneinheitlichen Aussagen auch kulturelle Unterschiede: „In Europe, an influencer is more commonly described as someone who has a paid relationship with a brand, while in the U.S. it is associated with a user that consumers ‚like'" (Connolly 2017:

o.S.). Aus dem englischen *influence* (Einfluss) bzw. *to influence so./sth.* (jemanden oder etwas beeinflussen) abgeleitet zeigt sich bereits im Wortstamm die Bedeutung, die einem Influencer grundlegend zugeschrieben wird. Die genau dahinterliegende Definition unterliegt bis dato jedoch, wie bereits beschrieben, keiner homogenen Betrachtungsweise. Gründe hierfür mögen in der Neuheit des digitalen Phänomens wie seiner Schnelllebigkeit liegen. Zudem zeigt sich auch eine fehlende institutionelle wie wissenschaftliche Zu- und Einordnung, die zu einer fehlenden Manifestation und einheitlichen Verwendung des Begriffs führt. Bisher hat das Forschungsthema, wie im vorangegangem Kapitel dargelegt, vor allem im Fachbereich des Marketing stärkere Beachtung gefunden.

2.3.1 Überblick zu Definitionen

Um dem eben dargestellten Sachverhalt adäquat zu begegnen, führt die folgende Tabelle 15 verschiedene Definitionen auf, deren Gemeinsamkeiten anschließend inhaltsanalytisch zu einer Arbeitsdefinition zusammengeführt werden. Aufgrund möglicher kultureller Unterschiede im Verständnis von Influencern wurde ausschließlich auf Definitionen aus deutschsprachiger Literatur bzw. Publikationen zurückgegriffen. Dabei wurde auf ein ausgewogenes Verhältnis der oben aufgezeigten Quellenarten geachtet.

Tabelle 1 Übersicht zu vorherrschenden Definitionen des Begriffs „Influencer"

1	„[...] digitale Multiplikatoren, die mit möglichst hoher Reichweite Produkte und/oder Markenbotschaften verbreiten und fester Bestandteil erfolgreicher Kommunikationsstrategien sind. Dabei agieren sie vor allem über die Social-Media-Plattformen YouTube und Instagram."	Klespe 2017: 66
2	„Ein Influencer ist jemand, dessen Wissen und Sachkenntnis ihn unter seinesgleichen als Experten ausweisen."	Weinberg 2014: 37

3	„Influencer sind Experten mit Meinungsführer-Status im Internet und Social Web. Sie sind wissbegierig, gut informiert, haben einen hohen Medienkonsum, sind sozial und elektronisch gut vernetzt, greifen neue Trends früh auf («Early Adopters»), besitzen ein großes Selbstbewusstsein, gelten als kompetent und geben gerne Ratschläge."	Stumpf 2016: 223
4	„[...] Menschen, die durch ihre Popularität einen großen Einfluss darauf haben, wie andere sich verhalten. Das kann Auswirkungen auf die Meinung, das Kauf- oder Konsumverhalten haben. Zu klassischen Influencern zählen Prominente und Journalisten, aber auch Social-Media-Influencer mit einer sehr hohen Reichweite."	Meltwater/ Bundesverband deutscher Pressesprecher 2017: 17
5	„Influencer sind Personen, die mit ihrem Handeln andere Personen beeinflussen. Im Social-Media-Kontext sind das Nutzer, die eine hohe Anzahl an Followern beispielsweise auf Facebook oder Twitter aufweisen und als Experten auf einem bestimmten Gebiet gelten."	Gondorf 2015: o.S.
6	„Influencer (von engl. to influence: beeinflussen) ist ein um 2007 entstandener Begriff für eine Person, die aufgrund ihrer starken Präsenz und ihres hohen Ansehens in den sozialen Netzen des Internets für das Marketing interessant wird."	Hedemann 2014: o.S.
7	Influencer sind „Multiplikatoren im Internet, die meist themenbezogen und social-media-übergreifend gut vernetzt sind. Sie posten bei Facebook, Twitter und anderen Plattformen und sind digitale Meinungsführer. Zum Teil haben sie eigene Blogs und sind dann auch Blogger. Sie sind zu einer wichtigen Dialoggruppe der Online-PR geworden, sodass von Blogger Relations oder Influencer Relations gesprochen wird."	Lies 2015: 89

8	„Ein Influencer ist jemand, dem andere eine gewisse Autorität zusprechen. Leser, Zuhörer oder Zuschauer vertrauen den Empfehlungen eines Influencers und richten einzelne Entscheidungen nach ihm aus. [...] Ein Influencer hat sehr viele Kontakte in einem Social Network und kommuniziert mit diesen aktiv. [...] Influencer werden häufig in den Medien zu ihren Themen interviewt und zitiert [und] teilen ihre Erfahrungen mit ihren Stakeholdern. [Sie] kommunizieren viel und offen auf vielen Kanälen [und] legen häufig sehr viel Wert auf fundierte Informationen zu ihrem Thema und sind daher in der Regel stets gut im Bilde."	Eck 2010: Abschnitt 6.2
9	„Der Influencer ist eine Einzelperson, die sich aufgrund ihres Engagements oder ihrer Kompetenz auf einem speziellen Gebiet einen Namen gemacht hat. [...] Als Multiplikatoren und Meinungsführer stehen die Influencer im Zentrum ihres eigenen Netzwerks und binden Freunde und Follower an sich. Sie geben zu bestimmten Themen den Ton an: Was sie schreiben, kommentieren und bewerten, wird von vielen Followern häufig als Tatsache akzeptiert und nicht immer reflektiert"	Gerstenberg/ Gerstenberg 2017: 21f
10	„Influencer sind Meinungsführer und Multiplikatoren, unabhängig und kommunizieren authentisch, können Botschafter für ein Produkt oder eine Marke sein, geben Produkten und Marken eine persönliche Note, können Viralität erzeugen, sind anerkannte Experten für ein bestimmtes Thema, genießen Anerkennung bei ihren Lesern und Followern, vertreten eine bestimmte Zielgruppe oder Nische"	Adenion 2015: 12
11	„Menschen, die wegen ihrer großen Zahl an Followern von Unternehmen für die Verbreitung von Werbung angefragt werden. Sie sind also eine Art menschliche Werbeplattform."	Hölter 2018: o.S.

12	„Wegen ihrer großen Reichweite in den sozialen Medien besitzen Influencer einen besonderen Status und haben die Möglichkeit, das Handeln anderer Personen zu beeinflussen. Dank ihres hohen Ansehens in den sozialen Medien können sie unter anderem Werbebotschaften eines Produktes auf authentische Weise an ihre Zielgruppe verbreiten."	Influencer Marketing Academy 2017: o.S.
13	„Influencer werden von der Mehrheit wegen ihrer Inhalte, ihrem Wissen und ihrer Reichweite als Multiplikatoren und Meinungsmacher betrachtet. Der Online-Marketing-Kontext versteht Influencer hingegen primär als Personen, die über eine hohe Reichweite in verschiedenen sozialen Netzwerken verfügen [...] und diesen Einfluss in ihrer Zielgruppe Unternehmen gegen Bezahlung anbieten."	Kamps/Schetter 2017: 143
14	„Influencer sind Social-Media-User, die sehr viele Follower haben und dadurch enormen Einfluss ausüben. Oft sind sie Stars oder Experten auf einem bestimmten Gebiet. Ihre Zielgruppe sind vor allem junge Menschen."	Welt.de 2018
15	„Influencer sind nicht unbedingt Stars, bieten aber eine sehr spitze Zielgruppe. Ihre Follower sind Menschen, die sich mit ihnen identifizieren. Bei vielen Influencern handelt es sich um engagierte Unterhalter, die ihre Karriere nicht mit der Intention gestartet haben, einmal berühmt zu werden. Für die meisten ist das Web eine Plattform für kreativen Ausdruck, für Kommunikation mit Gleichgesinnten oder einfach nur ein Hobby."	Schneider/ Yilmaz 2017: o.S.

Zusammenfassend können acht zentrale Kategorien identifiziert werden (vgl. Anhang: XXXVI), denen folgende Erkenntnisse zugeordnet werden:

Influencer gelten im (1) **sozialen Kontext** als Multiplikatoren und verfügen über ein großes Netzwerk mit vielen Kontakten. Ihre (2) **Handlungsfelder** sind im Internet bzw. Social Web. Sie agieren auf Plattformen wie YouTube, Instagram, Twitter, Blogs oder Facebook. In diesem Zusammenhang verfügen sie über (3) **charakteristische Eigenschaften**: Sie haben eine hohe bis sehr hohe Reichweite, eine große Anzahl an Followern und binden diese an sich. Ihnen werden verschiedene (4) **Fähigkeiten bzw.**

Kenntnisse nachgesagt, etwa ein gutes Wissen, Sachkenntnisse, Kompetenz, Engagement oder Unterhaltung. Sie gelten als gut informiert. Dadurch haben sie einen gewissen (5) **Status bei Rezipienten** als Experten (auf einem bestimmten Gebiet) und genießen hohes Ansehen und Anerkennung durch ihre Follower. Ihnen wird Autorität zugeschrieben und sie werden als (digitale) Meinungsführer bzw. Meinungsmacher eingeschätzt. Für ihre Follower fungieren sie auch als Identifikationsobjekt. Durch diese Popularität, aber auch durch ihr Handeln, durch Ratschläge oder das Teilen von Erfahrungen nehmen sie (6) **Einfluss auf andere.** Dies kann sich auf Meinungen, Kauf- und Konsumverhalten auswirken. Rezipienten haben großes Vertrauen zu Influencern, was zu einer hohen Akzeptanz und geringen Reflexion der Inhalte führt. Das (7) **Kommunikationsverhalten** von Influencern lässt sich als aktiv, häufig und offen bezeichnen, wobei sie neben der Erstellung eigener Inhalte auch andere Posts kommentieren und bewerten.

Ob diese Kommunikation generell als unabhängig und authentisch zu bewerten ist, ist mit Blick auf ihren (8) **Einsatz in Marketing oder PR** kritisch zu sehen. Influencer üben ihren Einfluss auf ihre meist sehr spezifische Zielgruppe gegen Bezahlung aus. So sind sie als „Art menschliche Werbeplattform" fester Bestandteil von Kommunikationsstrategien, gelten als Early Adopters und agieren als Botschafter von Produkten und Marken, die sie durch ihre starke Präsenz verbreiten und welchen sie eine persönliche Note verleihen. Sie werden auch als Dialoggruppe in den Online-PR eingesetzt und können Viralität erzeugen.

Für die vorliegende Dissertation gilt somit die folgende Arbeitsdefinition:

> Ein Influencer ist eine Person, die in den sozialen Medien auf einer oder mehreren Plattformen bzw. im Personal Publishing-Bereich aktiv ist und durch diese Aktivitäten einen Bekanntheitsgrad erlangt hat. Dieser ist durch eine Reichweite und einer Präsenz in den sozialen Medien charakterisiert, die sich in Form einer Anzahl an Followern und regelmäßigen Posts erkennen lassen. Influencer genießen bei ihren Followern ein hohes Ansehen, wodurch sie Einfluss haben können. Dieser resultiert vor allem dadurch, dass sie bzw. ihre Inhalte als authentisch und/ oder als Experten in einem bestimmten Bereich wahrgenommen werden.

2.3.2 Empirische Ergebnisse zu Influencern

Verschiedene Untersuchungen, die vor allem, wie bereits thematisiert, einen kommerziellen Hintergrund haben – und damit aus empirischer Sicht mit Vorsicht zu interpretieren sind –, versuchen den ‚typischen Influencer' deskriptiv zu beschreiben. Auffallend ist dabei, dass es deutliche Abweichungen in den soziodemographischen Beschreibungen gibt, wie die folgenden Beispiele zeigen:

- Ein typischer Influencer ist weiblich (68%), im Durchschnitt 21 Jahre alt (Altersspanne 18 bis 29), Studierender (62%), lebt in einer Großstadt (60%) und sieht seine Tätigkeit als Profession (64%). Im Schnitt hat er 19.918 Follower. (vgl. indaHash 2017: 18) → *N* = 2.285
- Die meisten Influencer sind weiblich (62%), wobei dies einen entscheidenden Unterschied darstellt. Die Altersgruppen sind weitgehend homogen: Bei weiblichen Influencern liegen sie durchschnittlich bei 27, bei männlichen bei 28 Jahren. (vgl. Jung von Matt/Brandnew IO/Facelift 2018: 4, zitiert nach Brandnew IO/Chrisafis o.J.) → *N* = 703
- Influencer sind eher männlich (55%), über 35 Jahre alt (45%) und verfügen überdurchschnittlich häufig über einen Hochschulabschluss. (vgl. Kolo/Widenhorn/Borgstedt 2016: 13) → *N* = 1.006

Ursächlich für die Unterschiede könnten zum einen unterschiedliche Definitionen des Untersuchungsgegenstandes sein, zum anderen könnten – vor allem in internationalen Studien – kulturelle Auffassungen eine Rolle spielen. Auch das Untersuchungsdesign ist in diesem Kontext zu nennen, da Ergebnisse beispielsweise davon abhängig sein könnten, ob Influencer direkt befragt wurden bzw. welchen Qualitätsstandards das Verfahren unterliegt. Auch die Zusammensetzung der Studienteilnehmer kann eine Rolle spielen, beispielsweise dann, wenn Influencer aus dem eigenen Agenturnetzwerk akquiriert wurden. Nicht zuletzt spielt die Frage der Zielsetzung und Zielgruppe der Untersuchung eine wichtige Rolle, die auch in weiteren inhaltlichen Erkenntnissen, berücksichtigt werden muss. Diese geben Hinweise auf sowohl geschlechts- als auch plattformspezifische Unterschiede bei Influencern: So werden Inhalte auf Instagram thematisch von Sport und Fitness (*n* = 161), Unterhaltung (*n* = 56,3), Mode und Beauty (*n* = 55,33) sowie Reisen (*n* = 33,5) dominiert (vgl. Kawohl/Nestler 2016: 25). Männer sind häufiger auf YouTube vertreten (39,9%; Frauen 23,9%; *N* = 2.285), Frauen nutzen dafür etwas häufiger Facebook (97%, Männer 93%; N = 1.006) (vgl. indaHash 2017: 13; Kolo/Widenhorn/Borgstedt 2016: 17). Auch in der Art der geposteten Inhalte unterscheiden sich die Geschlechter voneinander, wie die Studie des Influencer-Netzwerks *indaHash* zeigt.

Demnach posten beide Geschlechter am häufigsten Selfies (59% Frauen, 50% Männer, N = 1.006), weibliche Influencer produzieren jedoch mehr Content im Bereich Fashion (42%, Männer 33%), männliche Influencer im Kontext Reisen (43%, Frauen 31%).

Wie viele Influencer es gibt, dazu finden sich sehr wenige Zahlen, die dafür umso mehr divergieren. „Im Bereich Sport- und Fitness berichten in Deutschland 200 Influencer" (Jung von Matt/Brandnew IO/Facelift 2018: 6). Kolo, Widenhorn und Borgstedt (2016) gehen davon aus, dass etwa 9% der Bevölkerung Influencer in den sozialen Medien sind. Demnach wäre jeder elfte in Deutschland Influencer. (vgl. 11) Auf Deutschlands größtem Online-Marktplatz für Micro- und Makro-Influencer Kampagnen ReachHero sind 70.000 Influencer registriert[4] (Stand: 27.06.18[5]; vgl. Reachhero.de o.J.), die Influencer Marketingagentur Pulse Advertising gibt beispielsweise an, über 20.000 „leading social influencers" im Portfolio zu haben (Stand: 27.06.18[6]; vgl. Pulse-advertising.com o.J.).

2.4 Influencer-Arten: Kategorisierung und Systematisierung

Dieser Abschnitt soll sich der Frage widmen, ob Influencer gleich Influencer ist, oder ob verschiedene Typen erkennbar sind. Aus wissenschaftlicher Sicht ist eine Kategorisierung bzw. Systematisierung bislang noch ausstehend, während in der Praxis eine Fülle verschiedener Ansätze existiert. Wie bei den zuvor aufgezeigten Definitionen entstammen die meisten gängigen Ansichten dem Marketingkontext, jedoch zeigt sich ein sehr heterogenes Verständnis. In diesem Fall wurden – anders, als im vorangegangen Kapitel – auch internationale Inhalte berücksichtigt, da explizit keine Hinweise zu kulturellen Unterschieden hinsichtlich möglicher Kategorisierungen vorliegen[7]. Wie bereits in den vorangegangenen Kapiteln sei auch hier darauf hingewiesen, dass es sich vorrangig um Informationen und Erkenntnisse aus der Praxis bzw. aus kommerziell motivierten und nicht-wissenschaftlichen Untersuchungen handelt, weshalb diese quellenkritisch betrachtet werden müssen.

---

4 Influencer mit mindestens 1.000 Abonennten können sich dort registrieren.

5 Zum Vergleich: Am 06.02.2018 waren 34.000 Influencer registriert.

6 Zum Vergleich: Am 06.02.2018 waren 6.000 Influencer angegeben.

7 Selbstverständlich können diese nicht ausgeschlossen werden. Da das Kapitel aber einen oberflächlichen Querschnitt zur Darstellung der Situation beabsichtigt, können diese Faktoren vernachlässigt werden.

Eine Differenzierung, welche vor allem in Agenturkreisen, aber auch in vielen journalistischen Publikationen zum Thema vorzufinden ist, ist die Unterscheidung nach **Micro-, Macro- und Mega-Influencern**. Allerdings liegen den jeweiligen Typen unterschiedliche Auffassungen zugrunde, wie die folgenden Zahlen zeigen. In ihrer Studie bezeichnen der Marketingprofessor Jonah Berger, das Marktforschungsunternehmen Keller Fay Group und das Experten-Netzwerk Experticity (2016) Micro-Influencer als diejenigen Influencer, die keine „traditional celebrities" (o.S.) darstellen. Chyzyk (2016) fasst unter dem Begriff alle Influencer zusammen, deren Reichweiten sich zwischen 1.000 und 100.000 Abonnenten, Fans und Followern und damit meist im unteren Mittelfeld bewegen. Diese Influencer haben nach Ansicht des Autors den meisten Einfluss, da hier Vertrauen und Glaubwürdigkeit am größten sind (vgl. o.S.). Dies resultiert daraus, dass sich diese Gruppe etwa aus „Studentinnen und jungen Muttis, die einfach aus ihrem Leben posten" (Wroblewski 2017: o.S.) zusammensetzt. Eine ähnliche Auffassung hinsichtlich Engagement- und Interaktionsraten weist die Content-Marketing- und PR-Agentur fischerAppelt (2017) Micro-Influencern zu. Diesbezügliche Kennzahlen sind bei dieser Gruppe von Influencern, die bis zu 30.000 Follower haben, überproportional hoch. Ihr Stellenwert ist vergleichbar mit dem eines Freundes, ihre Authentizität sehr hoch. (vgl. 5) Macro-Influencer haben dagegen eine Reichweite von etwa 10.000 bis eine Million Follower und können dadurch etwa das Zehnfache an Personen erreichen wie vergleichsweise Micro-Influencer. Als Mega-Influencer gelten schließlich diejenigen, die als Social Media Stars (z.B. Bianca Heinicke, Dagi Bee, LeFloid) betitelt werden, oder Prominente, die einen Social Media Account betreiben. Sie haben über eine Million Follower. (vgl. ebd.: o.S.; weareanthology.com 2017)

Ein Beispiel dafür, dass die eben dargestellte Einteilung höchst heterogen ist, zeigt die Abgrenzung der Content-Marketing- und PR-Agentur fischerAppelt (2017). Während hier Micro-Influencer weitgehend ähnlich definiert werden, werden Macro-Influencer zu **Medium-Influencern**, die über eine mittlere bis relativ große Reichweite verfügen (30.000 – 250.000 Follower). Ihre Followerschaft ist generisch geprägt und interessiert, wobei sich dies auf ein Mainstream- oder Szene-Segment bezieht. Häufig haben Medium-Influencer Kultstatus und werden auch zu Prominenten. Unter Macro-Influencer werden hier prominente Persönlichkeiten eingeordnet, die meist weit über eine Million Follower haben und eigentlich nicht primär über soziale Medien bekannt sind (sondern durch Sport, Modelbusiness, Musik etc.). (vgl. 5)

Auch der *Word of Mouth Marketing Association Guide to Influencer Marketing* benennt Micro-Influencer, wobei diese hier als „people who influence their immediate circle of followers and their followers' networks" (WOMMA 2017: 8) definiert werden. Sie haben zwischen 1.000 und 25.000 Follower. Influencer mit 25.000 bis 100.000 Followern werden hier als **Mid-Level** oder **Power Middle Influencer** bezeichnet. Sie sind vorrangig in den Bereichen Essen, Gesundheit, Lifestyle und Beauty zu finden. **Top-Tier Influencer** sind schließlich diejenigen, die über 100.000 Follower haben. Sie sind „full-time social influencers" (ebd.: 10). Abgrenzend davon sind TV-Stars, Sportler oder Künstler sogenannte **Celebrity Influencer**. (vgl. ebd.: 8ff) Zudem lassen sich die Influencer in drei Kategorien unterteilen (vgl. ebd.: 10f):

- **Generalist:** Kein Fokus auf bestimmtes Thema, oft *Lifestyle Influencer* genannt.
- **Subject Matter Expert:** Inhalte des Influencers beziehen sich auf ein bestimmtes Thema, der Influencer kann auf diesem Gebiet Experte sein, muss aber nicht.
- **Organizational Influencer:** Bezahlte oder unbezahlte Repräsentanten eines Unternehmens.

Auch die sogenannte *Peer Influence Pyramid* des Marktforschungsinstituts *Forrester Research* klassifiziert vorrangig nach Reichweiten drei Typen von Influencern (vgl. Forrester.com 2010):

(1) **Social Broadcasters** verfügen über eine große Reichweite. Ihre Follower legen viel Wert auf ihre Meinung und Empfehlung.
(2) **Mass Influencers** (Mass Connectors und Mass Mavens) dominieren Online-Diskussionen hinsichtlich Produkten oder Dienstleistungen.
(3) **Potential Influencers** agieren in kleinen Netzwerken und genießen aufgrund persönlicher Beziehungen das höchste Vertrauen.

Ein anderer Ansatz zur Typologie findet sich in der Unterscheidung zwischen den folgenden zwei Influencer-Typen, welche auf Basis der Reichweite und Empfehlungsabsichten getroffen wird: Der **soziale/ beziehungsstarke Multiplikator** (**Hubs**) hat viele Kontakte und ist gut vernetzt. Er erreicht in sozialen Netzwerken eine breite Followerschaft und kann schnelle Hypes erzeugen. Kennzeichnend ist eine hohe Link-Frequenz, darüber hinaus liked, teilt oder retweetet er viel. Er verkörpert eine positive, kreative und kommunikative Art, ist Fan von Marken und im Lifestyle-Bereich, wie Beauty oder Reisen, zu finden. Der **einflussreiche/ einflussnehmende Meinungsführer bzw. -macher** (**Authorities**) ist hingegen insbesondere an Fakten und Informationen interessiert. Er ist Experte und verfügt über ein großes Wissen auf seinem Fachgebiet, wodurch er seine Fans überzeugt und für Vertrauen sorgt. Er erreicht nicht die breite Masse, sondern ist eher in Nischenbranchen wie z.B. Technik aktiv. Hier hat er aber eine sehr hohe Glaubwürdigkeit – Rezipienten kaufen beispielsweise auf seine Empfehlung hin ein. (vgl. Schüller 2012: 122f; Influencer Marketing Academy 2017: o.S; Walknewmedia.de o.J.)

Eine weitere Einteilung von Avidera, einer Agentur für digitales Marketing, bezieht sich vor allem auf bestimmte Personengruppen: **Key Influencer** (z.B. Journalisten, Blogger, Markenbotschafter) teilen Inhalte zu bestimmten Themen über verschiedene Medien(plattformen). Sie gelten als Experten in ihren Themenbereichen und haben eine sehr gute Reputation bei ihren Followern. Innerhalb der Zielgruppe haben sie eine hohe Reichweite. **Social Influencer** sind meistens Kunden, die durch Kommentare oder Posts in sozialen Medien auf andere Kunden einwirken. Sie teilen ihre Meinung oder Empfehlungen. **Peer Influencer** haben eine Verbindung zum Unternehmen (z.B. Mitarbeiter, Geschäftspartner). Durch ihre Persönlichkeit, ihr Wissen und ihre Erfahrungen können sie etwa Kaufentscheidungen beeinflussen. (vgl. Adivera.com o.J.)

Die *Typologie der Influencer* der Agentur Influma richtet sich dabei vor allem danach, warum Influencer glaubwürdig sind oder ein hohes Ansehen genießen (vgl. Möller 2015: o.S.):

- Der **Journalist** (reichweitenstarkes Umfeld, aktuelle Beiträge, seriöser Charakter)
- Der **Insider** (gute Beziehungen, Neuigkeiten schon vor offiziellen Veröffentlichung)
- Der **Experte** (Spezialist, langjährige Erfahrung, kann Sachverhalte gut einschätzen)
- Der **Motivator** (überzeugt durch Leidenschaft und Engagement, Authentizität)
- Der **Realist** (sachliche, objektive Beiträge, Meinung bei Rezensionen und Bewertungen)
- Die **personifizierte Marke** (hohes Markenbewusstsein, gut informiert, positive Einstellung)
- Der **Autoritäre** (absoluter Fachmann, involviert in neue Entwicklungen, undiplomatisch)
- Der **Prominente** (mehr Vorbild als Meinungsmacher).

Eine Studie der PR-Agentur *OSK* und des Marktforschungsinstituts *concept m* (2018) kommt durch psychologische Tiefeninterviews mit 15 Influencern und 40 Mediennutzern zu dem Ergebnis, dass es sechs Influencer-Typen gibt. Die **schwelgerischen Stil-Inspiratoren** sind insbesondere auf Instagram zu finden. Ihre Themen sind z.B. Beauty, Mode, Einrichtungstrends, gutes Essen sowie Autos oder Reisen. Sie inszenieren Traumwelten mit Glamour und Luxus und präsentieren sich äußerst professionell. Für ihre Follower stellen sie vor allem Stilvorbilder dar oder bieten ihnen eine Projektionsfläche zur Identifikation. Die **Selbstdarsteller und Unterhalter** nutzen eher YouTube als Hauptkanal. Bei ihnen geht es weniger um die Ästhetik, vielmehr sind sie als Nachfolger der Bravo, im Bereich Reality-TV oder Comedy anzusiedeln. Ihre Produktionen werden mit zunehmender Erfahrung bzw. Erfolg meist professioneller. Bei ihren Followern befriedigen sie die Schau- und Sensationslust. Die **Erklärer** liefern für jegliche Art von Fragen Antworten und bringen ihren Followern auch komplizierte Sachverhalte aus Politik oder Wissenschaft näher. Sie gelten als Autoritäten oder Mentoren für ihre Fans. Als besondere Form der Erklärer gelten **Experten**, die absolute Spezialisten auf einem bestimmten Gebiet sind. Sie nutzen Blogs oder soziale Medien, um ihr Wissen zu teilen. Obwohl sie vergleichsweise eine geringere Reichweite haben, ist ihr Einfluss auf ihre Follower groß. Die **Coaches** bieten Beratungen, Anleitungen, Tipps oder Tutorials zu bestimmten Themen. Sie sorgen beim Follower für eine Art rationale Rechtfertigung für die Internetnutzung: Er vergeudet keine Zeit, sondern erhält wertvolle Informationen. Die **Missionare** polarisieren häufig, ihre Follower folgen ihnen jedoch mit einer großen Überzeugung. Meist geht es um alternative Lebensformen und die Suche nach Gleichgesinnten. (vlg. 24ff)

Weitere Möglichkeiten einer potentiellen Einteilung bieten Influencer-Datenbanken wie etwa *Influencer.DB* oder *Social Blade*. In diesen ist eine Suche nach Influencern hinsichtlich beliebiger Bereiche möglich. So kann man gezielt nach Plattform (z.B. YouTube, Instagram, Twitter), nach Chart-Plätzen (z.B. Top YouTuber, Top Instagramer), nach thematischen Kategorien (z.B. Beauty, Fashion, Food), Ländern, Sprachen, Hashtags, oder Mindest- und Maximalanzahl der Follower recherchieren. Zudem erhält man für das Marketing weitere relevante Informationen, wie etwa die Interaktionsrate, die durchschnittliche Anzahl von Kommentaren pro Foto, oder die verwendeten Hashtags. (vgl. Influencerdb.net 2017; Socialblade.com 2017)

Zusammenfassend zeigt sich, dass Influencer bisher vor allem hinsichtlich ihrer Followerzahl und damit nach ihrer Bekanntheit kategorisiert und systematisiert werden. Weitere Differenzierungsmerkmale stellen der Themenbereich, die Professionalisierung (bezahlt, nicht bezahlt, Vollzeit / Art der Präsentation von Inhalten), der wahrgenommene Status (Experte, kein Experte) oder die Absichten dar. Darüber hinaus fokussieren viele Kategorisierungen die Frage, warum ein Influencer glaubwürdig ist bzw. hohes Ansehen genießt. Auch die Abgrenzung zu "traditionellen Stars" spielt eine Rolle.

2.5 Qualität, Ethik und Verantwortung von Influencern: Überblick zu kritischen Debatten

In Fachdisziplinen wie Journalismus, Marketing oder PR sind ethische Fragen und Verantwortlichkeiten im Rahmen von Kodizes, Selbstverpflichtungen oder Ähnlichem weitestgehend geregelt (siehe Pressekodex, International Chamber of Commerce, Selbstverpflichtungen in den DPRG-Leitlinien). Im Falle von Influencer ist dies bis dato nicht der Fall, obwohl sie sich im gleichen medialen Umfeld bewegen und eine große Anzahl an Rezipienten erreichen. Zur Verständnisgrundlage von Ethik und Verantwortung kann folgende Definition herangezogen werden:

> „Ethik begründet allgemeingültige Regeln für gutes und gerechtes Handeln. Sie sensibilisiert dafür, dass jeder über die Güte seines Handelns *verantwortlich* entscheiden sollte und (meistens) auch kann. Dieses Verantwortungsbewusstsein bildet die Grundlage einer vernünftigen Innen- bzw. Selbststeuerung der angesprochenen Akteure." (Brosda/Schicha 2010: 11)

Die folgenden Punkte zeigen beispielhaft relevante und in diesem Kontext diskussionswürdige Themen wie vermeintlich fehlende Grenzen in Posts von Influencern, die Problematik einer suggerierten perfekten Welt in den sozialen Medien oder die Debatte rund um Schleichwerbung. In diesem Zusammenhang wird auch kurz die Frage aufgegriffen, ob die Verantwortung nur bei Influencern oder auch bei Unternehmen liegt. Zudem wird ein Blick auf das Thema Qualitätskriterien geworfen.

Fehlende Grenzen?

Es sind Vorfälle wie etwa der des amerikanischen YouTubers Logan Paul, der ein eindrückliches Beispiel für die Relevanz der Themen Ethik und Verantwortung von Influencern darstellt. Der 22-Jährige hatte in Japan auf eine geschmacklose und verstörende Weise ein Suizidopfer gefilmt. Rund sechs Millionen Zuschauer sahen das Video, ehe es nach großer Kritik und einem heftigem Shitstorm gelöscht wurde. Paul hat rund 15 Millionen Follower, darunter überwiegend Minderjährige. (vgl. von Au 2018: o.S.) Auch das Beispiel des „erfolgreichste[n] Youtuber der Welt" (Nowak 2017: o.S.), Felix Kjellberg (PewDiePie; 53 Millionen Follower) ist in diesem Kontext zu nennen. Er postete im Januar 2017 ein Video, in welchem zwei indische Männer ein Schild hochhielten mit der Aufschrift „Death to all Jews". Kjellberg soll die beiden dafür bezahlt haben. Sein Kooperationspartner *Disney* beendete daraufhin die Zusammenarbeit mit dem Schweden. (vgl. Winkler/Nicas/Fritz 2017: o.S.) Die Beispiele zeigen: Die ethische Seite ist die eine, die andere ist, „dass manche Influencer nicht realisieren, wie viele Leute sie wirklich mit einer Botschaft erreichen und welche Verantwortung das mit sich bringt" (Dlugos 2018: o.S.).

Instagram als Plattform einer vermeintlich perfekten Welt?

Ein weiteres Problemfeld, das in diesem Zusammenhang durch den Einsatz professioneller Beleuchtung, Bildbearbeitung und Co. entsteht, ist, v.a. mit Blick auf Rollenmodelle und Vorbildfunktion, dass den Rezipienten (unrealistische) Schönheitsideale und das Bild einer perfekten Welt vorgegaukelt werden (vgl. hierzu Studien zum Zusammenhang gesundheitlicher Auswirkungen und Nutzung sozialer Medien, Punkt 1.4). Immer wieder wird daher kritisiert, dass Influencer in sozialen Medien eine vermeintlich perfekte Welt suggerieren. So erklärt etwa Pamela Reif in einem Interview nicht perfekt zu sein, streitet aber gleichzeitig auch nicht ab, auf Instagram eben dieses Bild zu transportieren, da dies ja alle machten (vgl. Gerstmeyer 2017: o.S.). Dieser Eindruck entsteht auch über andere Kanäle: „Überwiegend wird das Youtuberin- bzw. Youtuber-Sein – häufig, aber nicht ausschließlich implizit – als erstrebenswerte und erfüllende Tätigkeit vermittelt, mit der talentierte und motivierte junge Menschen einen gehobenen, wenn nicht gar luxuriösen Lebensstil bestreiten können" (Gebel/Brüggen 2017: 2). Wie das folgende Beispiel (Abbildung 1) zeigt, versuchen manche Influencer bewusst darauf hinzuweisen, welche Rolle die richtige Beleuchtung, Kamerawinkel, Bildbearbeitung oder die eigene Pose für ein Bild haben, und dass dies nicht das ‚wahre' Leben wiederspiegelt.

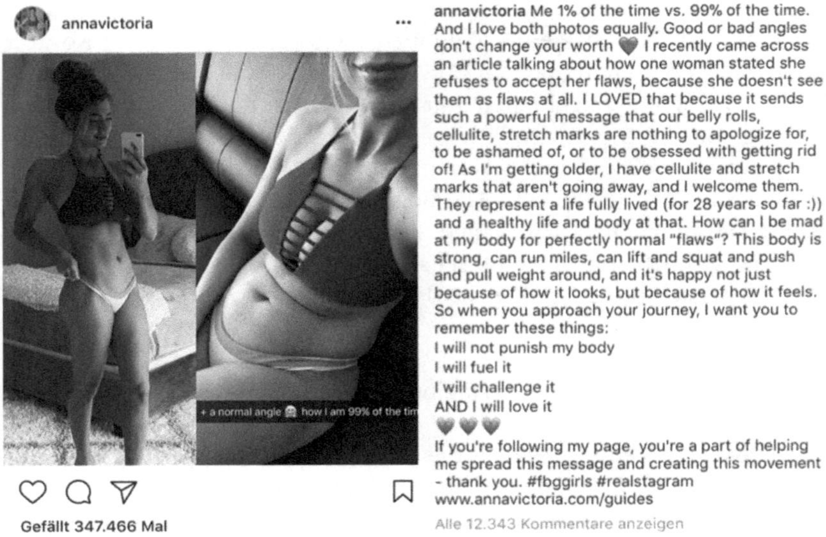

Abbildung 1 Aufklärung einer Influencerin zur Perfektion auf Instagram vs. Realitität (Quelle: Screenshot von instagram.com/annavictoria, Post vom 17.01.17)

Unter dem Hashtag #fürmehrrealitätaufinstagram finden sich auf Instagram viele ähnliche Beiträge, die beispielsweise auch unbearbeitete Bilder oder nicht perfekt wirkende Schnappschüsse zeigen.

Werbung oder Schleichwerbung?

Wie Punkt 2.2 zeigt, belegen verschiede Untersuchungen zum Einsatz von Influencern im Marketing eine Reihe an positiven Wirkungen. Die Zahl der gesponserten und damit bezahlten Posts von Influencern hat in den vergangenen Jahren einen großen Anstieg erfahren: Waren 2015 noch 3,6 Millionen Posts mit den Kennzeichnungen #ad, #sponsored, #spon zu identifizieren, sind es 2017 bereits 12,9 Millionen – für 2018 werden 24,2 Millionen erwartet (vgl. Influencermarketinghub.com 2017). Bis 2020 soll laut Prognosen das Marktvolumen für Influencer Marketing in Deutschland rund 800 Millionen Euro betragen (vgl. Rondinella 2018: o.S.). Werben Influencer für ein Produkt oder eine Dienstleistung, so befinden sie sich jedoch aufgrund ihrer Eigenschaften in einem Spannungsfeld zwischen privaten und ökonomischen Inhalten. Abidin und Ots (2015) betrachten Influencer als „the new breed of media brands" (o.S.), sehen jedoch einen Konflikt zwischen Glaubwürdigkeit und Kommerz. Genau wie traditionelle Medien müssen auch sie ihre Rezipienten bzw. Follower einerseits sowie ihre Kunden (Unternehmen, Kooperationspartner) andererseits zufriedenstellen. Der Unterschied zu traditionellen Medien besteht darin, dass die Grenzen zwischen redaktionellen und gesponserten Inhalten verschwimmen – dies macht es für Rezipienten schwierig, persönliche Aussagen von kommerziellen Aktivitäten zu unterscheiden. (vgl. o.S.) Gleichzeitig ist dies auch rechtlich problematisch, v.a. im Hinblick auf Schleichwerbung. Diese liegt vor bei:

> „Erwähnung oder Darstellung von Waren, Dienstleistungen, Namen, Marken oder Tätigkeiten eines Herstellers von Waren oder eines Erbringers von Dienstleistungen in Sendungen, wenn sie vom Veranstalter absichtlich zu Werbezwecken vorgesehen ist und mangels Kennzeichnung die Allgemeinheit hinsichtlich des eigentlichen Zweckes dieser Erwähnung oder Darstellung irreführen kann. Eine Erwähnung oder Darstellung gilt insbesondere dann als zu Werbezwecken beabsichtigt, wenn sie gegen Entgelt oder eine ähnliche Gegenleistung erfolgt" (§ 2 Nr. 2 Absatz 8 RStV).

Relevant sind hier vor allem Vorschriften aus dem Gesetz gegen den unlauteren Wettbewerb (UWG), dem Telemediengesetz (TMG) sowie dem Rundfunkstaatsvertrag (RStV) (vgl. Wettbewerbszentrale 2017: 4ff). So müssen beispielsweise Werbung und redaktionelle Inhalte getrennt sein (§ 4 Nr. 3 UWG), kommerzielle Kommunikation muss klar als solche erkennbar sein (§ 6 Absatz 1 Nr. 1 TMG) und Werbung darf nicht irreführen (§ 7 Absatz 1 Satz 3 RStV). Trotz dieser Gesetzeslage sind „Plattformen wie Instagram [...] ein nahezu unregulierter Werbedschungel" (Gruber 2017: o.S.). Dies liegt vor allem daran, dass es bislang noch wenig Rechtsprechung dazu gibt und es in einer Vielzahl von Einzelfragen noch juristischer Klärung bedarf (vgl. Wettbewerbszentrale 2017: 8).

Dennoch zeichnet sich eine zunehmende Sensibilisierung für die Thematik ab: Die Landesmedienanstalten beobachten kritische Accounts, versenden Hinweisschreiben, gefolgt von Buß- und Ordnungsgeldern bei Nichtbeachtung bis hin zu Untersagungen. (vgl. Gruber 2017: o.S.) So musste beispielsweise der YouTuber *Flying Uwe* 10.500 Euro Bußgeld zahlen, da er, trotz Hinweise der Medienanstalt Hamburg Schleswig-Holstein zu Werbe- und Sponsoringbestimmungen für YouTube, mehrere Videos nicht als Dauerwerbesendung gekennzeichnet hatte (vgl. Meedia.de 2017).

Die Landesmedienanstalten geben in ihren *FAQs – Antworten auf Werbefragen in sozialen Medien* eine Reihe an Empfehlungen zum fachgemäßen Umgang und appellieren dabei auch an die Verantwortung von Influencern: „Sag es Deinen Nutzern und belüge sie nicht. Setze Deine Glaubwürdigkeit nicht aufs Spiel" (Die Medienanstalten o.J.: 1). In Videos wird die Einblendung „Werbung" bzw. „unterstützt durch... (Produkt XYZ)" empfohlen, wenn das Produkt gerade dargestellt wird, bzw. wenn sich das Video überwiegend um das Produkt dreht, „Dauerwerbesendung" oder „Werbevideo". Besteht das Video überwiegend aus redaktionellen Inhalten, ist ab einem Produktwert von 1.000 Euro Handlungsbedarf geboten, dann handelt es sich um zu kennzeichnende Produktplatzierung (Hinweis „Produktplatzierung" oder „unterstützt durch (Produktname)"). Werden Affiliate Links verwendet, müssen Nutzer immer im unmittelbaren Umfeld darauf hingewiesen werden, dass es sich um Werbung handelt. Fotos und Texte sollten an vorderster Stelle mit #werbung oder #anzeige gekennzeichnet werden. (vgl. ebd.: 2ff)

Nach einem Urteil des Landgerichts München ist der Hinweis „sponsored" nicht ausreichend, um die Werbekennzeichnung zu erfüllen (vgl. Urteil vom 31.07.2015, AZ 4 HK O 21172/14) Auch der Hashtag #ad, versteckt zwischen anderen Hashtags, ist nach einem Urteil des Oberlandesgericht Celle[8] nicht ausreichend. Werbliche Posts müssen demnach auf den ersten Blick erkennbar sein. (vgl. Urteil vom 08.07.2017, AZ 13 U 53/17) Die Kennzeichnung als #collaboration eignet sich aus Sicht der Wettbewerbszentrale ebenfalls nicht, da sie „nicht zwangsläufig auf einen kommerziellen Zweck schließen" (Wettbewerbszentrale 2017: 11) lässt. Jüngst wurde zudem durch das Berliner Landgericht in einem Gerichtsstreit zwischen der Bloggerin Vreni Frost und dem Verband Sozialer Wettbewerb (VSW) ein Urteil gesprochen, welches besagt, dass jegliche sichtbare Marken in einem Post grundsätzlich als Werbung gekennzeichnet werden müssen. Dies ist auch der Fall, wenn eine Marke getaggt wird, hinter der keine kommerziellen Zwecke stehen, also keine bezahlte Partnerschaft vorliegt. (vgl. Urteil vom 24.05.2018, AZ 52 O 101/18) Die Argumentation des Gerichts basiert u.a. darauf, dass eine Influencerin wie Vreni Frost mit mehr als 50.000 Followern nicht als Privatperson agiert:

8 Sogenanntes „*Rossmann-Urteil*", da es sich um eine Zusammenarbeit der Drogeriekette Rossmann mit einem Influencer handelte, welcher die Kennzeichnung über den Hashtag #ad an zweiter Stelle von sechs Hashtags vorgenommen hatte.

> „Bei den verfahrensgegenständlichen Posts kann eine möglicherweise vorhandene private Motivation jedenfalls nicht sauber von der zweifelsohne vorhandenen gewerblichen Motivation getrennt werden. Diese nicht vorhandene Trennschärfe, die die Posts für manche Beobachter privater scheinen lässt als sie tatsächlich sind, macht es für Unternehmen besonders attraktiv, wenn ihre Waren dort präsentiert werden." (Urteil vom 24.05.2018, AZ 52 O 101/18)

Die sozialen Medien bieten verschiedene Möglichkeiten zur Kennzeichnung an: Auf Facebook gibt es seit 2016 das Branded Content-Tool, mit dessen Hilfe der Kooperationspartner im Beitrag verlinkt werden soll (vgl. Facebook Business 2016: o.S.). YouTube hat ebenfalls im Jahr 2016 Anzeigenrichtlinien, die Produktplatzierungen und -empfehlungen betreffen, veröffentlicht. Zudem bietet die Videoplattform eine Funktion an, mit der YouTuber ihre Zuschauer über bezahlte Promotion im Video informieren können. Wird diese aktiviert, erscheint zu Beginn eines Videos der Text „enthält bezahlte Promotion" (vgl. YouTube-Hilfe 2016: o.S.). Instagram führte 2017 die Funktion ein, mit der man werbliche Beiträge unter dem Nutzernamen kennzeichnen kann. Mit dem „Bezahlte Partnerschaft mit"-Tag können kommerzielle Inhalte transparent ausgewiesen werden (siehe Abbildung 2, Post von pamela_rf). (vgl. Instagram Business-Team 2017: o.S.)

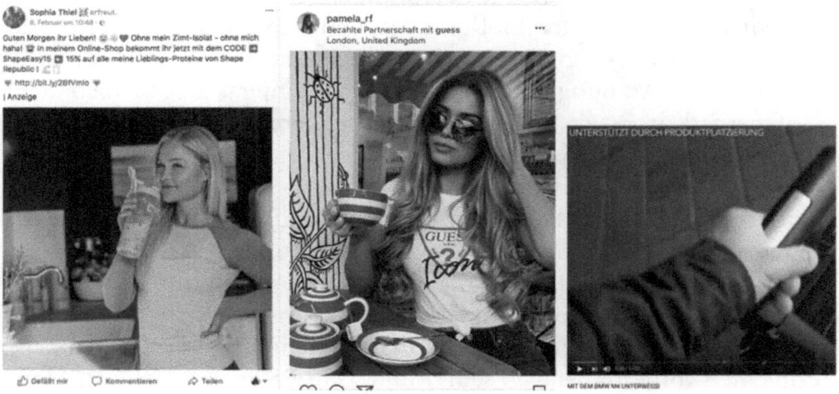

Abbildung 2 Beispiele für Werbekennzeichnung: Facebook Sophia Thiel 08.02.18, Instagram Pamela Reif 02.11.17 und YouTube Flying Uwe 08.08.17 (Screenshots von facebook.com/sophia.thiel.official; instagram.com/pamela_rf; youtube.com/user/flyinguwe)

Neben rechtlichen Aspekten ist das Thema auch eines, das auf ethischer Ebene betrachtet werden sollte. Die Problematik besteht vor allem dahingehend, dass sich die durch *User Generated Content (UGC)* produzierten Medienformen aus der Abhängigkeit klassischer Medien herauslösen, gleichzeitig aber im selben Maße ein Publikum erreichen (vgl. Köberer 2015: 270). Während für professionelle Akteure Kodizes oder Selbstverpflichtungen verfügbar sind, müssen sich für Laien (und damit auch oft für Influencer) „korrespondierende Erwartungen und Institutionen der Regulierung ethischer Konflikte erst herausbilden" (Schmidt 2016: 289). Autoritative Fragen dürften hier sein: Wo endet eine persönliche (unbezahlte) Empfehlung und wo beginnt (bezahlte) Werbung? Wann ist ein Influencer Privatperson und wann Markenbotschafter (online wie offline)? Wo beginnt (bewusste/ unbewusste) Täuschung oder Irreführung? Sind Hinweise über Einblendung oder Hashtags ausreichend oder wäre es in der Verantwortung von Influencern, aufmerksamkeitsfokussierender auf Kooperationen bzw. Werbung hinzuweisen?

Entsprechende Regelungen für die oben beschriebenen Problemfelder finden sich sowohl für den Journalismus und den PR-Bereich, wie auch im Marketing bzw. in der Werbung:

- Pressekodex: (7) Trennung von Werbung und Redaktion (vgl. Presserat.de o.J.).
- DRPR-Richtlinie über Product Placement und Schleichwerbung: Trennung von Werbung und Redaktion bzw. Programmgestaltung in den Medien → Verbot der Einflussnahme, Transparenzgebot, Verbot der Schleichwerbung (vgl. Deutscher Rat für Public Relations 2003: 54ff).
- Marketing / Werbung unter Einsatz digitaler interaktiver Medien: Identifizierbarkeit → Irreführung vermeiden, kommerzielle Absicht nicht verheimlichen; Klarheit des Angebots und der Konditionen (vgl. International Chamber of Commerce 2011: 736ff).

Besonderen Wert legen die vorherrschenden Regularien dabei u.a. auf den Kinder- und Jugendschutz bzw. die damit verbundene Kommunikation. Wie Studien zeigen, sind es vor allem die jungen Altersgruppen, die Influencern und ihren Produktempfehlungen vertrauen (siehe 2.2). Dabei scheint aber durchaus eine fokussierte Wahrnehmung der Thematik bei Rezipienten vorherrschend zu sein: Rund sechs Prozent (N = 1.900, Altersklasse 14 bis 24) geben an, von Produktplatzierungen bei YouTubern genervt zu sein (vgl. Appinio Research 2018: o.S.). Döring (2014a) betont, dass „gerade angesichts der Tatsache, dass *YouTube* [und andere soziale Medien; Anmerk. d. Verf.] als besonders authentisch und glaubwürdiges Medium gilt [...], müssen die sich abzeichnenden Entwicklungen hin zu einer bewusst massen- und werbetauglichen Inszenierung der Inhalte wissenschaftlich beobachtet und in der Praxis problematisiert werden“ (30f). Reckenthäler (2015) weist darauf hin, dass es wichtig sei, kenntlich zu machen, wenn Blogger ihren Lebensunterhalt mit ihren Tätigkeiten verdienen und schlägt die Entwicklung eines Ethikkodex vor. Zudem könnten Siegel eingesetzt werden, die folgende Botschaften vermitteln: Keine Teilnahme an Marken-Kampagnen; Beziehungen zu Marken und Unternehmen, aber ohne Honorar; Beziehungen zu Marken und Unternehmen, mit Honorar. (vgl. 75f)

Übernahme der Verantwortung?

Letztlich ist im Kontext der Diskussion die Frage nach der Verantwortlichkeit zu stellen. Bei einer Umfrage gaben 76 Prozent der befragten Influencer (*N* = 1.200) an, dass Marken eine Kennzeichnung von Kooperationen nur manchmal oder nie verlangten (Jung von Matt/Brandnew IO/Facelift 2018: 11). Das oben aufgezeigte *Rossmann-Urteil* des Oberlandesgerichts Celle könnte hierfür richtungsweisend sein, da in diesem Fall das Unternehmen und nicht der Influencer für die Schleichwerbung haftbar gemacht wurde. Aus Sicht der Nutzer zeigt sich eine gelassene Haltung. Studien belegen, dass eine Kennzeichnung keine negativen Folgen hat. Im Gegenteil: Viele begrüßen es, wenn kommerzielle Interessen deutlich gemacht werden. Wichtig scheint dabei zu sein, dass das beworbene Produkt zum Influencer passt. (vgl. Jung von Matt/Brandnew IO/Facelift 2018: 11; fischerAppelt 2017: 10) Eine Studie der Medienagentur *Wavemaker*, in der Social Media Nutzer ab 14 Jahren (*N* = 1.453) befragt wurden, zeigt, dass das Thema auch im Kontext der wahrgenommenen Glaubwürdigkeit eine wichtige Rolle spielt: Rund 66 Prozent geben an, dass die Kennzeichnung von Werbung und Kooperationen, die mit der Persönlichkeit und dem Leben des Influencers stimmig sind (63%), die Glaubwürdigkeit des Influencers fördern (vgl. Brecht 2018: o.S.).

Qualitätskriterien?

Auch qualitative Aspekte, die ohnehin nicht gänzlich von der ethischen Thematik getrennt werden können, spielen eine Rolle. Für die Fachdisziplinen Journalismus, PR und Marketing bieten eine Reihe von Qualitätskriterien professionellen Akteuren eine Orientierung (vgl. Abbildung 3).

Journalismus	Public Relations (PR)	Marketing/Werbung
• **Handlungsbezogene Qualitäts-Dimensionen:** • Unabhängigkeit • Richtigkeit • Fairness • Aktualität • Relevanz • Originalität • Interaktivität • Transparenz • **Produktbezogene Qualitäts-Dimensionen:** • Vielfalt • Unparteilichkeit • Verständlichkeit • Sinnlichkeit • Attraktivität • Nutzwert	• **Zentrale Normen und Zielwerte, zu denen sich PR- und Kommunikationsfachleute verpflichten:** • Transparenz • Integrität • Fairness • Wahrhaftigkeit • Professionalität	• **Kriterien für Marketingkommunikation/ Grundregeln kommerzielle Kommunikation:** • Legal, achtbar, redlich • Wahrheitsgemäß/ nicht irreführend • Soziale Verantwortung (z.B. keine Anregung von Diskriminierung) • Nachweisbare Sachverhalte • Identifizierbarkeit • Identität des Werbungtreibenden • Beachtung der Prinzipien des fairen Wettbewerbs • Keine Verunglimpfung • Darstellung einer Person nur nach Zustimmung • Keine Ausnutzung ideeller Firmenwerte • Keine Imitation • Klare Gesundheits- und Sicherheitswarnungen • Besondere Sorgfalt, wenn Kinder und Jugendliche adressiert werden • Kein Missbrauch von Vertrauen, Unerfahrenheit oder Leichtgläubigkeit • Achtung von Datenschutz/ Privatsphäre • Kostentransparenz

Abbildung 3 Übersicht Qualitätskriterien in Journalismus, PR und Marketing bzw. Werbung (vgl. Meier 2018: 242f; Deutscher Rat für Public Relations 2012: Spezieller Teil o.S.; Werberat.de 2007; International Chamber of Commerce 2011: 7ff)

Fraglich ist allerdings, ob diese Qualitätskriterien auch für Influencer gelten. Ausgehend von der aktuell marketingfokussierten Ausrichtung gelten andere Qualitätskennzahlen: die thematische Ausrichtung und die Frage ob diese zur Marke bzw. zum Anliegen passt; die Qualität der Beiträge hinsichtlich Tonalität; die Überzeugungskraft und Anerkennung in der Community, oder das Interesse an einer Zusammenarbeit und das Engagement des Influencers. Auch die Finanzierbarkeit spielt in dieser Bewertung eine Rolle. (vgl. Tamblé 2015: o.S.) Kritisch zu sehen ist die Bewertung nach der Anzahl der Follower eines Influencers, da die Möglichkeit besteht, diese käuflich zu erwerben. Nur wenige Influencer, wie z.B. Louisa Dellert, geben dies jedoch offen zu:

> „Als ich anfing, mehr Zeit in meinen Blog zu investieren und mich entschied, das Ganze professionell zu betreiben, habe ich mir für zehn Euro 4.000 Follower gekauft. Das hat mir den Einstieg leichter gemacht. Allerdings habe ich das nach kurzer Zeit öffentlich zugegeben,

da es mir wichtig war und nach wie vor ist, ehrlich zu meinen Followern zu sein." (Kösterke 2016: o.S.)

Verbunden mit diesem Thema ist etwa auch die Tatsache, dass hinter einem digitalen Kommunikationspartner nicht immer auch ein echter Mensch steckt. Mit sogenannten *Social Bots* oder *Chat Bots* (auch: *Meinungs-Roboter*, *Propaganda-Maschinen*) werden Computerproramme eingesetzt, die automatisiert agieren und menschliches Kommunikationsverhalten imitieren können. Sie versenden etwa Freundschaftsanfragen auf Facebook, folgen bei Twitter anderen Accounts oder können eigene Texte posten bzw. andere Postings kommentieren. Dadurch können sie Einfluss auf die öffentliche Meinung nehmen und beispielsweise die Beliebtheit und Wahrnehmung von Parteien beeinflussen (vgl. Bpb.de 2017; Röhrs/Gabriel 2017: 154) – oder eben Follower generieren. Das Bundesamt für Sicherheit in der Informationstechnik weist darauf hin, dass es manchmal kaum ersichtlich ist, ob Bots eingesetzt werden, „da die Programme mit einem eigenen Online-Profil mit ihrem digitalen Gegenüber interagieren, fast so wie ein echter Mensch" (Bsi-fuer-buerger.de o.J.). Bots können sich auch gegenseitig unterstützen, sodass etwa echte Kommentare in einer Diskussion untergehen oder ein Thema so groß wird, dass eine Fake-Bewegung entsteht, der sich auch echte Nutzer anschließen. So kann der Eindruck entstehen, dass viele Menschen eine bestimmte Meinung teilen. (vgl. Bpb.de 2017)

Bezüglich der Zuordnung von Qualitätskriterien scheint bei Bloggern und Journalisten im Falle der Selbst- und Fremdeinschätzung eine weitgehende Übereinstimmung vorzuliegen: „Traditionelle Merkmale wie Neutralität, Richtigkeit, Glaubwürdigkeit, Kontinuität und Relevanz werden eher dem Journalismus zugeschrieben. Blogs charakterisieren danach eher die persönliche Perspektive, der leichte Zugang zum Autor, Meinungsvielfalt und intensive Diskussion, externe Verlinkung und Unterhaltsamkeit" (Neuberger/Langenohl/Nuernbergk, 2014: 20f). Kritische Punkte dürften sich beim Thema Qualität mit Blick auf aktuelle Geschäftsmodelle und -praktiken im Falle von Unabhängigkeit, Fairness, Transparenz bzw. Nicht-Irreführung oder hinsichtlich der besonderen Sorgfalt bei Kindern und Jugendlichen als Adressaten ergeben.

2.6 Ist Influencer ein Beruf?

„Das lukrativste Hobby der Welt" (Hubschmid/Voss 2017: o.S.) oder „Traumjob Influencer?" (Thier 2017: o.S.)? Hobby oder Beruf? Schneider und Yilmaz (2017) legen in der in Punkt 2.1 vorgestellten Definition dar: „Bei vielen Influencern handelt es sich um engagierte Unterhalter, die ihre Karriere nicht mit der Intention gestartet haben, einmal berühmt zu werden. Für die meisten ist das Web eine Plattform für kreativen Ausdruck, für Kommunikation mit Gleichgesinnten oder einfach nur ein Hobby" (o.S.). Fakt ist aber auch: Vor allem durch bezahlte Kooperationen mit Unternehmen wird der Status eines Influencers nicht mehr nur als Hobby betrachtet. „Being an "influencer" means a certain lifestyle, social status and is now considered a profession" (indaHash 2017: 2).

Um zu klären, ob Influencer als ein Beruf verstanden werden können bzw. sich auf dem Weg zur Professionalisierung befindet, sind zunächst begriffliche Vorklärungen notwendig. Dem ist voranzustellen, dass über die einzelnen Termini historisch wie aktuell ein großer Fachdiskurs herrscht (vgl. Professions-soziologie.de o.J.). Heidenreich (1999) benennt folgende Kennzeichen für Berufe (vgl. 37f):

- **Spezielle Tätigkeitsfelder (Berufspositionen):** Privilegierter Zugang der Angehörigen der jeweiligen Berufsgruppe (selbständige oder unselbständige Tätigkeiten).
- **Qualifikationen:** Rechtfertigung für den privilegierten Zugang durch eine spezielle Wissens- und Kompetenzbasis; befähigt zur Wahrnehmung der mit einer Berufsposition verbundenen Aufgaben.
- **Berufsausbildung:** Ausübung eines Berufes ist an den systematischen Erwerb der erforderlichen Qualifikationen gebunden (i.d.R. öffentlich anerkannt, Abschluss durch Zertifikat o.ä., schulische oder auf praktischen Erfahrungen beruhende Vermittlung).
- **Berufsprestige:** Status- und Einkommenshierarchie (soziale Position gesellschaftlich und betrieblich).
- **Aufstiegsleitern:** Fast alle Berufe sind mit typischen Mobilitätspfaden verbunden (Berufsverlaufsmuster: Aufstiegsmöglichkeiten, Fort- und Weiterbildungen).

Beim Prozess der Professionalisierung eines Berufes muss schließlich zwischen der gesellschaftlichen und individuellen Ebene unterschieden werden:

> „Professionalisierung bedeutet im engen Sinn den Prozess der Entwicklung einer Berufsgruppe in Richtung einer Profession, d.h. einer Berufsgruppe mit einer gewissen Autonomie in der Leistungskontrolle. In einem weiten Sinn bedeutet Professionalisierung den Übergang von Tätigkeiten zu bezahlter Arbeit, die gewissen einklagbaren Qualitätsstandards unterliegt. In diesem Sinne können Personen und Tätig-

keiten sich professionalisieren, sie gewinnen an Professionalität." (Mieg 2005: 342)

Zusammengefasst bedeutet dies, dass Berufe durch den Prozess der Professionalisierung systematisiert und institutionalisiert werden. Bestimmte Tätigkeiten werden dann für Angehörige eines Berufs reserviert. (vgl. Heidenreich 1999: 38) Mieg (2005) benennt als Rahmenbedingungen der Professionalisierung (1) einen gesellschaftlich relevanten Problembereich, dem ein Bereich an Handlungs- und Erklärungswissen zugehörig ist, (2) den Bezug zu einem gesellschaftlichen Zentralwert – z.B. den Bezug der medizinischen Profession auf ‚Gesundheit' –, (3) eine akademisierte Ausbildung und (4) einen Berufsverband bzw. eine berufsständische Vertretung (vgl. 343). Abgeleitet daraus wird unter dem Begriff *Profession* schließlich eine bestimmte Art von Berufen verstanden, nämlich akademische Berufe, die eine wissenschaftlich fundierte Ausbildung voraussetzen (vgl. Schmeiser 2006: 301).

Diese theoretische Basis wird nun für die Analyse herangezogen, ob es sich bei einem Influencer um einen Beruf handelt bzw. inwieweit eine Professionalisierung zu erkennen ist.

2.6.1 Tätigkeitsfelder, Zugänge und Verlaufsmuster

Die in dieser Dissertation fokussierten Influencer haben ihren Status durch das eigene Engagement über digitale soziale Medien erreicht. Diese lassen sich somit als **zentrale Tätigkeitsfelder** betiteln. Dabei sind viele Influencer auf allen relevanten Plattformen vertreten: „Blogger nutzen soziale Netzwerke, um eigenen Inhalte zu verbreiten. YouTuber und Instagramer nutzen Facebook, Instagram und Twitter, um auf neue Inhalte aufmerksam zu machen" (Futurebiz.de o.J.). Eindrücklich lässt sich dies anhand der folgenden Grafik zeigen, welche einen Teil der bekanntesten deutschen Influencer nach Fans bzw. Follower-Zahlen auf den jeweiligen Kanälen darstellt.

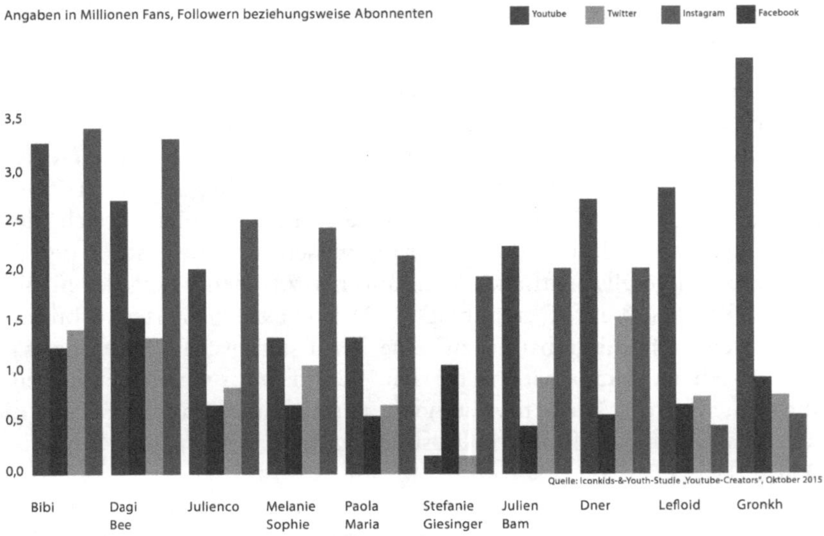

Abbildung 4 Bekannte deutsche Influencer und ihre Follower-Zahlen nach Kanal (Quelle: Kilian 2016: 79)

Marktorientierte Studien weisen darauf hin, dass dennoch Unterschiede in der Relevanz der einzelnen Kanäle vorhanden sind. Die folgenden Erkenntnisse müssen mit Blick auf ihren kommerziellen Hintergrund jedoch aus wissenschaftlicher Sicht vorsichtig gedeutet werden. Während Instagram die wichtigste Plattform darstellt, variieren andere soziale Medien über Untersuchungen hinweg: Die Mehrheit der vom Netzwerk indaHash (2017) befragten Influencer (*N* = 2.285) nutzt täglich Instagram (93%), 69 Prozent Snapchat und 56 Prozent teilen Instagram-Content auf ihrer Facebook-Seite. Lediglich 29 Prozent haben einen YouTube-Kanal. (vgl. 26f) Auch in der Untersuchung von Jung von Matt, Brandnew IO und Facelift (2018) konnte gezeigt werden, dass Instagram am relevantesten ist (76%), gefolgt von persönlichen Blogs, Facebook und Twitter. Die Autoren erläutern, dass es sich hierbei um Plattformen mit text- und bildbasierten Content handele. (vgl. 6) Laut einer Untersuchung der amerikanischen Marketing Agentur Linqia werden auch seitens Unternehmen (*N* = 170) Facebook und Instagram (87%), gefolgt von Blogs (48%), als wichtigste Kanäle für die Influencer Marketing Strategie genannt. Letztere sind vor allem aus einem Grund von Interesse: „Blogs are an especially interesting component in that they offer the ability to tell a story" (Linqia 2016: 8).

Zunehmend lässt sich außerdem beobachten, dass – vor allem sehr erfolgreiche – Influencer ihre **Tätigkeitsfelder in den Offline-Bereich** erweitern. Immer öfter übernehmen sie Aufgaben, die man bisher nur von traditionellen Prominenten kannte. Sie nehmen Einladungen zu Veranstaltungen wahr, veröffentlichen Bücher, bringen ihr eigenes Fitnessprogramm (z.B. Sophia Thiel, Pamela Reif) oder eigene Kosmetikprodukte (z.B. Bianca Heinicke) auf den Markt (vgl. Lübbert 2016: o.S; Gerstmeyer 2017: o.S.; Sophia-thiel.com o.J.; Heft.manager-magazin.de o.J.). Auch in anderen Medien finden sich Tätigkeitsfelder von Influencern: Beispielsweise hat Pamela Reif eine eigene Kolumne im Handelsblatt, YouTuberin Shirin David saß in der Jury bei *Deutschland sucht den Superstar*. (vgl. Handelsblatt.com o.J.; Meedia.de 2016)

Dabei kann beim Tätigkeitsfeld soziale Medien in keiner Weise von einem **privilegierten Zugang** zu diesen Tätigkeitsfeldern gesprochen werden. Selbstredend ist es notwendig, über eine funktionierende Internetverbindung sowie die notwendigen digitalen Endgeräte zu verfügen. Die Nutzung sozialer Medien steht aber generell allen offen, unabhängig vom Status einer Person. Auch verschiedene Kriterien, die Influencern zugeschrieben werden, werden in anderen Bereichen eingesetzt und sind längst kein Alleinstellungsmerkmal von YouTubern und Co.: Beispielsweise nutzen Unternehmen im Rahmen von *Content Marketing* verstärkt soziale Medien (vgl. Schach 2015: 8). Ziel ist es u.a. eine Kommunikation und Interaktion mit dem Nutzer bzw. Kunden mithilfe hochwertiger Inhalte aufzubauen. Diese sollen auf die Bedürfnisse des Rezipienten zugeschnitten sein und sie anziehen, begeistern und schließlich zum Handeln animieren. (vgl. Löffler 2014: 37) Anders als bei klassischen Werbemitteln liegt der Fokus auf informierenden, beratenden oder unterhaltenden Inhalten, die das Unternehmen positionieren sollen, z.B. als Experte (vgl. Schach 2015: 8). Auch für Journalisten haben soziale Medien eine große Bedeutung, vor allem um Inhalte zu veröffentlichen oder zu promoten (64%) sowie andere Medien zu beobachten bzw. aktuelle Ereignisse zu verfolgen (64%). Rund 72 Prozent der Journalisten nutzen sie täglich für ihre Arbeit, ein Viertel (25%) sogar drei Stunden am Tag oder länger. Für 35 Prozent der Journalisten ist die Interaktion mit der Zielgruppe ist dabei sehr wichtig. (vgl. Cision 2017: 18ff)

Etwas anders sieht es beim Zugang zu den angesprochenen Offline-Bereichen oder auch Unternehmenskooperationen aus. Hier kann man durchaus von einem Privileg sprechen, da dies abhängig von verschiedenen Kriterien ist, welche den Zugang zu derartigen Tätigkeitsfeldern ermöglichen. Pannrucker (2018) unterscheidet vier „Evolutionsstufen" im Influencer Marketing (vgl. o.S.), welche gewissermaßen als **Aufstiegsleitern bzw. Berufsverlaufsmuster** gesehen werden können:

1. Klassische Werbekooperation mit einem Unternehmen (z.B. Testimonial-Job oder Sponsored Post). Hier sind verschiedene Auswahlkriterien relevant: Die Anzahl und Qualität der Follower, die Markenaffinität des Influencers oder Interaktionsraten mit Followern (vgl. Jung von Matt/ Brandnew IO/Facelift 2018: 7).
2. Zusammenarbeit zwischen Marke und Influencern (z.B. Lizenzkooperation oder Joint-Venture, in denen ein gemeinsames Produkt entwickelt wird). Ein Beispiel hierfür ist etwa die Zusammenarbeit zwischen Pro-Sieben-Sat-Eins-Licensing, dem Multi-Plattform-Netzwerk Studio-71, dem Startup Franco Fesco sowie dem Influencer Luca (ConCrafter). Gemeinsam haben sie eine Tiefkühl-Pizza als Sonderedition entwickelt. (vgl. Prosieben-sat1licensing.com 2017)
3. Gemeinsame Kreation einer neuen Marke (v.a. dann möglich, wenn Fans des Influencers mit den Zielgruppen des Unternehmens korrespondieren). Ein bekanntes Beispiel in Deutschland ist etwa die Kooperation zwischen dm und Bianka Heinicke: Sie haben die Marke „bilou“ entwickelt (vgl. Dm.de 2015).
4. Eigenständige Marke / Markenimperium des Influencers (kein Unternehmen im Hintergrund mehr erkennbar). Ein Beispiel ist das Fitnessprogramm von Sophia Thiel (vgl. Sophia-thiel.com o.J.)

Mit Blick auf das Thema **Berufsprestige** zeichnen sich hierarchische Positionen ab. Zum einen hinsichtlich des Einkommens, zum anderen aber auch gesellschaftlich. Im Rahmen der Studie *YouTube Creators* wurden Jugendliche (N = 700) in Deutschland im Alter zwischen 13 und 19 Jahren zur Thematik befragt. Demnach sind „klassische“ Stars zwar bekannter, Influencer (hier bezeichnet als *YouTube-Creators*) aber erfreuen sich bereits einer ähnlichen Beliebtheit. Kennzeichnend für Influencer sind aus Sicht der Befragten eine besondere Zugänglichkeit, Authentizität und Glaubwürdigkeit, zudem sind sie im Gegensatz zu klassischen Stars nah und greifbar. Der Studie zufolge ist *Bibi* von *Bibis Beauty Palace* in der befragten Altersgruppe beliebter und glaubwürdiger, als *Heidi Klum*. Diese Feststellung lässt sich auch anhand weiterer Beispiele verdeutlichen, wie beispielsweise an dem, dass YouTuber *LeFloid* eine stärkere Vorbildfunktion hat, als *Stefan Raab* oder *Til Schweiger*. (vgl. Iconkids & youth 2015: o.S.) Auch die Ergebnisse einer Bitkom-Studie zeigen, dass YouTube-Stars bei Kindern und Jugendlichen eine größere Beliebtheit haben, als Idole aus klassischen Bereichen: Mehr als jeder Dritte (36%; N = 926) der Altersklassen sechs bis 18 gibt an, dass der Lieblingsstar ein Influencer ist. (vgl. Bitkom.org 2017b)

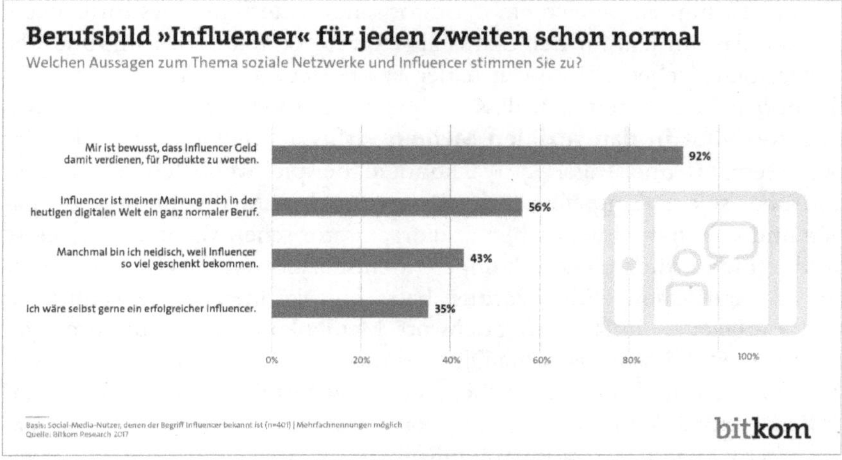

Abbildung 5 Berufsbild und -prestige Influencer (n = 401/ Mehrfachnennungen möglich; Quelle: bitkom.org 2018)

Wenig überraschend scheint es angesichts dieser Ergebnisse, dass Influencer von jedem Zweiten in der Altersgruppe 14 bis 29 Jahre (*n* = 401) als normale und erstrebenswerte Berufsgruppe wahrgenommen werden (siehe Abbildung 5). Rund 35 Prozent der Befragten wären gerne selbst erfolgreiche Influencer. (vgl. Bitcom.org 2018)

2.6.2 Qualifikationen und Kompetenzen

Die Frage, welche Qualifikationen oder Kompetenzen notwendig sind, um Influencer zu werden, ist eine sehr komplexe. Grundsätzlich scheint zunächst ein vertieftes **Interesse** an einem bestimmten Thema wichtig zu sein. Wirft man den Blick auf Aussagen heutiger erfolgreicher Influencer, so berichten viele, sich schon immer für eine bestimmte Materie interessiert zu haben und dadurch beispielsweise mit dem Bloggen als Hobby begonnen zu haben. Beispielsweise erklärt Pamela Reif, sie habe „anfangs ganz zweckfrei einfach nur [ihr] Leben gezeigt" (Gerstmeyer 2017: o.S.). Interessant ist dieser Aspekt vor allem aus psychologischer Sicht, weiß man hier aus der Lernforschung, dass Interesse zu „vergleichsweise umfangreichen, differenzierten und tief verankerten Wissensstrukturen" (Krapp 1992: 41) führt.

Wie in Punkt 2.3.1 aufgezeigt, scheint eine gewisse **Wissensbasis** in einem bestimmten Bereich ein definitorisches Kriterium eines Influencers zu sein, das ihn u.a. für den Status als Experte akkreditiert. Aufgrund der vorweg beschriebenen Tätigkeitsfelder ist ein Merkmal elementar: „Alle Influencer haben gemeinsam, dass sie über eine **hohe digitale Kompetenz und Aktivität in den sozialen Medien** verfügen" (Futerebiz.de o.J.). Zabel, Seemann und Pagel (2017) konnten beispielsweise feststellen, dass YouTuber starke Kompetenzen in der technischen Medienproduktion haben und sich in der inhaltlichen und organisatorischen Vorbereitung selbst als durchschnittlich bis sehr kompetent einschätzen (vgl. 141). Abstrahiert auf alle Kanäle sowie übergeordnet betrachtet, können solche Kenntnisse und Fähigkeiten unter dem Stichwort Medienkompetenz zusammengefasst werden. Diese umfasst die Dimensionen Wissen um Medien (z.B. welche Optionen und Strukturen bietet eine Plattform?), bewerten der Medien (z.B. ethisch-kritische Reflexion von Inhalten und Medientechnik; v.a. bei Wechsel von der Konsumenten-Rolle in die des Gestalters) sowie Handeln (mediales Tun, z.B. bewusste Medienauswahl). (vgl. Wagner 2017: 259f) Die Medienkompetenz wird über die gesamte Lebensspanne entwickelt, wobei hervorzuheben ist, dass aktuelle gesellschaftliche Bedingungen einen wesentlichen Einfluss haben (vgl. ebd.: 255f).

Dabei zeigen verschiedene Studien, dass jene Altersgruppen, denen die meisten Influencer zugerechnet werden können, über die notwendigen digitalen Kompetenzen verfügen und soziale Medien im Alltag nutzen. Den höchsten Digitalindexwert[9] (71 Punkte von 100) in Deutschland verzeichnen die 14- bis 29-Jährigen (vgl. Initiative D21 2017: 28ff). Sie sind sowohl mit der Nutzung digitaler Endgeräte vertraut (bereits 97 Prozent der 12- bis 19-Jährigen besitzen ein Smartphone), als auch mit den sozialen Medien. Instagram, Snapchat und Facebook werden regelmäßig von ihnen genutzt, wobei Facebook eher bei den 20- bis 29- Jährigen relevant ist. (vgl. MPFS 2017: 35ff); Initiative D21 2017: 20) Die folgende Abbildung verdeutlicht die Nutzung am Beispiel Instagram. Immerhin 20 Prozent der

9 Umfasst die Komponenten Zugang (Internetnutzung und Geräteausstattung), Kompetenz (Wissen zu digitalen Themen, technische bzw. digitale Kompetenz), Nutzung (digitale Anwendungen, die regelmäßig genutzt werden und durchschnittliche Nutzungsdauer) und Offenheit (Einstellung zur Nutzung des Internets und digitaler Geräte).

Befragten ($n = 793$) geben an, häufig selbst Fotos oder Videos zu posten, 32 Prozent machen dies gelegentlich (vgl. MPFS 2017: 37).

Beim allgemeinen **Bildungsniveau** von Influencern weisen Studien darauf hin, dass viele mindestens über die Hochschulreife verfügen (siehe Punkt 2.3.2). Dies würde sich mit Erhebungen zur digitalen Kompetenz decken: Personen mit höherer Bildung weisen mit 68 Punkten eine höhere Digitalindexwertzahl auf als Personen mit einer niedrigen Bildung (32 Punkte) (vgl. Initiative D21 2017: 31).

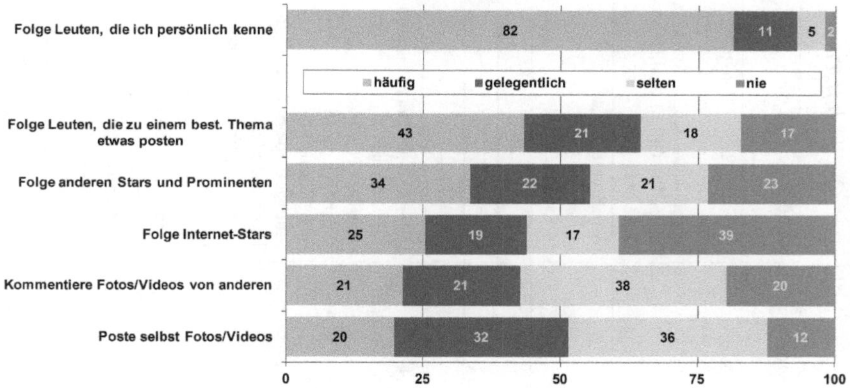

Abbildung 6 Nutzung von Instagram in den Altersgruppen 12- bis 19 Jahren (n = 793), Angaben in Prozent (Quelle: MPFS 2017: 37)

2.6.3 Ausbildung und Kompetenzvermittlung

Auch wenn die Ausübung der Influencer-Tätigkeit bis dato an keinen systematischen Erwerb von Qualifikationen etwaiger Art gebunden ist, existieren bereits erste Angebote, die eine Ausbildung zum Influencer ermöglichen. Folgend werden drei Beispiele ausführlicher vorgestellt.

Seit September 2017 gibt es etwa in Berlin die **Influencer Marketing Academy (IMA)**. Das branchenunabhängige Angebot der Akademie richtet sich an Unternehmen und Blogger, YouTuber, Instagramer, Facebooker oder andere Online-Publizisten (vgl. Influencermarketingacademy.de o.J.). Für Influencer gibt es folgende Angebote:

Tabelle 2 Übersicht Angebote der Influencer Marketing Academy für Influencer (Quelle: Influencermarketingacademy.de)

Angebot	**Grundlagen-Seminar**	**Business und Personal Coachings**	**Fachbezogene Kurse**	**Zertifikatskurse**
Inhalte	Erfolgreicher Channel-Aufbau & Geldverdienen als Influencer	Strategie- & Konzeptcoaching, Rechtsberatung, Existenzgründung, Anti-Stalking	Content-Creation, Fotografie/ Filmerstellung f. Social Media, Facebook, Instagram, YouTube, Online PR, Online Recht, SMM, SEO	Weiterbildung zum Influencer Pro: Businessrelevante Aspekte des Influencer Marketings in Unternehmen
Abschluss	Teilnahmezertifikat	-	Teilnahmezertifikat	Abschlusszertifikat „Influencer Pro Certified“ & Teilnahmezertifikat
Zulassung	-	-	-	-
Dauer	6 Stunden	variierend	Ein-Tages-Kurs	eine Woche
Module / Themen	1Einführung **2**Erfolgsbeispiele **3**Das Media-Kit **4**Anfragen, Preisfindung und Vertragsabschluss **5**Content-Creation für Influencer- Kampagnen **6**Channel- Wachstum, Online Marketing & Content- Distribution **7**Rechtliche Rahmenbedingungen **8**Analyse und Optimierung **9**Der IMA Trusted Influencer Kodex	Beispiele: - Strategie- und Businessplan - Impressums Check - Markteintritts- und Vermarktungsstrategie - StalkingPrävention und Abwehr	Beispiele: - Planung & Umsetzung von Texten/ Animationen/ Filmen f. soziale Medien - Authentisch wirken - Grundlagen zu Schnitt, Vertonung, Konzept - Auf Facebook zum Micro-Influencer werden - Auf Instagram zum Super-Performer werden - YouTube- Marketing Tools - Grundlagen der Öffentlichkeitsarbeit - Abmahnungen vermeiden, Vertragsgestaltung - SEO Grundlagen	1Influencer Marketing **2**Facebook **3**Instagram **4**XING / LinkedIn **5**Content-Creation

Die Akademie vermittelt zum einen Grundlagenwissen über die Tätigkeitsfelder (soziale Medien) sowohl hinsichtlich des Handwerkzeugs (z.B. Videos schneiden) als auch rechtlicher Rahmenbedingungen und Strategien. Zum anderen geht es um wirtschaftliche und rechtliche Aspekte. Einen besonderen Fokus setzt die Akademie dabei auf rechtliche und ethische Aspekte, wie „die eindeutige Kennzeichnung bezahlter Werbung, die strikte Einhaltung sämtlicher rechtlichen Rahmenbedingungen (zum Beispiel Jugendschutz, Impressumspflicht, Urheber- und Wettbewerbsrecht) sowie Transparenz und Ehrlichkeit“ (Influencermarketingacademy.de o.J.).

In Italien gibt es seit November 2017 an der **Condé Nast Social Academy** ein sechsmonatiges zertifiziertes Programm zur Ausbildung von Influencern, welches in Kooperation mit der Mailänder *SDA Bocconi School of Management* und *L'Oréal Luxe* angeboten wird. Der Fokus liegt auf den Branchen Beauty und Lifestyle. Die Teilnehmer lernen theoretische Aspekte der Kommunikation, Social Marketing und digitale Medien sowie in einer praktischen Ausbildung die direkte Anwendung. (vgl. Condé Nast Social Academy 2017: o.S.)

Tabelle 3 Übersicht Angebot der Condé Nast Social Academy für Influencer (Quelle: Condé Nast Social Academy 2017)

Angebot	Programma Corso Beauty & Lifestyle
Inhalte	Social Media Marketing der Gegenwart und Zukunft für die neue Generation von Bloggern, die künftig mit Authentizität, Kompetenz und Einzigartigkeit in den sozialen Medien agieren möchten.
Abschluss	Teilnehmerzertifikat der Condé Nast mit dem wissenschaftlichen und pädagogischen Beitrag der SDA Bocconi.
Zulassung	Ab 19 Jahren, Abitur, mindestens im zweiten Jahr eines Universitätsstudiums eingeschrieben; zwei persönliche Auswahlgespräche (per Skype und vor Ort), Partner L'Oréal ist bei der Auswahl der Teilnehmer beteiligt. Insgesamt werden 20 bis 25 Teilnehmer zugelassen.
Dauer	Sechs Monate, 240 Unterrichtsstunden; Kombination aus Präsenz- und Fernunterricht sowie Praxisprojekten.
Module / Themen	**1** Einführung: Analyse des Beauty-Marktes, digitale Medien, Trends **2** Digitale und soziale Medien Grundwissen: Rolle, Effektivität Einsatz, Unterschiede **3** Digitale und soziale Medien Vertiefung: Publikum, Community Management, SEO, digitales Marketing **4** Marketing und digitale Kommunikation in Beauty: Visueller Journalismus, Inhaltsentwicklung, Bilderanimation, Videobearbeitung (Grundlagen) **5** Letzte Trainingsphase: Praxisphase, Anwendung des Gelernten in den sozialen Medien (Dauer ein bis zwei Monate)

Bei diesem Ausbildungsangebot liegt der Fokus ebenfalls auf Qualitätsinhalten und Einhaltung ethischer Standards, wobei der künftige Bedarf von Unternehmen berücksichtigt wird: „This is our social responsibility, we have to train people. And if one day a company will need trained and professional influencers, we will be the only ones to be able to provide them" (Salibian 2017: o.S.).

An der La Escuela de Negocios de la Cámara de Comercio de Sevilla (Business School der Handelskammer von Sevilla) gibt es einen Präsenz-Masterstudiengang für Blogger und Influencer, der danach strebt, „internationaler Maßstab für die Professionalisierung eines der gefragtesten Berufe des neuen 21. Jahrhunderts" (übersetzt von Masterinfluencerprofesional.com o.J.) zu sein.

Tabelle 4 Übersicht Inhalte des Masters für Social Media Influencer, professionelle Blogger oder Videoblogger an der (Quelle: En.camaradesevilla.com o.J.; Masterinfluencerprofesional.com o.J.)

Angebot	Máster técnico en social media influencer, professional blogger and videoblogger
Inhalte	Praxisnahes und aktuelles Programm, Praktika in Unternehmen, Erstellung eines eigenen Business-Projekts
Abschluss	Diploma/ Títolo Master
Zulassung	Graduierte Studierende
Dauer	November bis Juni, 500 Stunden
Module / Themen	**1** Die Zukunft ist heute: Kommunikation 3.0, die Netzwerkgesellschaft **2** Design und Erstellung von Inhalten: Schreiben für Blog, Video 2.0, professionelle digitale Fotografie, Fotobearbeitung **3** Soziale Medien: Facebook, Twitter, Instagram, YouTube, LinkedIn, Trends, Geldverdienen in sozialen Netzwerken, Inhaltsplanung in RRSS **4** Marketing und Online-Werbung: Marketingplan, Ziele und Positionierung, SEO, SEM, E-Mail-Marketing, Markenbotschafter, Blended Marketing, Inbound-Marketing **5** Management: Professionalisierung des Bloggers, Inhalte verkaufen, Google Analytics, E-Commerce, Markenidentität **6** Der Blogger als Unternehmer: Geschäftsplan, Steuerberatung für neue Technologien, Gesetze, Pflichte, Rechte im Internet, digitales Branding, Design und Verkauf von Projekten, Ressourcen **7** Professionelle Werkzeuge: CMS-Systeme, Computing (FTP, Server, Domänen) **8** Masterarbeit

Schwerpunktmäßig werden bei diesem Masterprogramm die aktuellen Bedürfnisse der Unternehmen hervorgehoben, die demnach Schwierigkeiten haben, Stellen im Zusammenhang mit digitalen Themen zu besetzen. Folgende Berufsmöglichkeiten sind nach dem Abschluss des Masters laut Angebot möglich: Professioneller Blogger/ Vlogger/ Social Media Influencer, Digitaler Projektmanager, Social-Media-Planer oder Markenbotschafter. (vgl. En.camaradesevilla.com o.J.)

In der Zusammenschau der drei Ausbildungsangebote zeigen sich die in Abbildung 7 dargestellten Gemeinsamkeiten in den Inhalten bzw. in der Kompetenzvermittlung. Bei den Abschlüssen handelt es sich meist um Teilnehmerzertifikate, die von den Akademien selbst ausgestellt werden. Diese sind nicht vergleichbar mit einer institutionalisierten Ausbildung oder einem Studium (staatlich/ staatlich-anerkannt), weisen aber auf die schulische oder auf praktischen Erfahrungen beruhende Vermittlung hin.

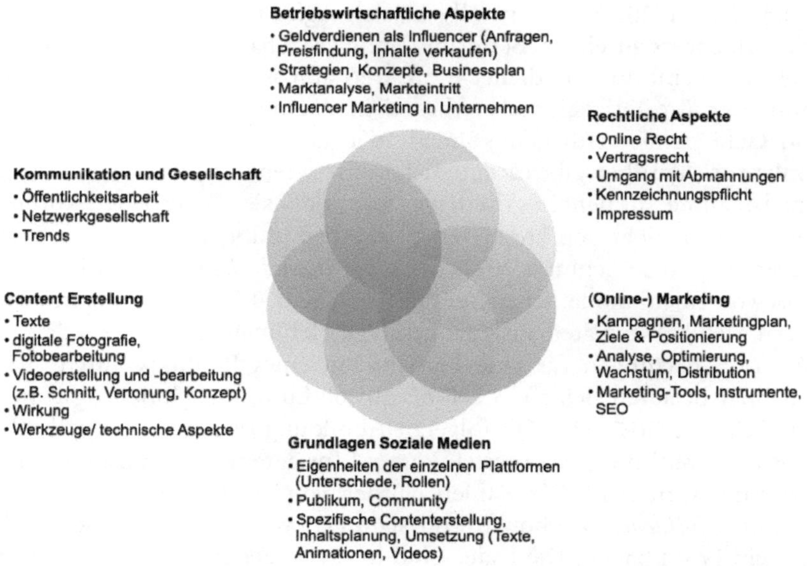

Abbildung 7 Zusammenfassung der in Ausbildungsangeboten für Influencer vermittelten Kompetenzen und behandelten Themen (eigene Darstellung)

Neben eben vorgestellten Angeboten zeigt sich ein weiterer Trend dahingehend, dass Unternehmen Influencer selbst aus- und weiterbilden. Die *OTTO Group* etwa bietet ihren Mitarbeitern ein internes Fortbildungsprogramm, über das sie sich zum Corporate Influencer ausbilden lassen können. Teilnehmer werden beispielsweise in der Social Media- und HR- Kommunikation geschult oder erhalten Präsentationstrainings. (vgl. Otto.de 2017) *Deichmann* bietet im Rahmen eines Influencer-Clubs Weiterbildungen und Workshops zur persönlichen und beruflichen Weiterentwicklung an. Club-Mitglieder können auch an Medienprojekten teilnehmen und das Netzwerk für einen regelmäßigen Austausch nutzen. (vgl. Presseportal.de 2018)

2.6.4 Zwischenfazit: Berufsbild und Professionalisierung

Influencer: Hobby oder Beruf? Die Frage lässt sich zunächst so beantworten: Beides ist möglich. Manche Influencer können von ihren Tätigkeiten leben, für andere sind sie ein Nebenjob oder schlichtweg eine Leidenschaft (vgl. indaHash 2017: 8). Generell lässt sich sagen, dass sich die Tätigkeit eines Influencers zu einem Berufsbild entwickelt hat und sich weiterzuentwickeln scheint. Ein deutlicher Indikator dafür ist auch die Tatsache, dass Influencer ihre Tätigkeiten dauerhaft (i.S.v. Arbeitskraft und -zeit) ausüben und Geld damit verdienen können. Wie hoch die Einkommensspanne konkret ist, darüber gibt es zahlreiche differierende Schätzungen. Vor allem bekannte Influencer geben meist an, dass sie davon leben können, nennen aber nicht den konkreten Betrag (vgl. Lübbert 2016: o.S.; Gerstmeyer 2017: o.S.; Schmidt 2017: o.S.). Bei *Bianca Heinicke* wird beispielsweise von einem monatlichen Verdienst von 50.000 Euro alleine durch ihre Social Media Aktivitäten ausgegangen (vgl. Heft.manager-magazin.de o.J.). Weitere Schätzungen für eine Präsentation eines Produkts durch einen YouTuber belaufen sich auf 5.000 bis 50.000 Euro, manchmal sogar mehr (vgl. Schmidt 2017: o.S.). Die folgende Abbildung zeigt den Durchschnittspreis (weltweit) pro gesponserten Post auf Instagram nach Anzahl der Follower im April 2017. Die Zahlen wurden von der Influencer Marketing Plattform *influence.co* erhoben und stammen von 2.885 Influencern, die dort ein Profil haben. Die Daten sind insofern jedoch mit Vorsicht zu interpretieren, als dass ihre Erhebung methodisch nicht nachvollziehbar ist.

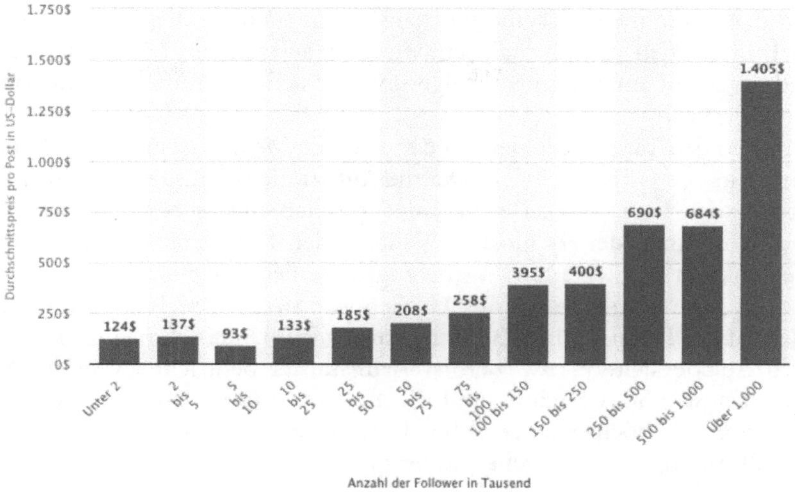

Abbildung 8 Durchschnittspreis weltweit pro gesponsertem Post auf Instagram im April 2017 in US-Dollar (Quelle: Statista.com 2018)

Häufig entwickelt sich die bezahlte Tätigkeit als Influencer aus einem unbezahlten Hobby heraus. Derzeit sind zwei Instrumente in der Unternehmenskommunikation sowie im Marketing vorherrschend, auf denen Geschäftsmodelle mit Influencern basieren:

- **Influencer Relations:** Nachhaltiges Beziehungsmanagement zwischen Unternehmen und Influencern. Zentrale Fragen: Glaubwürdigkeit des Influencers für die Zielgruppe, Passung des Influencers mit seiner Positionierung zu den Werten der Marke. Einsatz, wenn Unternehmen Influencer langfristig als Marken- oder Themenbotschafter an sich binden möchte. (vgl. fischerAppelt 2017: 4)
- **Influencer Marketing:** Kurzfristige, reichweitenstarke Promotion eines Produktes oder einer Botschaft. Reichweite und Authentizität eines Influencers werden genutzt, um Botschaften in der Zielgruppe zu platzieren. Hierbei handelt es sich um Werbung, die entsprechend zu kennzeichnen ist. (vgl. ebd.)

Der Zugang zu den sozialen Medien und den damit verbundenen Aktivitäten steht jedem offen. Damit stellt sich gleich die Frage: Wer ist Influencer, wer ist kein Influencer? Dies erinnert etwa an die Diskussion in der Journalismusforschung, wie journalistische Akteure von nicht-Journalisten abgegrenzt werden können. Tatsächlich sind auch hier die Grenzen fließender,

„weil sich im Internet mit den Bloggern Kommunikatoren etabliert haben, von denen die meisten keine Journalisten im traditionellen Sinn sind, jedoch Privilegien von Journalisten, wie Einladungen zu Pressekonferenzen und das Recht auf Zeugnisverweigerung, für sich beanspruchen" (Kepplinger 2011: 9f).

Neben den Tätigkeitsfeldern in den sozialen Medien ist auch eine Erweiterung in den Offline-Bereich oder die Aufnahme von Tätigkeiten in anderen Medien, wie beispielsweise im Fernsehen feststellbar. Hier werden neue Geschäftsfelder erschlossen. Während den Tätigkeiten in den sozialen Medien kein privilegierter Zugang zugrunde liegt, gibt es für diese Bereiche durchaus (marktbestimmte) Hürden, wie zum Beispiel die Anzahl und Qualität der Follower und Zusammenarbeit mit Unternehmen. Es können auch Aufstiegsleitern bzw. Berufsverlaufsmuster beobachtet werden: Auf der geringsten Stufe beginnt ein Influencer mit einer klassischen Werbekooperation, die höchste zu erreichende Stufe ist schließlich die eigene Marke (z.B. in Form eines eigenen Fitnessprogramms, das unter dem eigenen Namen bekannt ist). Ob diese Stufen als „typisch" klassifiziert werden können, bleibt fraglich – zu individuell scheint hier der jeweilige Verlauf zu sein. Ebenfalls ist unklar, ob ein Aufstieg durch etwaige Fort- oder Weiterbildungen erreicht werden kann.

Bei Qualifikationen und Kompetenzen können in erster Linie hohe digitale Kompetenzen und Aktivitäten in den sozialen Medien genannt werden. Diese sind aber nicht im Sinne eines klassischen Berufes dahingehend zu sehen, dass sie zur Wahrnehmung der Berufsposition befähigen (Beispiel: Ein Jurist benötigt rechtswissenschaftliche Qualifikationen, um die Berufsposition wahrnehmen zu können). Vielmehr sind sie das notwendige Handwerkszeug, um überhaupt in sozialen Medien aktiv sein zu können. Erhebungen zeigen, dass die Altersgruppen, welchen Influencer typischerweise zugeordnet werden, über die notwendigen Medienkompetenzen verfügen. Zudem scheint ein grundlegendes Interesse an einem Thema elementar für den Beginn der Aktivitäten in den sozialen Medien und für die Wissensbasis zu sein, die den Influencer schließlich als Experten auszeichnet. Verschiedene Studien weisen außerdem darauf hin, dass Influencer eher ein höheres Bildungsniveau haben. Konkret kann aber festgestellt werden, dass es – mit Ausnahme eines gewissen Know-Hows bzgl. sozialer Medien und technischen Aspekten – keine expliziten Qualifikationen gibt, die die Wahrnehmung der Berufsposition rechtfertigen.

Entsprechend gibt es auch keine Berufsausbildung, die in irgendeiner Form eine staatliche Reglementierung oder verbindliche und normierte Zulassungsvoraussetzungen erkennen lässt. Verschiedene erste Angebote vermitteln Kompetenzen für die Tätigkeit von Influencern. Schwerpunkte liegen in betriebswirtschaftlichen und rechtlichen Aspekten, im (Online-)Marketing, Grundlagen der sozialen Medien, der Content-Erstellung sowie in Themen wie Kommunikation und Gesellschaft. Auch hier ist festzuhalten, dass die Ausübung des Berufes nicht an den Erwerb dieser Kompetenzen gebunden ist. Zudem zeichnen sich bis dato keine einheitlichen Bildungszugänge, Regulierungen, Akkreditierungen oder weitere mit dem Bildungssystem verbundene Maßnahmen ab. Es handelt sich im Wesentlichen um Abschlüsse privater Träger. Auffallend ist dabei, dass alle eine Professionalisierung der Influencer-Branche anstreben (wobei hier auch im Wesentlichen das Influencer Marketing gemeint ist) und besonderen Fokus auf ethische Aspekte legen.

Insbesondere durch die Ausbildungsangebote zeigt sich eine deutliche Professionalisierungstendenz. Diese findet sich aber auch bei Hobby- wie Vollzeit-Influencern: Was beide gemeinsam haben, ist die Tatsache, dass sie ihre Aktivitäten sehr ernst nehmen. „They train to be professional, spend hours preparing the best content and engaging with their audiences“ (indaHash 2017: 8). Döring (2014a) argumentiert, dass selbstgemachte Amateur-Videos auf YouTube zunehmend solchen gewichen sind, die mit professioneller Ausstattung (z.B. gute Kameras, Studiobeleuchtung), aufwändigen Schnitten, Nachvertonung und mit Spezialeffekten produziert werden (vgl. 24). Am Beispiel des Kanals von YouTuber *Sami Slimani* (HerrTutorial, 1.651.720 Abonnenten, Stand 13.02.2018) lässt sich das exemplarisch dargestellen:

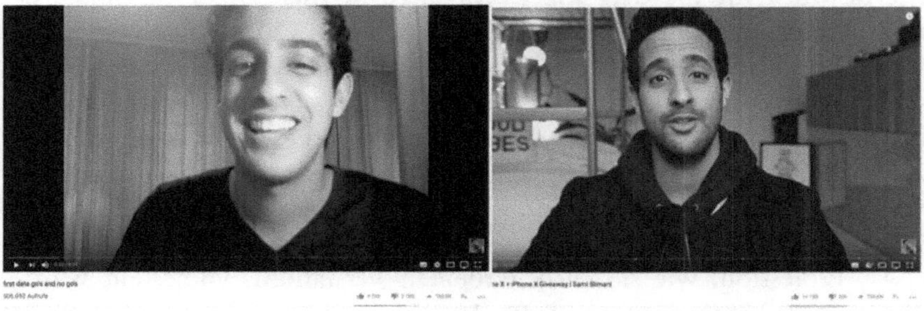

Abbildung 9 Professionalisierung auf YouTube: Vergleich Videos vom 08.03.2009 und 19.11.2017 Account Sami Slimani/HerrTutorial (Quelle: Screenshots von youtube.com/user/HerrTutorial)

Auch auf Instagram lässt sich eine solche Entwicklung beobachten, wie das folgende Beispiel von *Caroline Einhoff* (caro_e_, 1,1 Millionen Abonnenten, Stand 13.02.2018) vom einfachen Urlaubsfoto bis hin zum professionell bearbeiteten Bild zeigt:

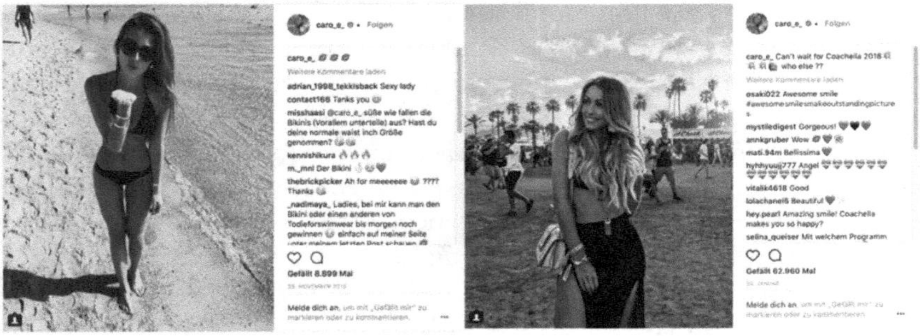

Abbildung 10 Professionalisierung auf Instagram: Vergleich Posts vom 23.11.2015 und 25.01.2018 Account Caroline Einhoff/caro_e_ (Quelle: Screenshots von instagram.com/caro_e_)

Weitere Tendenzen in Richtung Professionalisierung zeichnen sich auch durch die Gründung des Bundesverbandes Influencer Marketing e.V. (BVIM) ab. Dessen Ziel ist es, „Unternehmen, Agenturen und Influencer, Blogger sowie Content-Creator zu gleichen Teilen zu vertreten" (BVIM 2018). Weiter heißt es, dass „Vorschläge sowie Handlungsempfehlungen [erarbeitet werden] welche die Professionalisierung der Branche fördert" (ebd.). Auch der starke Anstieg von Plattformen und Influencer-Agenturen ist Ausdruck für die derzeitigen Vorgänge in Richtung Professionalisierung: Waren es 2015 noch 190, sind es 2017 schon 420 (vgl. Influencermarketinghub.com 2017). Mit Blick auf die Thematik Kennzeichnungspflicht scheint ebenfalls eine zunehmende Regulierung stattzufinden. Zum einen in Form von Tools, die soziale Medien selbst in diesem Kontext anbieten. Zum anderen liefern erste Gerichtsurteile – allen voraus das sogenannte *Rossmann-Urteil* – und Leitlinien, wie die der Landesmedienanstalten, wegweisende Hilfestellungen.

Als Profession, wie sie nach aktuellem Verständnis vorgestellt wurde, kann ein Influencer aufgrund der Tatsache, dass es sich um einen nichtakademischen Beruf handelt, nicht verstanden werden. Allenfalls könnte Influencer Marketing als Teildisziplin von Marketing und damit der Betriebswirtschaft eingeordnet werden, was eine wissenschaftliche Fundierung argumentieren würde. Zusammenfassend betrachtet steckt aber auch diese Disziplin erst in ihren Anfängen.

Trotz dieser verschiedensten ersten Erkenntnisse bleiben weitere Fragen offen, die neben der Klärung eines einheitlichen Verständnisses von Influencern auch die thematisierten Debatten hinsichtlich Qualität, Ethik und Verantwortung betreffen. Auch mit Blick auf das Berufsbild fehlen vertiefte Informationen, die etwa die Frage nach der Notwendigkeit einer Ausbildung, von Fähigkeiten oder anderen Qualifikationen vertieft klären können. Aus diesem Grund werden im folgenden Kapitel Influencer selbst befragt, wie sie ihre Rolle sehen und wie sie über die thematisierten Aspekte denken. Zudem sollen breite Einblicke in ihren Alltag und Tätigkeiten gewonnen werden.

3 Rollenselbstverständnis von Influencern

Wie Influencer sich selbst sehen, ihre Rolle und damit verbundene Aspekte wahrnehmen, oder wie sie zu zentralen Themen stehen, darüber gibt es, wie vorangehend dargelegt, nur wenige wissenschaftliche Erkenntnisse. Auch die Fragen nach Tätigkeiten, Handlungsroutinen und notwendigen Kompetenzen bzw. Qualifikationen waren bislang kaum Gegenstand wissenschaftlicher Forschung. Andere Faktoren, wie beispielsweise das Thema Schleichwerbung und dessen ethische Bedeutung befinden sich zwar, wie aufgezeigt, in einem wegweisenden Diskurs, jedoch ist auch hier eine wissenschaftliche Lücke bzgl. der Einstellungen von Influencern zu verzeichnen. Dieses Kapitel hat daher den Anspruch, diese essenziellen Kontexte aus Sicht der Kommunikatorforschung heraus zu analysieren. Der zugrundeliegende Fokus kann im Begriff des Rollenselbstverständnisses zusammengefasst werden:

> „Der Begriff der ‚Rolle' stammt aus der Soziologie und bezeichnet dort die Gesamtheit von Erwartungen, die andere Personen an den Inhaber einer sozialen Position stellen. Als ‚Position gilt der Ort, den ein Mensch in sozialen Beziehungen einnimmt. Das Rollenselbstverständnis bilden dann jene Erwartungen, die sich die Inhaber dieser Rollen aneignen und die bei ihnen zu bestimmten regelmäßigen Einstellungen und Verhaltensweisen führen." (Donsbach 2018: 415)

Im Folgenden wird zunächst auf die Methodik des Kapitels eingegangen (3.1), ehe im Punkt 3.2 die Ergebnisse der qualitativen Untersuchung vorgestellt werden.

3.1 Methodik

Resultierend aus der bereits geschilderten Quellenlage (vgl. Punkt 2.1) liegt diesem Kapitel eine Vorgehensweise zugrunde, bei der Informationen in qualitativen Interviews erhoben und mit bereits vorhandenen Erkenntnissen – sofern verfügbar – ergänzt werden. Diese Kombination aus methodischen Zugängen einerseits und unterschiedlichen Perspektiven respektive Quellen (subjektive Äußerungen, objektive Quellen, Studien) andererseits, wird als *Triangulation* verstanden (vgl. Flick 2011: 11f). Vorteile dieser

Herangehensweise sind, dass Schwächen einer Methode durch eine andere ausgeglichen sowie Ergebnisse verschiedener Datenquellen herangezogen und miteinander verglichen werden können (vgl. Gläser/Laudel 2010: 105; Mayring 2016: 148).

3.1.1 Untersuchungsdesign

Aufgrund der explorativ geprägten Forschungssituation wurde für die Untersuchung der eigenen Sichtweisen und Rollen von Influencern die Methodik der qualitativen Leitfadeninterviews[10] ausgewählt. Diesen liegt das Interesse eines tiefergehenden Verstehens der Lebenswelt des Befragten zugrunde, wobei sich der Zugang zu diesem durch eine Kommunikationssituation ergibt (vgl. Helfferich 2011: 23f). Im Gespräch wird ein Leitfaden verwendet, welcher der Steuerung und Strukturierung dient, zudem erhält man durch seinen konsequenten Einsatz weitgehend vergleichbare Daten (vgl. Misoch 2015: 65; Mayer 2013: 37). Für die vorliegende Untersuchungssituation wurde ein halbstandardisierter Leitfaden konstruiert, der aus offen formulierten Haupt- und Nachfragen besteht, mit dem Ziel, vertiefte Informationen zu erhalten (vgl. Anhang: XXXVII). Generell besteht bei diesem Strukturierungsgrad keine Verbindlichkeit bei der Reihenfolge der Fragen um situationsspezifisch und flexibel reagieren zu können. Die Befragten sollen frei und in ihren eigenen Worten antworten, zudem hat der Interviewer die Möglichkeit, Fragen auf Antworten ggf. entsprechend anzupassen. (vgl. Döring/Bortz 2016: 372) Jedes Interview wurde auf Basis der Vorlage von Misoch (2015) aufgebaut und strukturiert (vgl. 68):

(1) **Informationsphase**
Einführung: Dank für die Teilnahme; Information über Studie; Einverständnis zur Audioaufnahme und späteren Zitation; Information über spätere Löschung der Audioaufnahmen; Zusicherung der Anonymität; Klärung offener Fragen

(2) **Aufwärm- und Einstiegsphase (Warm-Up)**
Erhebung demographischer Daten und Kontextinformationen: Alter; Geschlecht; aktueller beruflicher Status; höchster Bildungsstand; Präsenz auf sozialen Medien; Hauptkanal/ Hauptplattform und Follower-Zahl; Beginn Social Media Tätigkeiten; Einordnung Content in Fachbereich/ Branche

---

10 Quellenangaben mit dem Kürzel „L_Name 2018" stammen aus diesen Leitfadeninterviews.

(3) **Hauptphase**
Gespräch entlang der Haupt- und Nachfragen des Leitfadens
(4) **Ausklang- und Abschlussphase**
Abschluss: Dank für das Gespräch; Klärung offener Fragen

Die in der Interview-Situation generierten Erzählungen und Aussagen wurden durch Audioaufnahmen festgehalten, im Anschluss wörtlich in ein normales Schriftdeutsch (ohne Bereinigung von Satzbaufehlern, mit Bereinigung von Dialekt) transkribiert und somit Textgrundlagen für eine inhaltsanalytische Auswertung erzeugt. Diese basiert auf einem Kategoriesystem (vgl. Anhang: XL).

Insgesamt wurden zehn Interviews im Zeitraum vom 24. Februar 2018 bis 25. März 2018 geführt. Die Dauer betrug pro Gespräch zwischen 25 und 45 Minuten. Die Gespräche fanden dabei entweder in einer persönlichen Face-to-Face-Situation, telefonisch oder über Skype statt.

3.1.2 Ausgewählte Untersuchungskontexte und Fragestellungen

Um eine möglichst allgemeine und breite Basis über Influencern zu erhalten, wurde das Thema in der folgenden Untersuchung noch nicht eingeschränkt, d.h. das Forschungsfeld der Gesundheitskommunikation wird hier noch nicht berücksichtigt. In jedem Interview wurden, neben soziodemographischen Daten und Kontextinformationen, sechs Untersuchungskontexte abgefragt. Diesen liegen folgende Fragestellungen zugrunde, die auf Basis der in Kapitel 2 gewonnenen Erkenntnisse erarbeitet wurden und u.a. die dort aufgezeigten Forschungslücken thematisieren:

(1) Kontext: Verständnis der eigenen Rolle

- Sehen Influencer ihre Tätigkeiten als Hobby oder Beruf und wie bezeichnen sie sich selbst?
- Wie schätzen sie das Fremdbild der Follower von ihnen ein?
- In welche professionellen Bereiche ordnen sie ihre Tätigkeiten am ehesten ein und sehen sie eine gesellschaftliche Aufgabe darin?

(2) Kontext: Kompetenzen und Fähigkeiten

- Welche Eigenschaften und Kompetenzen charakterisieren einen Influencer bzw. sind notwendig für die Ausübung der Tätigkeiten?
- Warum haben Influencer mit ihren Tätigkeiten begonnen und wie schätzen sie ihren Professionalisierungsgrad ein?
- Woher kommt das themenspezifische Wissen?

(3) Kontext: Absichten und Ansprüche
- Welche Absichten verfolgen Influencer mit ihren Tätigkeiten?
- Was bedeutet inhaltliche Qualität für Influencer?
- Welche qualitativen Ansprüche haben sie?

(4) Kontext: Strategien und Konzepte
- Liegt ihren Tätigkeiten eine Strategie oder ein Konzept zugrunde?
- Sehen sich Influencer selbst als Marke?

(5) Kontext: Tätigkeiten und Handlungsroutinen
- Wie viel Zeit wenden Influencer für welche Tätigkeiten auf?
- Welche Tätigkeiten sind zentral und häufig?
- Was ist Influencern bei Kooperationen mit Unternehmen wichtig?

(6) Kontext: Ethik und Verantwortung
- Wie gehen Influencer mit dem Thema Verantwortung gegenüber ihren Followern um?
- Was bedeutet Ethik für Influencer im Zusammenhang mit ihren Tätigkeiten?

Der zentrale Erkenntnisgewinn aller Forschungsfragen und Kontexte lag dabei in den jeweiligen persönlichen Meinungen und Aussagen.

3.1.3 Auswahlkriterien und Rekrutierung der Studienteilnehmer

Bei der Rekrutierung der Studienteilnehmer wurde ein ausgewogenes Verhältnis der Befragten hinsichtlich des Geschlechts und Follower-Zahlen angestrebt. Grundlegend wurde hierfür die in Punkt 2.4 vorgestellte Kategorisierung nach Micro-, Macro- und Mega-Influencern herangezogen. Da sich die zugewiesenen Zahlen in den Kategorien teilweise überschneiden, wurden jeweils die am häufigsten genannten bzw. der Querschnitt daraus verwendet. Somit ergibt sich folgende Einteilung:

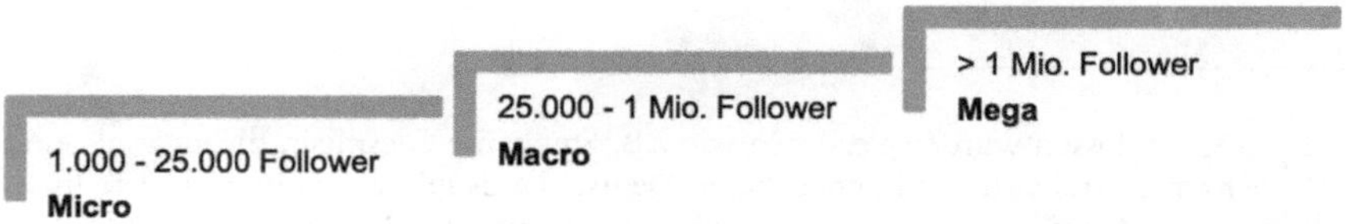

Abbildung 11 Einteilung nach Micro-, Macro- und Mega-Influencer nach Followerzahlen (eigene Darstellung)

Auf Basis dieser Einteilung wurden in einem gleichen Verhältnis Micro-, Macro- und Mega- Influencer kontaktiert, die folgende Auswahlkriterien erfüllten:

- Die Person hat ausschließlich durch ihre Tätigkeiten in den sozialen Medien eine bestimmte Anzahl an Followern erreicht[11].
- Die Anzahl der Follower beträgt mindestens 1.000 (ab hier gilt die Person als Micro-Influencer).
- Der Fokus liegt auf deutschsprachigen Influencern[12].

Für die Rekrutierung wurde ein Schneeballsystem angewendet. Hierzu „werden Personen, die man kennt, gefragt, ob sie Personen kennen, die bestimmte Kriterien für die Interviewteilnahme erfüllen, oder ob sie Personen kennen, die wiederum Personen kennen etc." (Helfferich 2011: 176). Dies erfolgte im Wesentlichen über soziale Medien. Zudem wurden Influencer nach dem Zufallsprinzip direkt angeschrieben. Die Anfrage erfolgte unabhängig von der thematischen Ausrichtung und Plattform-Nutzung. Insgesamt wurden so 126 Personen via E-Mail oder Messenger-Funktion der jeweiligen Social Media Plattform kontaktiert, ob sie Interesse an einer Interviewteilnahme hätten.

Als größte Hürde bei der Auswahl des methodischen Instruments wurde vorab die Antwortbereitschaft von Influencern zu bestimmten Themen gesehen. Dies resultiert vor allem daraus, dass bisherige Forschungen das Thema Marketing und damit im Wesentlichen monetäre Aspekte fokussieren. Verschiedene publizistische Interviews weisen darauf hin, dass Influencer diese Themen nicht offen darlegen möchten (vgl. Punkt 2.6.4). Um diese Problematik zu umgehen, enthielt die Interview-Anfrage den Hinweis, dass derartige Punkte nicht behandelt werden. Zum anderen erhielten die Influencer die Zusicherung, dass die Teilnahme vollständig anonym[13] ist, Aussagen streng vertraulich behandelt werden sowie exklusiv wissenschaftlichen Zwecken dienen.

11 Ausgeschlossen wurden Personen wie z.B. Stephanie Giesinger, die zwar als eine der einflussreichsten Influencerinnen Deutschlands gilt, aber durch ihre Teilnahme bei „Germanys Next Topmodel" bekannt wurde. In einem derartigen Fall kann nicht nachvollzogen werden, ob die Follower-Zahlen ausschließlich aufgrund der Tätigkeiten in den sozialen Medien erlangt wurden.

12 Der Influencer muss dabei aber kein Deutscher sein – er kann auch aus anderen deutschsprachigen Ländern kommen, wie z.B. Österreich.

13 So wurden etwa auch in den Transkripten der Interviews z.B. Orts- oder Markennamen, die einen direkten Rückschluss auf den Influencer ermöglichen, anonymisiert.

Von den 126 kontaktierten Personen antworteten 25 auf die Interview-Anfrage. In manchen Fällen erfolgte direkt eine Zusage, in anderen Rückmeldungen wurden die Fragen im Vorfeld angefordert oder es wurde mitgeteilt, dass nur sehr wenig Zeit verfügbar sei. Da die methodische Grundlage der qualitativen Interviews jedoch auf spontanen Antworten beruht, wurden im Vorfeld keine Fragen des Leitfadens herausgegeben. Stattdessen wurden entweder die Themenbereiche kurz erläutert oder explizit darauf hingewiesen, dass Fragen nicht beantwortet werden müssen, wenn dies nicht gewollt oder gewünscht ist. In wenigen Fällen stellte das Management des jeweiligen Influencers die Herausgabe der Fragen als Bedingung der Interviewteilnahme. Doch auch das wurde wegen möglicher Antwortverzerrungen oder -verfälschungen durch eine entsprechende Vorbereitung abgelehnt. Der Zeitproblematik wurde mit der Option begegnet, das Interview telefonisch oder über Skype zu führen, sodass ein Gespräch auch spontan möglich wäre, wenn sich im Alltag ein Zeitfenster ergibt. Bortz und Döring (2016) weisen darauf hin, dass „Leitfadeninterviews telefonisch ohne nennenswerten Qualitätsverlust möglich sind" (375), wobei systematische Methodenstudien bis dato noch weitgehend ausstehen (vgl. ebd.).

Insgesamt konnten so zunächst 15 Interview-Zusagen von Micro- und Macro-Influencern generiert werden, von denen sich fünf Personen nach der Zusage nicht mehr meldeten, auf Anfragen nicht mehr reagierten oder zum vereinbarten Zeitpunkt nicht erreichbar waren bzw. nicht erschienen. Überwiegende Gründe für Absagen waren meist die fehlende Zeit oder der Hinweis, dass sie täglich viele Anfragen für derartige wissenschaftliche Arbeiten erhalten würden und diese deshalb etwa aus Fairnessgründen generell ablehnen. Aus den Reihen der Mega-Influencer gab es kaum eine Rückmeldung auf Interview-Anfragen – und wenn, dann nur unter der geschilderten Bedingung des Managements, Fragen vorab sichten zu können.

3.1.4 Übersicht Studienteilnehmer

Die für die Interviews zustandegekommene Stichprobe besteht aus zehn Teilnehmern, davon sechs Micro- und vier Macro-Influencer. Die Zuteilung der Befragten erfolgte jeweils über die Follower-Zahl auf dem von ihnen angegebenen Hauptkanal. Das angestrebte Gleichgewicht bzgl. der Geschlechterverteilung konnte erreicht werden.

Im Falle der **Micro-Influencer** wird die Tätigkeit in den sozialen Medien überwiegend als nebenberufliche Tätigkeit oder als Hobby ausgeübt.

Die Mehrheit der Befragten verfügt über ein abgeschlossenes Hochschulstudium (Bachelor oder Master). Dominierende soziale Medien, auf denen die Befragten aktiv sind, sind neben Instagram jeweils der eigene Blog sowie Facebook. Der Hauptkanal, also der am aktivsten genutzte und für die Befragten relevanteste, ist jedoch Instagram. Der Beginn der Tätigkeit in den sozialen Medien liegt bei der Mehrzahl der Befragten im Zeitraum der letzten vier Jahre. Die Inhalte sind überwiegend von Lifestyle-Themen geprägt.

Tabelle 5 Übersicht Studienteilnehmer: Micro- (*) und Macro- (**)Influencer

Name[14]	**Beruflicher Status**	**Höchster Bildungsstand**	**Soziale Medien**	**Hauptkanal mit Anzahl Follower zum Zeitpunkt des Interviews**	**Beginn der Tätigkeit in sozialen Medien**	**Fachbereich/ Branche**
W25 *	Influencer = hauptberuflich / Studentin	Hochschulabschluss (Bachelor)	Blog, Facebook, YouTube, Instagram, Twitter, Pinterest	Blog Instagram: 15.000	2009 Blog 2011 Instagram	Fashion, Travel, Lifestyle
W28a*	Freiberufliche Social Media Managerin / Influencer = nebenberuflich	Hochschulabschluss (Master)	Instagram	Instagram: 10.300	2014	Lifestyle (Interieur, Food, Mode)
W30[15] *	Journalistin / Influencer = Hobby	Hochschulabschluss (Master)	Instagram, Facebook	Facebook: 4.635	2013	Sport, Unterhaltung
M20 *	Student / Influencer = nebenberuflich	Hochschulreife	Blog, Instagram	Instagram: 4.134	2016	Ernährung, Fitness, Lifestyle

14 Setzt sich zusammen aus Geschlecht und Alter des Befragten (zur Gewährleistung der Anonymität.)

15 Besonderheit bei W30: Die Social Media Figur, die W30 verkörpert, wurde in Zusammenarbeit mit einem Unternehmen entwickelt und für dessen Reichweite genutzt.

Name[14]	Beruflicher Status	Höchster Bildungsstand	Soziale Medien	Hauptkanal mit Anzahl Follower zum Zeitpunkt des Interviews	Beginn der Tätigkeit in sozialen Medien	Fachbereich/ Branche
M27 *	Physiotherapeut / Influencer = nebenberuflich	Mittlere Reife	Blog, Instagram	Instagram: 23.400	2017	Fitness, Gesundheit
M28b *	Finanzverwalter / Influencer = Hobby	Hochschulabschluss (Bachelor)	Instagram, Facebook	Instagram: 14.500	2016	Mode
W23 **	Influencer = hauptberuflich	Hochschulabschluss (Bachelor)	Blog, Facebook, YouTube, Instagram, Twitter	Blog Instagram: 89.900	2010	Lifestyle (persönlicher Blog, private Themen, Mode, Travel, Sex, Intimität, Gesundheit)
W28b**	Influencer = hauptberuflich	Hochschulabschluss (Bachelor)	Blog, Facebook, YouTube, Instagram, Twitter, Google+	Instagram: 91.200	2014	Lifestyle, Fitness
M28a **	App-Designer / Influencer = nebenberuflich	Hochschulabschluss (Bachelor)	Blog, Facebook, YouTube, Instagram, Twitter	Instagram: 37.200	2016	Travel, Outdoor
M31[16] **	Journalist / Influencer = nebenberuflich	Hochschulabschluss (Bachelor)	Facebook, YouTube, Instagram, Twitter, Snapchat	YouTube: 540.850	2012	Politik, Gesellschaft

Bei den **Macro-Influencern** wird die Tätigkeit ebenfalls nebenberuflich ausgeübt, aber genauso häufig als Hauptberuf. Die Befragten verfügen alle über ein abgeschlossenes Hochschulstudium (Bachelor oder Master). Im Vergleich zur Gruppe der Micro-Influencer sind die befragten Macro-Influ-

16 Besonderheit bei M31: Die Social Media Angebote gehören inzwischen zu einem öffentlich-rechtlichen Anbieter. Mit den Aktivitäten begonnen hat er aber selbständig und betreibt die Kanäle auch jetzt mit – nach eigenen Angaben – wenigen Unterschieden.

encer häufiger auf einer größeren Anzahl sozialer Medien vertreten. Die Mehrheit verfügt über einen eigenen Blog, daneben sind sie auf den großen Plattformen wie Facebook, YouTube, Instagram und Twitter aktiv. Instagram aber wird auch hier von den meisten als Hauptkanal genannt. Der Beginn der Tätigkeit liegt zum Teil acht bis fünf Jahre zurück, zum Teil erst vier bis zwei Jahre. Der Content ist vielfältig und reicht von Lifestyle-Themen über Travel und Outdoor bis hin zu Politik und Geschichte.

Zusammenfassend zeigt sich, wie schon bei den im vorangegangenen Kapitel vorgestellten Tätigkeitsfeldern (vgl. Punkt 2.6.1), dass Instagram nicht nur die von allen Befragten genutzte Plattform ist, sondern auch gleichzeitig von den meisten als Hauptkanal angegeben wird (siehe Abbildung 12).

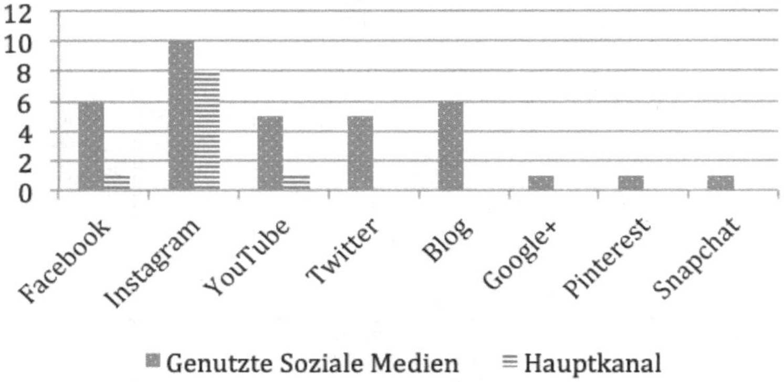

Abbildung 12 Soziale Medien, die von den Befragten genutzt werden und die sie als Hauptkanal angeben (eigene Darstellung)

3.2 Ergebnisse

Im Folgenden werden die Ergebnisse der qualitativen Interviews dargelegt und mit weiteren bereits vorhandenen Ergebnissen ergänzt, sofern diese vorliegen.

3.2.1 Verständnis der eigenen Rolle

Die folgenden Punkte legen die Erkenntnisse dar, wie Influencer sich selbst bezeichnen, wie sie ihren beruflichen Status wahrnehmen (Hobby vs. Beruf) und ob sie ihre Tätigkeit bzw. die Tätigkeit als Influencer generell als unabhängig einschätzen. Darüber hinaus werden das wahrgenommene Fremdbild der Follower sowie die Einschätzung hinsichtlich des eigenen Einflusses beschrieben. Abschließend wird dargelegt, in welche professionellen Bereiche sich Influencer am ehesten einordnen und ob sie eine gesellschaftliche Aufgabe in ihrer Tätigkeit sehen.

Begriff Influencer

Keiner der Befragten würde sich als Influencer bezeichnen. Einigen ist bewusst, dass sie diesem Terminus durch ihre Tätigkeiten zugeordnet werden, wie beispielsweise W28b: „Also ich weiß, dass ich natürlich darunter falle, aber für mich ist Influencer nicht der richtige Begriff" (L_W28b 2018: 1). Andere sehen sich und ihre Reichweite zu klein, um als Influencer bezeichnet zu werden (M28b, M27, W28a). Viele der Befragten stehen der Bezeichnung außerdem äußerst kritisch gegenüber: So reduziere sie Personen darauf, dass sie Einfluss auf andere nehmen (M31, M28a, W23), der Begriff sei zudem verrufen, weil er damit verbunden sei, jemand mache ein paar Bilder und kassiere dafür viel Geld (W28a). Manche sind der Meinung, der Begriff sei inzwischen negativ behaftet (M20, W28b, W23), wie das folgende Beispiel illustriert:

> „Also an sich habe ich kein Problem mit dem Begriff, aber wie er halt aktuell verwendet wird und mit welcher Konnotation er verwendet wird, das mag ich einfach nicht. Weil es ist immer mit so einem ‚uhh Influencer, die sind so dumm', also das schwingt immer mit, hab ich das Gefühl. Auch mit der aktuellen Medienberichterstattung und so weiter. Deswegen bin ich da so ein bisschen...ja, entweder man ist Blogger, YouTuber oder Instagramer. Und ich sag halt immer, der Konsument entscheidet, wer Influencer ist. Also du entscheidest selber, wer beeinflusst dich – solltest du zumindest selber entscheiden." (L_W23 2018: 3)

Befragte, die einen Blog betreiben, möchten als Blogger bezeichnet werden. Häufig betonen sie, dass Blogger für sie keine Influencer darstellen. „Ich glaube, wir Blogger sind auch so ein bisschen, was den Begriff Influencer betrifft, ein bisschen allergisch [...]. Aber man muss da aus unserer Sicht fast schon differenzieren, einfach weil Blogger haben halt einen ganz anderen Beruf" (L_W25 2018: 1). Blogger investieren demnach mehr Arbeit und Zeit in ihre Texte und Fotos als es Influencer tun. Influencer scheinen zudem plattformspezifisch assoziiert zu sein: „Also für mich ist ein Influencer ein Instagramer. Ein Blogger ist für mich kein Influencer“ (L_W28a 2018: 1). Andere selbstgewählte und präferierte Bezeichnungen der Befragten sind „Creator“ (M28a), „kleiner Werbeträger“ (W28a), Journalist(in) (W30, M31) sowie Instagramer (M28b).

Damit stehen die Ergebnisse im Widerspruch mit denen, die eine Untersuchung der Werbeagentur Jung von Matt, der Influencer-Marketing-Plattform Brandnew IO und des Social-Media-Software-Anbieters Facelift präsentiert. In dieser wurden 1.200 Personen, die durch ihre eigene Internetpräsenz bekannt wurden, gefragt, wie sie sich selbst sehen. Fast 90 Prozent der Befragten gaben an, sich selbst als Influencer zu sehen, weitere häufig genannte Bezeichnungen waren „Creator“ und „Photographer“. (vgl. Jung von Matt/Brandnew IO/Facelift 2018: 3)

Beruflicher Status

Ein Teil der Befragten (M20, W30, M28b) gibt an, dass ihre Tätigkeit in den sozialen Medien für sie ein Hobby darstellt. Dies vor allem aufgrund der Tatsache, dass sie kein Geld damit verdienen bzw. nur so wenig, dass es nicht ausreicht, um davon zu leben. Generell sehen sie Influencer aber als Beruf an. Auch die restlichen Befragten bezeichnen ihre Tätigkeit als Beruf und üben diesen entweder hauptberuflich (W23, W25, W28b) oder nebenberuflich (W28a, M27, M31, M28a) aus. Prinzipiell lässt sich aber feststellen, dass die Grenzen nicht trennscharf gezogen werden können, wie es bei anderen Nebenjobs der Fall ist. M28a gibt etwa an, dass sich die Tätigkeit mit seinem Hauptberuf vermischt, M27 spricht davon, dass sein Beruf sein Hobby ist. Damit decken sich die Ergebnisse mit den in Punkt 2.6.4 resümierten Schlussfolgerungen zur Frage, inwieweit Influencer eine Berufsgruppe darstellen.

Unabhängigkeit

Auch wenn sich die Mehrheit der Befragten grundsätzlich unabhängig sieht, so geben fast alle an, im Falle von Kooperationen mit Unternehmen abhängig zu sein bzw. den Beruf dann als abhängig einzuschätzen. Abhängigkeit bestehe demnach von Firmen oder PR-Agenturen (W23) etwa hinsichtlich der Bezahlung (W30, W23), Einschränkungen in der eigenen Meinung („Und die dürfen dann natürlich nichts Kritisches darüber sagen“ L_M31 2018: 1) oder sonstigen Anforderungen, die seitens der Kooperationspartner gestellt werden (M20). Eine gewisse Abhängigkeit bzw. Beeinflussung nehmen die Befragten seitens des Marktes, der Community und ihrer Follower wahr. Hier besteht einerseits die Auffassung, „man erntet, was man sät“ (L_W25 2018: 1), d.h. man kann selbst seinen Erfolg beeinflussen und ist deswegen relativ unabhängig. Andererseits ist der Geschmack und die Meinung der Follower ein weiteres Einflusskriterium, denn „man ist ja dahingehend beeinflusst, dass man genau beobachtet, wer die Leute sind, die einem folgen, was die machen, was die mögen“ (L_M28 2018: 2). Gänzlich unabhängig sieht beispielsweise W28b ihre Tätigkeit: „Weil ich das mache, was ich machen möchte, mir niemand vorschreibt, was ich mache und ich alleine entscheiden kann, was ich schreibe, was ich produziere, ob ich was produziere“ (L_W28b 2018: 1). Andere Influencer werden von einem Teil der Befragten als beeinflussend wahrgenommen, jedoch mehr als Inspiration oder Motivation (W25, W28b, W28a, M28b). Manche versuchen sich auch bewusst nicht von anderen beeinflussen zu lassen (M20, W23). Auch die Entwicklung der Plattformen selbst wird in diesem Kontext genannt: „[...] wie sich zum Beispiel Instagram entwickelt hat. Das hat natürlich extrem beeinflusst, wie ich als Blogger arbeite“ (L_W23 2018: 2).

Fremdbild Follower

In der vorliegenden Studie nennen die Influencer verschiedene Punkte zum Fremdbild, das ihre Follower ihrer Meinung nach über sie haben. Im Ergebnis zeichnen sich bei den Befragten Überschneidungen sowie abweichende Sichtweisen ab:

- Vorbild (W23, M31, M28a, M28b); Stilvorbild (W28a)
- UnterhalterIn (W30, M27)
- MotivatorIn (W30)
- FreundIn, Kumpel, große Schwester, großer Bruder, Vertraute/r (W23, W28b, W25, M20)
- Inspirationsquelle (W28b, M28b)
- Ansprechpartner für Fragen, jemand mit Expertise/ Ratschlägen (M27, W28b, M20)
- Star (M28a)
- Jemand, der Wissen weitergibt und auf dessen Meinung Personen Wert legen (M31)
- Authentisch, nahbar, offen für neue Sachen (M20)

Zum Teil erfolgt die Einschätzung sehr klar, wie bei M20: „Also auf jeden Fall ein Vorbild, definitiv. Das höre ich auch ganz oft und schreiben mir auch immer ganz viele [...]“ (L_M20 2018: 2). Zum anderen besteht auch im Fremdbild der Follower Unsicherheit, wie etwa bei W25: „Da muss ich ehrlich gestehen, dass ich da meine Rolle ein bisschen schwierig empfinde“ (L_W25 2018: 2). Oder bei M31: „Ich weiß gar nicht, ob die mich jetzt als Experten einstufen soll. Ich glaube nicht, dass die denken, ich weiß alles. Manche denken das vielleicht“ (L_M31 2018: 2).

Im Vergleich dazu waren 82 Prozent der Influencer (*N* = 2.285) einer weltweiten Befragung des Influencer-Netzwerks indaHash der Überzeugung, dass Menschen es bevorzugen, lieber echten Menschen zu folgen, als den klassischen Medien. Zudem war die Mehrheit (77%) der Meinung, dass sie dadurch in direkter Konkurrenz mit diesen stehen. (vgl. indaHash 2017: 9) In einer weiteren Untersuchung antworteten 70 Prozent der befragten Influencer (*N* = 1.200) auf die Frage, was Follower an ihrer Arbeit schätzen, dass sie authentisch seien, ehrlich, lustig, offen, gewillt und dass sie die Dinge so übermitteln, wie sie sie sehen. 50 Prozent glaubten außerdem, ihre Follower schätzen ihren Content aufgrund eines starken Interessensbezuges und durch die Nähe zu Marktentwicklungen. (vgl. Jung von Matt/Brandnew IO/Facelift 2018: 5) Die Studienautoren argumentieren: „Viele Influencer haben sich ihre Followerschaft über Jahre hinweg auf verschiedenen Kanälen aufgebaut und können ihre Communities sehr gut einschätzen“ (ebd.: 5). Aufgrund ihres kommerziellen Hintergrunds sind diese Ergebnisse jedoch quellenkritisch zu betrachten.

Einfluss auf Follower

Geht es um die Einschätzung, ob der Influencer Einfluss auf seine Follower hat oder ob sich diese mit ihm identifizieren, so ist die Mehrheit der Befragten der eindeutigen Meinung: Ja, das ist der Fall. M31 spricht in diesem Kontext auch das Thema Verantwortung an:

> „Da ist das Wort Influencer in dem Zusammenhang auch nicht ganz falsch. Indem man halt eine gewisse Reichweite hat und Leute sich das anschauen und da vielleicht auch ihr Wissen her beziehen oder ihre Meinung, ihre Orientierung. In dem Moment hat man natürlich einen gewissen Einfluss. Und das ist schon eine heikle Sache. Deswegen erzähle ich zum Beispiel auch niemals, wen ich wähle bei der Wahl. Weil ich mir vorstellen kann, dass dann einige Leute sagen, ‚ach den wähle ich auch, wenn der den wählt, dann kann der ja nicht so falsch sein.‘

> Und da hat man einen bestimmten Einfluss auf die Leute." (L_M31 2018: 2)

Lediglich M27 und M28b geben an, dies nur schwer einschätzen zu können und denken, dass es nur einen Teil ihrer Follower betreffe: „Ich glaube, es sind nicht so viele, die man da beeinflusst. Viele folgen einem auch, weil sie selber gefolgt werden wollen" (L_M28b 2018: 3). Insgesamt scheint diese Frage jedoch einfacher zu beantworten zu sein, da i.w.S. verschiedene Kennzahlen verfügbar sind: W30 erklärt, Nachrichten von Followern zu erhalten, die sich von ihrem Post haben motivieren lassen und aktiv geworden sind. W23 weist auf ein hohes Feedback hin, welches sie erhält, wenn es um Themen geht, die viele betreffen, wie z.B. Liebeskummer. M20 macht den Einfluss auf seine Follower an Klickzahlen fest sowie an genutzten Rabatt-Codes, die er empfohlen hat. M28a berichtet von Fan-Seiten, die Follower über ihn erstellen, ist aber auch der Meinung, dass die Reichweite eines Influencers eine Rolle spiele, inwieweit eine Einflussnahme möglich ist:

> „Und ich glaube tatsächlich, dass, Accounts oder Leute, die sich sehr intensiv mit der Community auseinandersetzen – was halt ab eine Million gar nicht mehr funktioniert – viel mehr erreichen können bei den Leuten, als dass man quasi komplett einfach nur kurz postet und eigentlich nichts mehr damit zu tun hat, weil der ganze Andrang, der dann bei der entsprechenden Größe kommt, gar nicht mehr zu handlen ist. Das schafft man gar nicht mehr. Und dann ist, glaube ich, eigentlich auch gar kein Bezug mehr zur Community da." (L_M28a 2018: 6)

Fachbezogene Einordnung der Social Media Tätigkeit

Müssten die Befragten ihre Tätigkeit in den sozialen Medien einem Bereich zuordnen, so fiele die Wahl überwiegend auf den Bereich Marketing, gefolgt vom Journalismus. Die Zuordnung, aber auch die Abgrenzung, wird im Wesentlichen durch Kooperationen begründet, z.B. im Fall von W28b: „Weil ich natürlich mit vielen Brands und vielen Marken zusammenarbeite und viele Produkte auch präsentiere und das an sich schon sehr viel Marketing auf meinen Seiten ist, wo ich quasi für Produkte werbe" (L_W28b 2018: 2). M27 hingegen erklärt: „Journalismus vielleicht eher. Weil ich mehr auf Texte gehe, die ich schreibe. Also ich bewerbe extrem selten Produkte, deswegen würde ich Marketing und PR eher nicht sagen“ (L_M27 2018: 3).

Abbildung 13 Fachbezogene Einordnung der Social Media Tätigkeit durch die befragten Influencer (eigene Darstellung)

Als weitere Begründungen werden die sozialen Medien per se hinzugezogen. So sei Instagram eine Selbstdarstellungsplattform, auf der man die eigene Person vermarkte (M28b), zudem handele es sich um keine Plattform für Journalisten, da mehr die Präsentation von Bildern und damit die Visualität im Mittelpunkt stehe (W28a). Grundlegend lässt sich dennoch feststellen, dass eine eindeutige Zuordnung bei den wenigsten der Befragten möglich ist, wie beispielsweise W25 erläutert:

> „Also wenn man’s jetzt nur für den Blog sieht, da hätte ich jetzt Journalismus gesagt, aber das Problem an Journalismus ist aber, dass ich ja jetzt nicht irgendwelche Themen irgendwie nachforsche und dann darüber irgendwie zum Beispiel eine Zusammenfassung schreibe, wie das in der Zeitung ist oder so mit Fakten, sondern dass das eher so ein Online-Tagebuch ist. Und das als Journalismus zu bezeichnen fände ich irgendwie nicht gut. Ich glaube, ich würde auf Marketing gehen. Weil am Ende ist das auch der Kern meines Berufes und ich vermarkte ja die Produkte der Firmen und deswegen würde ich Marketing wählen, ja.“ (L_W25 2018: 3)

Gesellschaftliche Aufgabe

Acht der zehn befragten Influencer geben an, in ihrer Tätigkeit eine gesellschaftliche Aufgabe zu sehen. Dies basiert vor allem auf dem Bewusstsein, dass man online für andere Personen präsent ist und eine große Anzahl mit seinen Inhalten erreicht. Die Äußerung von W25 kann hier stellvertretend für die vorherrschende Meinung angeführt werden: „Und da entstehen ja auch Diskussionen und so weiter. Und ich finde, das ist schon eine sehr wichtige Aufgabe, zumal man ja mit steigender Reichweite einen größeren Einfluss hat und da muss man auch aufpassen, was man schreibt“

(L_W25 2018: 3). Man habe eine Verantwortung für das, was man präsentiere, empfehle oder zeige – insbesondere jüngeren Followern gegenüber (W28b) und mit Blick auf Kooperationen, dass hier nur Produkte beworben werden, hinter denen man zu 100 Prozent stehe (W28a). Zudem befinde man sich in einer Position, in der man Meinung verbreiten könne, z.B. hinsichtlich politischer oder sozialer Themen (M20). Ein Teil der Befragten sieht sich in einer Bildungsfunktion (W25, M28a, M31). So möchte etwa M28a vor allem jüngeren Followern Alternativen zu Studium oder Ausbildung aufzeigen und sie dabei unterstützen. W25 weist auf die Kritikfunktion hin, die man bezüglich kritischer Themen einnehmen kann. Auch W23 führt an, dass sie auf ihrem Blog gesellschaftliche Themen bespricht: „Es geht auch mal um Geld, Freundschaften, Beruf, Ausbildung, Entwicklungshilfe – also es gibt halt keine Tabus“ (L_W23 2018: 2).

3.2.2 Kompetenzen und Fähigkeiten

Das vorangegangene Kapitel zeigt eine Forschungslücke hinsichtlich konkreter Kompetenzen und Fähigkeiten von Influencern. Daher wurden in der qualitativen Befragung verschiedene Kriterien dieses Themenkomplexes miteinbezogen. Die folgenden Punkte verdeutlichen, welche Eigenschaften ein Influencer aus Sicht der Befragten haben sollte, warum sie mit ihrer Tätigkeit in den sozialen Medien begonnen haben und welche Schwierigkeiten damit verbunden waren bzw. was ihnen zu Beginn vergleichsweise leicht gefallen ist. Auch das Thema Professionalisierung wird noch einmal dahingehend aufgegriffen, inwiefern die Befragten selbst einschätzen, ob sie professioneller geworden sind bzw. ob sie im Laufe der Zeit Qualifikationen und Kompetenzen dazugewonnen haben. Abschließend wird in Anlehnung an die in Kapitel 2 aufgeführten Definitionen, welche Influencern einen guten Wissensstand in ihren jeweiligen Bereichen zuschreiben, dargelegt, woher diese ihr themenspezifisches Wissen haben.

Eigenschaften

Aus Sicht der Befragten sollte ein Influencer vor allem authentisch sein und ‚sein Ding' machen (M28a, M28b, M20, W28b). Er sollte eine Persönlichkeit haben, mit der er sich vom Rest abhebt – vor allem in Verbindung mit der eigenen Meinung bzw. einem eigenen Standpunkt (W23, M28b,

W25, W30, W28a). Dies scheint im Vergleich zu anderen Kenntnissen gewichtiger zu sein: „Weil die beste Technik und der ausgefeilteste Schnitt nützt nichts, wenn jemand total blass ist und nichts zu erzählen hat und man merkt ihm an, der macht das nur, damit er ein paar Euros mit nach Hause nehmen kann" (L_M31 2018: 5f). Darüber hinaus ist die Hälfte der Befragten der Meinung, dass man über ein gewisses Verantwortungsbewusstsein verfügen und selbstreflektiert sein sollte sowie sich Gedanken über seinen Content und sein Tun machen müsste (M28a, W23, M27, M28b, M31).

> „Und da sollte man schon selbst ein bisschen drüber nachdenken und sich selbst bewusst sein, was das eigentlich ist: Dass das online ist, dass das nicht für die Ewigkeit ist, dass das alles irgendwo ein bisschen oberflächlich ist, dem sollte man sich schon bewusst sein. Deswegen sollte man schon ein bisschen selbstreflektiert sein. Ich denke, dass da viele so ein bisschen den Boden verlieren." (L_M27 2018: 3)

Wenn man professioneller werden möchte bzw. je nach Intention seiner Tätigkeit, sollte man sich mit Fotografie, dem entsprechenden Equipment, Bildbearbeitungsprogrammen oder Videoschnitt beschäftigen (M28a, W25, M31, M20). „Weil die Leute mittlerweile eine gewisse Qualität gewohnt sind und man die auch mindestens zum Anfang mal haben sollte, wenn es eine gute Handykamera ist oder am besten gleich eine Kamera" (L_M20 2018: 3). Generell ist die Mehrheit der Befragten jedoch der Meinung, dass keine Ausbildung oder besonderen technischen Kenntnisse notwendig seien und meist ein „vernünftiges Handy mit einer vernünftigen Kamera" (L_W28b 2018: 4) ausreiche – zudem könne sich jeder als Influencer (oder als einen der inbegriffenen Termini) betiteln: „Also man braucht ja tatsächlich leider keine Ausbildung. Aber im Journalismus ist das ja dasselbe in Deutschland. Da kann sich auch jeder Journalist nennen, also kann sich auch jeder Blogger nennen" (L_W23 2018: 3).

Die Befragten geben an, sich relevantes Know-How über *learning by doing* angeeignet zu haben und man Kenntnisse über die Zeit hinweg erlernt bzw. viele Tools und Plattformen ohnehin selbsterklärend sind (M28a, W23, M27, W25, M31, W28a). Auch hier scheint die Persönlichkeit wieder im Vordergrund zu stehen: „Ich glaube nicht, dass man das studieren kann und dann macht man das. Der eine ist dafür gemacht, der andere halt nicht" (L_M27 2018: 4). Weitere genannte Merkmale sind Ausdauer, Geduld, Fleiß (W23, M31), Charisma und Ehrlichkeit (M28b), Offenheit, Kreativität und gute Ideen (M27, M31), Vielseitigkeit und Kenntnisse über die Werbeszene (M28b), Rechtschreibung und gute Sprachkenntnisse

(W25, W28b), Kontinuität und Aktivität (M20, W25), ein gutes Auge, guter Geschmack, Trendbewusstsein sowie Kenntnisse über Plattformen (W28a). Zudem sollte man nicht schüchtern sein, mit Aufmerksamkeit zurechtkommen und Kritik abkönnen (W25). Auch das Thema Aussehen scheint eine Rolle zu spielen: „Aber am Ende ist es ja so, dass es eben so ist, dass attraktive Menschen – augenscheinlich oder objektiv betrachtet – da halt dann einfach auch besser ankommen" (L_W25 2018: 5).

Motivation

Warum beginnen Personen, Inhalte in den sozialen Medien zu posten? Die Gründe und Motivationen dafür scheinen vielfältig zu sein. Wiederkehrend in den Antworten der Befragten ist, dass viele aus Spaß oder Zufall damit begonnen haben – angespornt durch das Freundesumfeld, andere Influencer oder durch die Tatsache, dass man online (positives) Feedback erhalten habe (W25, M20, M31, M28b, W28a, W23).

> „Und das ist dann so ein Motivationsanschub, dass die Leute das cool finden, was du machst, also fütterst du sie mit mehr, dass das noch positiver wird. Also das ist bei mir so eine Spirale, die so losgetreten wird, sage ich mal. Dass man dann irgendwie... also das ist schon so eine Befriedigung finde ich, wenn du ganz viele Likes bekommst für ein Foto. Und dann willst du schon auch irgendwie immer besser werden. Also so empfinde ich das und so ist das für mich aktuell auch, dass das schon auch so ein bisschen süchtig macht, sage ich mal, dieser ‚Erfolg' – weil so groß bin ich ja nicht." (L_W28a 2018: 5)

Auch spiegeln sich die in Punkt 2.6.2 angeführten Merkmale wieder, dass ein Influencer über ein bestimmtes Interesse und Wissen zu einer Thematik verfügt. Die Motivation vieler Befragten scheint darin zu liegen, ihr Wissen und ihre Erfahrungen zu einem bestimmten Thema mitzuteilen und sich mit anderen auszutauschen. M20 gibt beispielsweise an, dass er abnehmen wollte und angefangen hat, Bilder seines Essens zu posten. M27 möchte Grundwissen und Verständnis über und für den eigenen Körper vermitteln. W28b wollte sich mit anderen Interessierten über Sport und Ernährung austauschen und irgendwann selbst mehr Content dazu liefern. M31 hatte die Intention, jungen Leuten die Themen Geschichte und Politik zu vermitteln, war aber auch von der Unmittelbarkeit des Mediums fasziniert: „Dass du halt selber dein eigener Chef bist, dass du Inhalte umsetzen kannst, wie du willst. Diese Demokratisierung des Journalismus [...].

Es ist viel nahbarer, du bist eher auf Augenhöhe und du kriegst auch direkt mit, was die Leute dazu meinen“ (L_M31 2018: 6). Als Mittel zum Zweck nutzte W30 ihre Rolle als Influencerin, um ihre journalistischen Inhalte bekannt zu machen, z.B. durch Posts mit Links zu selbstproduzierten Videos oder Artikeln.

Schwierigkeitsgrad zu Beginn der Tätigkeit

Als die Befragten mit ihrer Social Media Tätigkeit begonnen haben, gab es Aspekte, die ihnen sowohl leicht, als auch schwer gefallen sind. Zwei der Befragten waren zu diesem Zeitpunkt noch in der Schule und geben an, dort mit ihrem Blog im Mittelpunkt gestanden zu haben und Kritik ausgesetzt gewesen zu sein (W25, W23). „Das war dann teilweise schon ein bisschen schwierig – Kinder und pubertierende Teenager können schon fies sein“ (L_W23 2018: 4). Auch M20 sagt, dass es ihm zunächst schwer fiel, sich der Öffentlichkeit auf YouTube preiszugeben. Ähnliche Erfahrungen schildert M31, der es schwierig empfand, sich „da so in diesen YouTube-Kosmos zu begeben, Teil des Ganzen zu werden“ (L_M31 2018: 6) und erst lernen musste, was die Rezipienten von ihm erwarten: So zu sein, wie er auch sonst ist. Andere wiederum mussten erst mit ihren eigenen hohen Ansprüchen zurechtkommen: „Da hatte ich so erst einmal meine Zeit gebraucht, dass ich mir so auf den Bildern auch gefallen habe“ (L_M28b 2018: 7). „Also es ist so, dass man, je erfolgreicher man wird, auch einen gewissen Anspruch hat“ (L_W28a 2018: 9). Weitere Startschwierigkeiten waren der Schnitt des ersten Videos ohne Vorkenntnisse (M28a), Entscheidungen zu treffen, z.B. bzgl. Sprachen (auf Deutsch oder Englisch zu posten) und Investitionen (W28b), und dass Personen nicht nur Bilder ansehen, sondern auch Texte lesen (M27). Zunächst als leicht, später aufgrund der hohen Menge als schwierig empfand M28a das Beantworten der Nachrichten. Auch der Aspekt der eigenen Abhängigkeit wird genannt:

> „Dass man alles in Frage stellt, warum habe ich auf diesen Post zehn Likes bekommen und auf den anderen irgendwie...also auf denen einen ganz viele und auf den anderen ganz wenige. Also so etwas Emotionales, das finde ich das Schwierige jetzt. Und natürlich ist es dann irgendwann so, dass man immer mehr Fans generieren will. Und da muss man sich dann halt auch immer wieder sagen, Moment, darum geht's ja eigentlich gar nicht. Also klar ist es schön, aber davon kann man sich nicht abhängig machen. Weil sonst macht man auch irgendwann Dinge, wo man weiß – also es gibt halt Sachen, da weiß man, das

> funktioniert einfach gut im Netz oder auf Social Media und dafür wird man auch Likes bekommen. Aber dann ist man davon schon wieder abhängig. Und nur zu machen, was man wirklich gut findet, das erfordert Mut, weil man auch weiß, man bekommt da drauf auch eine andere Resonanz, oder nicht die Resonanz, die man gerne hätte." (L_W30 2018: 3f)

Leicht hingegen fiel den Befragten, Inhalte zu produzieren – z.B. Fotos zu machen und zu bearbeiten, Texte zu schreiben, vor der Kamera zu sprechen (M28a, M20, W25, M31) oder mit Followern zu interagieren (M27). W23 spricht davon, sich nicht bewusst gewesen zu sein, was sie genau tue und wie viele Menschen das lesen würden. W28b meint, großes Glück gehabt zu haben, zur richtigen Zeit gestartet zu sein und die Aufmerksamkeit der richtigen Marken auf sich gezogen zu haben.

Professionalisierung

Neun der zehn Befragten geben an, im Laufe der Zeit professioneller geworden zu sein und an Qualifikationen und Kompetenzen dazugewonnen zu haben. Dabei ist es vor allem der Umgang mit Computerprogrammen (z.B. für Videoschnitt oder Bildbearbeitung), die im Laufe der Zeit – meist über learning by doing oder mit Hilfe von YouTube-Videos – erlernt wurden (W25, M28a, M31, M20, W23). Darüber hinaus haben sich viele der Befragten weitere technische Aspekte hinsichtlich Fotografie und Video (z.B. Licht, Ton) mit dem Ziel, bessere Qualität zu bieten, angeeignet (W25, M31, W28a). W25 erklärt zudem: „Das ist überhaut kein Vergleich, wenn ich an das von damals denke. [...] Also, das hat sich glaube ich zu tausend Prozent verbessert" (L_W25 2018: 6). Neben Bearbeitungsprogrammen habe sie in Kameras investiert, Rechtskenntnisse erlernt, Wissen über Webdesign und Werbemöglichkeiten in allen sozialen Netzwerken dazugewonnen. Auch mit Blick auf Kooperationen erklären die Befragten, professioneller geworden zu sein: Sie haben gelernt, mit Anfragen umzugehen, sich selbst zu vermarkten bzw. zu verkaufen, den eigenen Preis zu bestimmen und auch zu rechtfertigen oder generell mit Brands und PR-Agenturen zu kommunizieren (M27, W23). Dazu gehört auch die Umsetzung von Projekten, wenn der Kunde beispielsweise ein Kampagnenthema schicke, wie dann weiter zu verfahren sei (W23). Ebenfalls ein großes Thema ist der Umgang mit den Followern: „[...] wie geht man mit so einer großen Community um zum Beispiel. Wie geht man mit Kritik um, wie geht man mit Hatern um, wie organisiert man das, dass da irgendwie ein schlauer Austausch stattfindet, was lässt man an sich ran und was nicht – also ganz viel Persönliches habe ich gelernt“ (L_W23 2018: 4). Eine persönliche Lernerfahrung nennt auch M28b in dem Sinne, dass es ihm heute leichter fällt, vor der Kamera zu stehen, während er zu Beginn seiner Tätigkeit in den sozialen Medien noch sehr unsicher war.

Ein weiterer Aspekt der Professionalisierung ist auch dahingehend zu verzeichnen, dass einige der Befragten inzwischen eigenes Personal beschäftigen bzw. mit anderen selbständigen Berufsgruppen zusammenarbeiten. So hat W23 eine Praktikantin, die als Personal Assistent für sie tätig ist, ihre Schwester ist in Teilzeit angestellt, zudem arbeitet sie mit einer Reihe an freien Fotografen zusammen. Auch W25 und W28b haben eigene Fotografen, W28b arbeitet zudem mit Webdesignern und einer Fitnesstrainerin. M31 wird von einer Grafikfirma unterstützt.

Themenspezifisches Wissen

Die Mehrheit der befragten Influencer verfügt – mit Ausnahme von W28b, M27 und M31 – über keine fachspezifische Ausbildung bzgl. der Inhalte, die sie postet. Stattdessen handelt es sich um persönliche Meinungen, Ansichten und Erfahrungen mit einer selbst angeeigneten Wissensbasis. Diese beruht auf einer interessensbedingten Beschäftigung mit den Themen, zudem wird auch hier *learning by doing* mit Blick auf die Wissensaneignung genannt. Während manche Befragte vollständig auf subjektive Inhalte setzen („Mein Content ist alles persönlich. [...] Einfach, um auf einer Ebene zu bleiben, wo ich greifbar bin für junge Mädels, die das lesen“ L_W23 2018: 5), greifen andere auf Rat von Experten zurück („[...] ich arbeite relativ eng mit einer Fitnesstrainerin zusammen, die bei Sachen, wo ich mir nicht ganz sicher bin, ob das richtig ist oder nicht – weil es ja natürlich viel Halbwissen gibt und persönliche Erfahrungen [...]“ L_W28b 2018: 5). Andere recherchieren ihre Inhalte oder ergänzen Persönliches mit recherchiertem Wissen (M20, W25, M31, W30).

3.2.3 Absichten und Ansprüche

In einer Studie des Influencer-Netzwerkes indaHash gab mehr als die Hälfte (64 Prozent; $N = 2.885$) der befragten Influencer an, bewusst ein Image in den sozialen Medien aufzubauen. Demnach haben sie konkrete Visionen, wie dieses sein soll, bilden sich dahingehend weiter und versuchen professionell zu sein. (vgl. indaHash 2017: 21) Auch in der vorliegenden Untersuchung wurden die Influencer gefragt, welche Absichten sie mit dem, was sie tun, verfolgen und was ihre Ziele sind. Damit verknüpft ist das Thema der inhaltlichen Qualität und die Frage, was die Befragten darunter verstehen und wie wichtig qualitative Aspekte für sie sind.

Absichten und Ziele

Einigen der Befragten geht es darum, Wissen und z.T. Werte zu vermitteln (W30, M31, M27). „Und auch darum, junge Menschen dazu anzuregen, über ein Thema nachzudenken und auch darüber zu diskutieren" (L_M31 2018: 7). Die Intention von W30 liegt neben Wissensvermittlung in der Unterhaltung. Auch die Inspiration und Motivation für andere, aber auch für sich selbst, wird als Absicht angegeben (W28b, W28a, M20, W25). „Also quasi gegenseitig, weil ich bin ja auch in der Verantwortung, Sport zu machen, wenn ich Sport präsentiere" (L_W28b 2018: 5). Weitere Ziele liegen darin, Reichweite aufzubauen, zu wachsen und ggf. irgendwann beruflich davon profitieren zu können (M28b, M20, M27, W25). W23 möchte mit ihren tagebuchähnlichen Inhalten anderen helfen:

> „Weil ich halt auch in den Jahren immer wieder das Feedback bekommen habe, dass diese Texte wiederum jungen Frauen auch irgendwie helfen oder sie dann für sich was neues rausfinden, ihre Situation reininterpretieren können und auch sehen, dass sie nicht alleine sind mit gewissen Themen. Und das ist halt so das, was ich an meinem Job so am meisten liebe: Etwas, was mir hilft, nämlich Sachen aufzuschreiben, hilft wiederum anderen. Und das ist irgendwie so ein ganz schöner Fluss an Energie und das macht Spaß." (L_W23 2018: 5)

Als einzige der Befragten äußert sich W25 dahingehend, dass sie ihre berufliche Zukunft – trotz Spaß und Erfolg – nicht als Bloggerin sehe: „[...] ich habe jetzt nicht zwei Studiengänge absolviert, um am Ende Bloggerin zu bleiben" (L_25 2018: 7).

Influencer wurden auch in der Studie der Werbeagentur Jung von Matt, der Influencer-Marketing-Plattform Brandnew IO und des Social-Media-Software-Anbieters Facelift gefragt, was sie inspiriert, Influencer zu sein. 60 Prozent (N = 1.200) antworteten, dass sie etwas bewirken möchten. Rund die Hälfte möchte sich eine Online-Audience aufbauen, die eigene Beliebtheit steigern (49%) oder als Meinungsmacher im eigenen Bereich wahrgenommen werden (48%). Am wenigsten wurde Geldverdienen angegeben (45%). (vgl. Jung von Matt/Brandnew IO/Facelift 2018: 4)

Zu ähnlichen Ergebnissen kommt auch eine andere Untersuchung aus dem Agenturumfeld (OSK/concept m 2018), welche die verschiedenen Absichten bzw. Ansprüche von Influencern in einer Matrix zusammengefasst hat. Diese zeigt einerseits die Gegenpole Unterhaltung und Substanzvermittlung. Zum anderen stehen sich der professionelle und handgemachte Anspruch gegenüber. Dazwischen lassen sich die jeweiligen Influencer-Typen mit ihren Zielen (z.B. Selbstdarstellung, Coaching, erklären) einordnen, wobei die Grenzen fließend sind. Die Autoren argumentieren: „Der Professionalitätsanspruch an den Content ist für die meisten Influencer-Typen zweitrangig. Sie grenzen sich damit von den Mainstream-Medien ab und werden ihrem Anspruch gerecht, authentisch zu wirken“ (OSK/concept m 2018: 23).

Inhaltliche Qualität

In Punkt 2.5 wurde bereits die Frage aufgeworfen, ob Qualitätskriterien aus Journalismus, PR oder Marketing auf Influencer angewendet werden können. Die Erkenntnisse der vorliegenden Studie zeigen, dass die befragten Influencer überwiegend eine differierende Auffassung davon haben, was inhaltliche Qualität bedeutet, als sie in den genannten Fachbereichen vorherrscht. Dennoch lässt sich aus den Antworten und Einstellungen erkennen, dass die Thematik für alle Befragten eine wichtige Rolle spielt. Für die Hälfte (M28a, M27, W28b, M20, W25) ist inhaltliche Qualität dann gegeben, wenn der Rezipient einen Mehrwert hat: „Inhaltliche Qualität ist, dass das, was man schreibt, dass es einfach einen Mehrwert für denjenigen hat, der es liest – egal, auf welche Art und Weise“ (L_W28b 2018: 5). Ein Mehrwert entsteht beispielsweise dann, wenn Nutzer über einen lustigen Post lachen können (M20) oder wenn sie durch den Content etwas Neues sehen oder lernen (M28a). Für W25 stellen Inspirationen, z.B. Reiseinspirationen oder Gedankenanstöße, einen Mehrwert dar, zudem müsse der Leser „irgendwie mit einem zufriedenen Gefühl, also dass er quasi nicht seine Zeit verschwendet hat“ (L_W25 2018: 8), ihren Account verlassen.

Weiter wird inhaltliche Qualität mit der Persönlichkeit des Influencers in Verbindung gebracht. So werden authentische Texte (W25), der eigene Stil bei Texten (W23), Kreativität (M28b) oder, wenn man merkt, dass sich jemand Gedanken gemacht hat (W30), als qualitative Aspekte aufgefasst. M28a legt zudem Wert darauf, keine Trends mitzumachen und seine Fotos in einer hohen Qualität zu halten, die andere dahingehend inspirieren soll, ebenfalls solch qualitativ hochwertige Fotos machen zu wollen. Schöne und qualitative Bilder, die zudem die Überzeugung, den Stil und den Charakter des Influencers widerspiegeln, werden auch von weiteren Befragten als Qualitätskriterium wahrgenommen (W28a, W25). M20 empfindet es darüber hinaus bei Posts, die wissenschaftlich angehaucht sind, als qualitativ, wenn der Kommunikator hier über eine entsprechende Ausbildung verfügt. Als Beispiel nennt er Medizinstudenten. M31 versteht unter inhaltlicher Qualität fehlerfreie Videos, die nicht langweilen, und dass man den Zuschauer ernstnimmt. Für W30 ist zudem wichtig: „[...] wenn das jetzt Werbung oder Produktplatzierung beinhaltet, dann ist das für mich schon nicht mehr von inhaltlicher Qualität" (L_W30 2018: 5). Quellen werden in den wenigsten Fällen genannt. M20 nennt Quellen auf seinem Blog, wenn er wissenschaftliche Informationen postet, W28b nennt ihre Fitnesstrainerin, wenn sie ihr bei Inhalten hilft. M27 fasst die Situation wie folgt zusammen:

> „Naja, Quellen ist auf Instagram schwierig, weil einfach auch der Platz fehlt, um da große Texte zu schreiben. Ich versuche es immer gut zusammenzufassen. Wenn es jetzt aber wirklich um etwas Medizinisches geht, dann schreibe ich schon immer dazu, dass das jetzt meine Ansicht ist aus meinen Erfahrungen und dass man trotzdem zum Arzt gehen sollte zum Beispiel" (L_M27 2018:2)

M28b bemängelt beim Thema inhaltliche Qualität eine fehlende Wertschätzung der Follower. Demnach lese sich keiner mehr Texte unter den Posts durch, es werden nur noch kurz Bilder geliked oder Stories angesehen. „Also das ist so mein Gefühl einfach, weil wenn ich mir die Kommentare anderer zu dem Post durchlese, dann sehe ich, wie wenige auf den Text reagieren" (L_M28b 2018: 9). Auch die Influencer geben sich daher keine Mühe mehr und posten nur noch kurze Wörter oder Fragen unter ihre Bilder, um überhaupt eine Kommunikation mit ihren Followern aufzubauen.

3.2.4 Strategien und Konzepte

„Central to the success of the semi-professional Influencers is the management and growth of their personal brands" (Abidin/Ots 2015: o.S.). Ausgehend von der Hypothese, dass für ein Wachstum strategische Handlungen notwendig sind, wurden die Befragten nach ihren eigenen Strategien und Konzepten gefragt und nach ihrer Einschätzung, ob eines von beidem notwendig ist, um Erfolg zu haben. Zudem wurde ihnen die Frage gestellt, ob sie sich als Marke sehen und ausschließlich digital oder auch im Offline-Bereich aktiv sind.

Einsatz einer Strategie oder eines Konzepts

Die Mehrheit der Befragten gibt an, ein Konzept zu ihren Themen zu haben. Für M28a ist dieses beispielsweise wichtig, damit die Follower wissen, was sie erwarte und er kein Durcheinander an Themen poste. M20 konzentriert sich auf einen veganen Lebensstil und möchte mit seinen Inhalten zeigen, dass dieser nicht schwierig ist. W28a legt Wert auf Harmonie in der Visualität ihrer Bilder: Der Feed müsse von den Farben her einheitlich sein. Bei M31 haben Videos immer den gleichen Aufbau, zudem konzipiere er diese so, dass er Geschichten erzähle, anstatt Fakten zu liefern. Auch W28b gibt an, sich auf bestimmte Kernthemen mit wechselndem Schwerpunkt zu fokussieren, wenngleich sie ihr Konzept jedoch – wie auch W25 und W23 – in ihrer Persönlichkeit sehe:

> „Und dass mein Blog und mein Instagram-Account um mich gehen und nicht um ein bestimmtes Thema. Das heißt, man folgt dem Account wegen mir und nicht, weil man sich für ein bestimmtes Thema interessiert. Um das ganze viel persönlicher zu machen. Das war das einzige Konzept, das ich hatte." (L_W28b 2018: 6)

Bestimmte Strategien wenden hingegen die wenigsten der Befragten an. M27 gibt an, dass er nur wenige und wenn, dann langfristige Kooperationen eingehen möchte. M20 versucht so viel wie möglich mit seinen Followern zu interagieren – nicht zuletzt aufgrund des Instagram-Algorithmus. Zudem verzichte er auf Bots aus Angst, irgendwann gesperrt zu werden. Auch M28b betont, auf derartige Tools zu verzichten, keinerlei Strategien und Konzepte zu haben (z.B. Follow-Unfollow, Tools für automatisierte Likes oder Kommentare, Kauf von Followern). Dennoch probiert er Tipps aus: „Ich lese zwar schon auch immer so, was ist vielleicht gut auf Instagram oder was hilft einem, dass die eigene Seite wächst. So etwas lese ich mir schon durch und verändere auch so ein bisschen meine Postings oder mein Verhalten auf Instagram" (L_M28b 2018: 9). M31 erklärt seine Strategie damit, dass er versuche, Zuschauern auf Augenhöhe zu begegnen.

Andere Ergebnisse, jedoch aus nicht-wissenschaftlicher Forschung, zeigen, dass der Erfolg eines Influencers außerdem mit der Länge seiner Texte und der Anzahl der Hashtags zusammenhängt: Je erfolgreicher der Influencer, desto länger sind seine Texte pro Posting und desto weniger Hashtags benutzt er. Die Textlänge lässt sich dadurch begründen, dass Follower so viel wie möglich über ihre Idole erfahren und sich mit ihnen verbunden fühlen möchten. Um diese Bedürfnisse zu erfüllen, werden mehr Worte benötigt – die ideale Anzahl liegt bei 35 Wörtern. (vgl. Jung von Matt/ Brandnew IO 2017: 3) Auch ein Auszug eines Interviews mit der Bloggerin Caro Daur weist auf diesen Zusammenhang hin: „Nach und nach wurde sie professioneller [...], formulierte längere und vor allem englische Foto-Unterschriften. Und je professioneller die Fotos und Texte wurden, desto mehr Betrachter fanden sie" (Lübbert 2016: o.S.) Bei den Hashtags lautet die Faustregel: Zum Aufbau der Followerschaft sind mehr Hashtags empfehlenswert, später gelten zwei bis drei pro Posting als ausreichend. (vgl. Jung von Matt/Brandnew IO 2017: 3) Insgesamt kann eine gute Hashtag-Strategie eine entscheidende Komponente sein. Die Mehrheit der Befragten der Studie des Influencer-Netzwerks indaHash (33,1%, $N = 2.285$) gab hier jedoch an, mehr als zehn Hashtags pro gepostetem Bild zu nutzen. (vgl. indaHash 2017: 28)

Dabei scheint es bei den in dieser Studie befragten Influencern unterschiedliche Sichtweisen zu geben, wie die beiden folgenden Beispiele zeigen:

„Also eine Hashtag-Strategie habe ich nicht. Ich benutze auch relativ selten Hashtags, außer die sind vom Event oder vom Kunden irgendwie vorgegeben." (L_W28b 2018: 6)

„Ja also Hashtags auf jeden Fall. Da gucke ich auch sehr stark. Ich gucke auch sehr stark, welche funktionieren, wie sind die größten davon. Tausche die auch immer mal wieder aus und gucke halt, welche Hashtags andere Leute benutzen. Da probiere ich sehr viel, gucke auch sehr viel in den Analysen nach." (L_M28a 2018: 5)

Möchte man mehr Interaktionen mit Followern erreichen, so kann dies durch die Einbindung von Fragen geschehen. Die Werbeagentur Jung von Matt und die Influencer-Marketing-Plattform Brandnew IO legen dar, dass dadurch eine Steigerung um rund 16 Prozent möglich ist. Influencer zeigen durch Fragen Interesse an ihren Followern. Bei Posts gilt die 45-Minuten-Regel: Die ersten 45 Minuten nach der Veröffentlichung eines Posts haben einen entscheidenden Einfluss auf seinen Erfolg. Je mehr Personen in dieser Zeit interagieren, desto größer wird die Zahl der Rezipienten. (vgl.

Jung von Matt/Brandnew IO 2017: 3f) Kawohl und Nestler (2016) fanden heraus, dass es offenbar plattformspezifische Unterschiede mit Blick auf Strategien gibt: Private Blogger etwa generieren ihre Reichweite über qualitative Inhalte. Bei einer Analyse des Instagram-Accounts von Pamela Reif stellten die Autoren dagegen fest, dass diese im Gegensatz zu YouTubern oder Models weniger andere Blogger erwähnt und damit nicht auf eine Netzwerk-Strategie, sondern auf eine markenfokussierte Strategie setzt. Kerninhalte bilden dabei Sport und Mode, wobei der Werbeanteil über 83 Prozent beträgt und vor allem thematisch passende Fitnessgetränke und Modeprodukte vermarktet werden. (vgl. 29)

Notwendigkeit einer Strategie oder eines Konzepts

Zur Notwendigkeit einer Strategie oder eines Konzeptes und damit verbunden mit der Frage, ob sehr erfolgreiche Influencer aus Sicht der Befragten darüber verfügen, sind unterschiedliche Ansichten vorherrschend. Einigen Befragten ist es wichtig, Ziele auszuarbeiten und zu fokussieren. Im Falle von W28b ist dies jedoch zeitlich nicht möglich, stehe aber auf ihrer To-do-Liste. M31 gibt an, dass für ihn Inhalte vor Zahlen und Quote gehen. W23 ist der Meinung, dass man mit seinem Charakter und als Individuum bereits ein Konzept darstelle und dies ja auch erfolgreiche Influencer tun.

Aus Sicht von W28a ist es wichtig, sich auf einen Bereich zu fokussieren – dies täten auch „die großen Player" (L_W28a 2018:5), z.B. mit den Themen Reisen oder Mode. M27 ist der Meinung, dass es bei Influencern ab 50.000 Follower nur noch darum ginge, Werbung zu machen und dies im Kontext mit Zielen und Strategien stehe. W25 argumentiert, dass erfolgreiche Influencer ihrer Meinung nach ohne Strategie und Konzept begonnen haben, inzwischen aber damit arbeiten: „[...] da kommt man ja gar nicht drum herum, sobald Geld im Spiel ist, sobald man Geld damit verdient muss man ja irgendwie eine Strategie fahren" (L_W25 2018: 8f). Auch M20 denkt, dass dies irgendwann notwendig sei, zu Beginn aber eher Glück eine Rolle spiele:

> „Ich finde das heutzutage, also vor allem jetzt gerade 2018, dass man es eigentlich nur noch mit Glück und Zufall schafft. Und klar hat man dann irgendwann ein Konzept. Aber ich glaube jetzt nicht, dass da irgendwer, der neu anfängt, oder die jetzt eine Million haben, die wurden dann meistens auch von irgendwelchen Leuten gepusht und hat-

ten dann halt Glück. Aber mit einem speziellen Konzept schafft es glaube ich kaum noch jemand." (L_M20 2018: 5)

Anders hingegen sehen dies M28a, W30 und M28b: Nach ihrer Erfahrung haben erfolgreiche Influencer sowohl Strategien als auch Konzepte. Demnach wissen sie, was man machen muss, um erfolgreich zu werden und haben sich auch Follower gekauft. „Viele haben das am Anfang im großen Stil gemacht. Das wissen die Influencer aber auch untereinander, das ist halt den Leuten, die auf Instagram nicht so aktiv sind, gar nicht bekannt oder die wissen das einfach nicht" (L_M28b 2018: 10).

Marke

Sechs der zehn Befragten sehen sich bzw. ihren Kanal als Marke (W25, W30, M28a, W23, M31, W28b). So ist M31 der Meinung, „[...] man wird ja zwangsläufig zu einer Marke, alleine dadurch, dass der Kanal so einen Namen hat und dass man ein bestimmtes Design hat und dass man für etwas steht" (L_M31 2018: 8). M20 sieht sich noch nicht als Marke, erklärt dies aber zu seinem Ziel. Für W28a ist eine Marke etwas Etabliertes auf dem Markt – hier ordne sie sich nicht ein. Auch M28b und M27 sehen sich nicht als Marke.

Online-Offline-Verbindung

Im vorangegangenen Kapitel konnte anhand von Beispielen gezeigt werden, dass Influencer, die im digitalen Bereich Bekanntheit erlangt haben, Geschäftsmodelle in den Offline-Bereich erweitern. Auch bei der Mehrheit der Befragten der vorliegenden Studie ist das der Fall. Diejenigen, die derzeit nur digital aktiv sind, sind dem gegenüber offen eingestellt bzw. planen dies (W25, M27). Wesentliche Offline-Tätigkeiten sind Vorträge – zum Beispiel an Schulen – (M31, W28b, M28a, W23) oder die Wahrnehmung von Einladungen zu Veranstaltungen inkl. Berichterstattung über den eigenen Kanal (W28a, M28b, W28b). M31 hat zudem ein Buch veröffentlicht und moderiert Podiumsdiskussionen und Veranstaltungen. W28b und W23 sind als Beraterinnen tätig, z.B. für PR-Agenturen. M28a gibt Fotokurse, ist auf Messen und veranstaltet ein Foto-Camp mit seinen Followern. Von M20 liegen Rezepte im örtlichen Fitnessstudio aus.

3.2.5 Tätigkeiten und Handlungsroutinen

Welche zentralen Tätigkeiten mit einem Influencer verbunden sind und wie viel Zeit sie täglich oder wöchentlich in Anspruch nehmen – diese Erkenntnisse werden im Folgenden dargestellt. Ebenso liegt der Fokus auf der Content-Produktion und -Publikation, d.h. wo und wie Influencer ihre Inhalte erstellen. Abschließend wird auf das Thema Unternehmenskooperationen eingegangen. Zum einen wird der generelle Ablauf von der ersten Kontaktaufnahme bis zur Umsetzung betrachtet, zum anderen werden die Ergebnisse vorgestellt, worauf die Befragten in diesem Zusammenhang Wert legen.

Wesentliche Tätigkeiten und zeitlicher Aufwand

Vorab lässt sich festhalten, dass nicht jeder Befragte auch jede der in Tabelle 6 aufgeführten Tätigkeiten nennt. Auch die beanspruchten Zeiten variieren zum Teil sehr oder können zum Teil schwer bis gar nicht konkret beziffert werden. „Man ist super flexibel in dem Job, man hat Wochen, die sehen so aus, und andere sehen so aus" (L_W23 2018: 8). Während manche Aktivitäten, wie zum Beispiel Fotoshootings, organisiert und geplant werden müssen, laufen andere im Tagesgeschäft nebenher mit: „Instagram-Storys immer parallel, das läuft eigentlich so den ganzen Tag mit, dass man da noch irgendwie coole Inhalte bringt" (L_W23 2018: 8). Tätigkeiten, die häufig genannt wurden und die sehr viel Zeit in Anspruch nehmen, sind E-Mails und Telefonate sowie die Kommunikation und Interaktion mit der Community in Form von liken, kommentieren, Nachrichten beantworten oder Profile andere Influencer ansehen.

Tabelle 6 Übersicht der genannten wesentlichen Tätigkeiten mit geschätzten Zeitangaben (eigene Darstellung)

Tätigkeit	**Zeitangabe (sofern genannt)**	**Genannt von**
E-Mail- und Telefonkontakte	3 Stunden/ Tag	W25, W28b, W23
Fotoshooting	1-3x/ Woche, 2-3 Stunden	W25, M27, M28b, W28b, W23
Konzepte für Unternehmenskooperation ausarbeiten/ schreiben	1 Stunde/ Tag	W25, W28b
Rechnungen schreiben	½ Stunde/ Tag	W28b

Tätigkeit	Zeitangabe (sofern genannt)	Genannt von
Kommunikation und Interaktion mit Community	2-5 Stunden/ Tag	W25, M31, M28a, M20, M28b, W28b, W23, W30
Content-Produktion + Posten: Ideen sammeln, ggf. recherchieren, schreiben, fotografieren, filmen, Bildbearbeitung, Videoschnitt	1-2 Stunden/ Tag	W25, M31, M27, M28a, M20, M28b, W28b, W23, W28a, W30
Kommunikation mit Team & Organisation	-	W23
Kommunikation mit PR-Agenturen/ PR- Beauftragten vor Ort	mittags	W23
Teilnahme an Events	abends	W23
Instagram-Storys	parallel	W23
Weiterbildung (z.B. neue Bildbearbeitungsprogramme)	-	W25

Die Gesamtzeit, die für die Tätigkeiten verwendet wird, variiert dabei. W30 etwa gibt an, relativ wenig Zeit zu verwenden (ca. drei bis vier Stunden wöchentlich): Ist sie beispielsweise beruflich sehr eingespannt, sei sie sogar gar nicht aktiv. M31 hingegen benötigt pro Video acht bis 15 Stunden bei einer wöchentlichen Gesamtzeit von 30 bis 40 Stunden. Blogbeiträge kosten vergleichsweise viel Zeit, v.a. wegen der Texte (W25, M27). Der Zeitaufwand ist auch abhängig vom Content:

> „Das kommt immer aufs Video an. Wenn es jetzt einfach nur eins ist, was man halt zu Hause produziert, geht es recht schnell zum Schneiden. Aber so Travelblogs sind sehr aufwändig. Erstmal muss man ja da hinreisen. Und dann die ganze Sache noch filmen und dann auch immer quasi bei der Reise dran denken zu filmen und auch die ganze Zeit auch überlegen, was filmt man jetzt eigentlich genau." (L_M28a 2018: 9)

Zabel, Seemann und Pagel (2017) untersuchten die wöchentlich investierte Zeit bei YouTubern und bezeichnen diese als trennscharfes Kriterium für den Professionalisierungsgrad. Amateure investieren demnach unter zehn Stunden, Semi-Profis über zehn Stunden, ebenso wie Profis, die als weiteres Merkmal über 5.000 Abonnenten vorweisen. Grundsätzlich lässt sich feststellen: Je länger eine Person auf YouTube aktiv ist, umso häufiger ist sie als Profi einzustufen. (vgl. 132f) Im Detail kristallisieren sich pro Video die in Abbildung 14 aufgezeigten Tätigkeiten mit dem jeweiligen Zeitaufwand heraus. Dabei ist deutlich erkennbar, dass die Nachbereitung eines Videos bei allen Gruppen mit durchschnittlich 153 Minuten (29% des Gesamtaufwandes) den höchsten Aufwand verursacht. Auffallend ist auch, dass professionelle YouTuber mehr Zeit für die Interaktion mit der Community aufwenden (58 Minuten im Vergleich zu 26 Minuten bei Amateuren). (vgl. ebd.: 138)

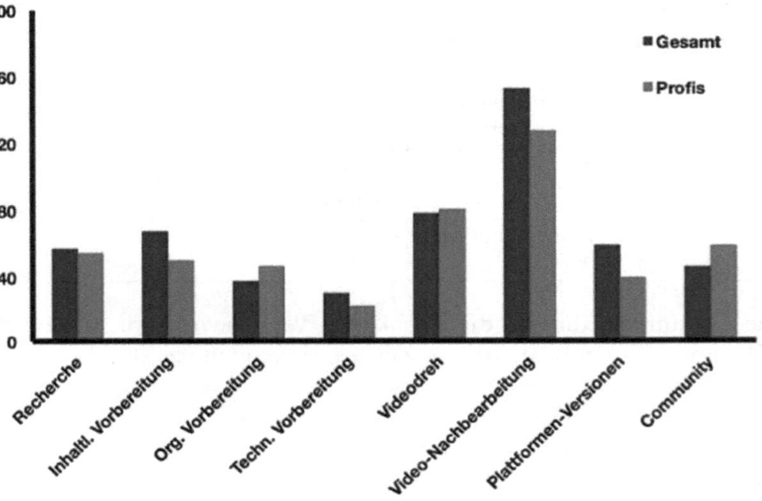

Abbildung 14 YouTuber: Aufwand je Video in Minuten (Quelle: Zabel/ Seemann/Pagel 2017: 138)

Content-Produktion und -Publikation

Nach einer Untersuchung des Influencer-Netzwerks indaHash publizieren die meisten Influencer im Schnitt ein bis dreimal täglich Content (43,8%, *N* = 2.285), wobei dies vor allem am späten Nachmittag zwischen 17 und 18 Uhr stattfindet (vgl. indaHash 2017: 26ff). Auch Jung von Matt und Brandnew IO weisen darauf hin, dass um 18.30 Uhr die beste Zeit des Tages ist, da hier Postings die meisten Interaktionen erzielen (vgl. Jung von Matt/Brandnew IO 2017: 4). W28b hat dies auf ihren Kanälen ebenfalls beobachtet:

> „Mit der Zeit sieht man natürlich, wann welche Bilder am besten funktionieren. Das heißt, dass man entweder vor acht Uhr morgens postet, mittags postet oder dann eben nach 18 Uhr, wenn eben die meisten

> Leute Zeit haben, mal aufs Handy zu schauen und auch Instagram zu checken. Dann werden natürlich auch die meisten Bilder geliked. Das ist aber *learning by doing* [...]" (L_W28b 2018: 6)

Bezüglich der Quantität der Beiträge lässt sich in der vorliegenden Untersuchung ein komplexeres Bild feststellen als gerade gezeigt. So postet M28b zwei bis drei Bilder pro Woche, M27 alle zwei bis drei Tage einen Post und täglich Storys. M31 publiziert einmal wöchentlich auf YouTube ein Video, der Content für andere soziale Medien ist eher spontan: „Wenn mir drei Mal am Tag was einfällt, dann poste ich drei Mal was. Wenn mir wochenlang nichts einfällt, poste ich nichts" (L_M31 2018: 9). Eine ähnliche Einstellung lässt sich bei W30 erkennen: „Und manchmal, wenn ich kein größeres Projekt habe, dann mache ich auch manchmal einfach nichts" (L_W30 2018: 7). Auch W28b gibt an, ihre Beiträge so zu gestalten, wie es gerade passt und ohne festen Content-Plan. W25 publiziert hingegen drei bis vier Blogposts pro Woche und postet ein bis zwei Fotos täglich auf Instagram sowie tägliche Storys.

Individuelle Unterschiede in der Quantität der Beiträge pro Woche konnten Kawohl und Nestler (2016) in Abhängigkeit der Art des Influencers auf Instagram feststellen: Während YouTuber auf Instagram nur 5,34 Postings aufwiesen, postete eine Wissensseite (hier: *faktastisch*) durchschnittlich 39,25 Mal. Geht es um die Motive der Beiträge, wiesen Models und private Blogs den höchsten Werbeanteil auf (über 75%). YouTuber riefen mit ihren Beiträgen die meisten Interaktionen bei Followern hervor, während dies bei Vereinen (z.B. FC Bayern) am wenigsten der Fall war. (vgl. 13ff)

Mit Blick auf die Content-Produktion zeigt die vorliegende Untersuchung, dass diese von einer hohen Flexibilität und Unabhängigkeit geprägt ist. Alle Befragten geben an, hauptsächlich von Zuhause aus bzw. im eigenen Büro oder Café zu arbeiten, lediglich Fotos werden meistens außerhalb gemacht.

Unternehmenskooperationen: Ablauf und Wertvorstellungen

Acht der zehn Befragten gehen Kooperationen mit Unternehmen ein. Dabei ist es ihnen vor allem wichtig, dass die Marke und das Unternehmen zu ihnen als Person, ihren Werten und Vorstellungen sowie zu ihrem Kanal passen (M20, W28a, M27, W25, W23, W28b, M28). Als „Idealbedingung" bezeichnet W23 die Situation, wenn Anfragen von Marken kommen, die sie selbst schon nutzt. W28b achtet zudem auf die Interessen ihrer Follower, aber auch auf den Werbeerfolg:

> „Also, wenn ich das Produkt mega cool finde und weiß aber, das passt zu [Blogname] gar nicht, weil die Leser sich nicht dafür interessieren, dann sage ich das auch so auch den Kunden, auch wenn es für mich persönlich total schade ist, weil ich es gut finde. Aber das macht dann einfach auch keinen Sinn für den Kunden, bei mir zu werben, wenn meine Leser es sowieso nicht interessieren würde." (L_W28b 2018: 7)

Generell scheint es den Befragten wichtig zu sein, die Freiheit zu haben, zu entscheiden, welche Kooperationen sie annehmen und welche nicht. Kommt es zu einer Zusammenarbeit, so ist diese Freiheit eingeschränkt: „Es ist halt schon so, wenn du dich auf eine Kooperation einlässt, dann musst du halt wissen, dass du dann wenig zu sagen hast" (L_W28a 2018: 7). M20 etwa ist es wichtig, dass die Firma sympathisch ist und er viele Mitarbeiter oder Gründer der Firmen kennt, mit denen er zusammenarbeitet. Dementsprechend schreiben manche Befragten auch selbst Firmen an (M28b, M20). Umgekehrt wird jedoch ein Großteil der Kooperationsanfragen von den Influencern abgelehnt: Etwa 80 bis 90 Prozent sind es bei W28a, 85 Prozent bei W28b, 50 Prozent bei M20, 99 Prozent bei M28a, dessen Intention es zudem ist, seine „Accounts so werbefrei wie möglich" (L_M28a 2018: 8) zu halten.

Zu ähnlichen Ergebnisse kommt auch das Influencer-Netzwerk indaHash – in einer Befragung gaben 58 Prozent (*N* = 2.285) der Influencer dort an, Kooperationen mit Marken einzugehen, weil sie diese mögen. Finanzielle Aspekte spielten lediglich für 20 Prozent eine Rolle. (vgl. indaHash 2017: 9) Auch in einer weiteren Untersuchung aus dem Agenturumfeld gaben Influencer an, dass die Marke selbst das wichtigste Kriterium bei ihrer Entscheidung über eine Zusammenarbeit (40%) darstellt. Zudem achten sie darauf, welche Bedeutung die Relevanz der Marke für ihre Follower hat. (vgl. Jung von Matt/Brandnew IO/Facelift 2018: 8) Eine Erklärung hierfür liefert W25: „Da lehne ich tatsächlich auch gut bezahlte Sachen ab, weil da denke ich mir auch so, nee da geht halt auch meine Authentizität verloren. Und das möchte ich halt auch nicht" (L_W25 2018: 12).

Kritisiert werden von einigen Befragten außerdem die Kooperationsbedingungen. Demnach fordern Unternehmen viel und geben wenig Gegenleistung. Drei der Befragten sprechen von einem „frechen" Verhalten (M28b, W28a, W25). M28b kritisiert in diesem Zusammenhang vor allem das Preis-Leistungsverhältnis: „Die sollen sich schon ein bisschen informieren, was ist denn überhaupt als Angebot okay und gerechtfertigt"

(L_M28b 2018: 11). Auch W25 erklärt: „Aber es ist halt einfach super unhöflich, wenn einem irgendwie ein Produkt für zwanzig Euro angedreht wird, dann aber ein Instagram-Bild oder so verlangt wird, wo ich dann von anderen im dreistelligen Bereich Geld bekomme" (L_W25 2018: 11f). Weitere No-Gos im Zusammenhang mit Kooperationen sind:

- Knebelverträge, z.B. Zwei-Jahresverträge, die drei Mal wöchentliche Postings fordern (M20).
- Zu viel Werbung auf dem eigenen Account (M27).
- Unpersönliche Anfragen von Firmen (W25).
- Marken, die mit allen anderen Influencern Kampagnen machen (W23).
- Produkte, bei denen der Befragte weiß, dass sie sich nicht gut vermarkten lassen → Beispiel: Spülmittel (W25).

Äußerst kritisch sieht M27 Unternehmenskooperationen generell:

> „Ich finde, da ist überhaupt keine Glaubwürdigkeit mehr. Ich selber folge auch kaum jemandem mehr, weil ich finde es einfach lächerlich und möchte es für mich auf keinen Fall so weit kommen lassen, dass man jeden Tag in seiner Story irgendein anderes Produkt bewirbt und da sagt ‚ach das ist so toll' und am nächsten Tag nehme ich ein ähnliches Produkt und das ist mein Lieblingsprodukt. Also ich finde, das geht in eine ganz falsche Richtung, aber... was soll man machen." (L_M27 2018: 7)

Zusammenfassend lässt sich aus den Schilderungen der Befragten folgendes Bild erkennen: Die Initiative für eine Kooperation kommt überwiegend von Unternehmen oder Agenturen. Diese schreiben die Influencer via E-Mail an, stellen das Produkt oder die Kampagne vor, für die sie den Influencer als Testimonial gewinnen möchten, und fragen an, ob Interesse besteht. Ist dies der Fall, so scheinen die Befragten unterschiedliche Erfahrungen gemacht zu haben:

a) Das Produkt wird zugeschickt, es gibt kaum Vorgaben, lediglich die Aufforderung, es in einen Post zu integrieren.
b) Der Influencer darf sich ein Produkt aussuchen (z.B. im Online-Shop).
c) Es werden weitere Details besprochen, meist telefonisch: Soll es ein Post oder eine Story werden, geht es um eine Veranstaltung, welche Hashtags sollen verwendet werden, gibt es einen Zeitrahmen und Deadlines, welche Kanäle sollen bespielt werden, welches Budget steht zur Verfügung?

In manchen Fällen wird ein Briefing vorgegeben an dessen Vorgaben sich der Influencer halten muss. Manchmal wird ein Konzept gemeinsam von Unternehmen bzw. Agentur und Influencer erarbeitet. Es kommt aber auch vor, dass die Anfrage sehr allgemein ist, und vom Influencer konzeptuelle Vorschläge zur Umsetzung erwartet werden. Dies ist etwa auch der Fall, wenn ein Produkt ausgesucht werden darf. Ist das Konzept oder der Content erstellt, so muss beides in den meisten Fällen zur Freigabe an das Unternehmen geschickt werden. Nach dem Post erfolgt die Rechnungsstellung durch den Influencer (sofern es sich um einen Auftrag gegen Geld handelt) und ein Reporting zur Erfolgskontrolle. Dieses umfasst die *Page Impressions*, also wie viele Leute im Zeitraum auf das Profil geklickt haben, Klickzahlen auf das Foto, Likes oder geteilte Screenshots.

3.3 Ethik und Verantwortung

Influencer erreichen mit ihren Botschaften eine große Anzahl an Menschen und üben dabei Einfluss auf ihre Follower aus. Beispiele wie der Einsatz von Bots oder der Kauf von Followern zeigen, dass viele weit gehen, um Klickzahlen und Follower zu generieren. Auch das vermeintlich vorherrschende Schönheitsideal, der Umgang miteinander oder Schleichwerbung sind Themen, die in die ethische und generelle Verantwortung eines jeden Influencers fallen. Eine Studie kritisiert beispielsweise, dass bei weniger reichweitenstarken YouTube-Kanälen im Vergleich zu sehr populären YouTubern häufiger eine zweifelhafte Selbstpräsentation sowie ein respektloser Umgang mit Persönlichkeitsrechten anderer festzustellen sei (vgl. Gebel/Brüggen 2017: 2). Auch die Problematik der Schleichwerbung ist mit Blick auf Follower kritisch zu sehen: „Die überwiegend sehr jungen Menschen können Redaktion beziehungsweise Meinung und Werbung überhaupt nicht mehr auseinanderhalten. Auch deshalb liegt in mangelnder Kennzeichnung eine sehr große Gefahr“ (Sturm 2016: 18). Die folgenden Abschnitte zeigen, wie die Befragten dem Thema Verantwortung gegenüberstehen, wie wichtig ihnen der Kontakt zu ihren Followern ist und wie sie mit negativem Feedback umgehen. Abschließend wird aufgezeigt, welches Verständnis von Ethik im Zusammenhang mit ihren Tätigkeiten herrscht und welche Regularien die befragten Influencer als sinnvoll erachten.

Verantwortung

Das Thema Verantwortung wurde von den Befragten bereits in den vorangegangenen Punkten mehrfach aufgegriffen (siehe Eigenschaften eines Influencers, Einfluss auf Follower, gesellschaftliche Aufgabe). Direkt darauf angesprochen geben alle an, sich der Verantwortung bewusst zu sein und dies bei ihren Tätigkeiten zu berücksichtigen. „Ja, man muss halt nachdenken, was man macht. So wie immer im Leben“ (L_W28b 2018: 2). Dabei scheint dieses Bewusstsein insbesondere mit Blick auf die Altersgruppen der Rezipienten vorhanden zu sein. „Ich denke, umso jünger die Follower sind, umso mehr Verantwortung hat man, weil die noch nicht so reflektiert sind“ (L_W23 2018: 7). Und: „[...] da sind immer ein paar Leute dabei, die zu einem aufschauen und die das für bare Münze nehmen, was man da erzählt“ (L_M31 2018: 3). M28a achtet daher sehr darauf, Content mit Mehrwert zu liefern und spricht Personen bei negativen Äußerungen darauf an bzw. möchte sie zum Nachdenken anregen: „Irgendwie hat man ja vor allem bei jungen Leuten halt diesen, ja, ich weiß jetzt nicht, ob es ein Erziehungscharakter ist, aber zumindest versuche ich den Leuten etwas Gutes mitzugeben“ (L_M28a 2018: 7) Dabei werden aber auch Grenzen der Verantwortung wahrgenommen, wie das Beispiel von M20 zeigt:

> „Also ich versuche das immer zu zeigen, dass es halt – gerade dadurch, dass ich keinen wissenschaftlichen Background dazu habe – dass es halt immer eigene Erfahrungen sind. Und ich sag auch nicht irgendwie, ‚so nimmst du jetzt ab‘. Ich zeige einfach mein Essen und das ist meistens halbwegs gesund. Aber ich nehme mich da eigentlich komplett aus der Verantwortung raus, dass ich da irgendeinen Einfluss darauf hätte, ob die jetzt abnehmen oder irgendwie, ob denen schlecht wird. Das ist dann nicht meine Schuld und würde ich dann auch so sagen, dass das dann an mir liegt.“ (L_M20 2018: 8)

Wichtig ist vielen auch, nichts Falsches zu vermitteln oder Unwahres zu behaupten (M28b, M27, M31, W30). M31 gibt beispielsweise an, auf journalistische Grundsätze zu achten, während M28b sich Gedanken macht, wie er etwas schreibt. Beispielsweise möchte er vermitteln, dass das Schönheitsideal etwas Subjektives ist und er keinem etwas aufzwingen möchte. Manche versuchen, bewusst keine kritischen, politischen Themen oder Gewissensfragen anzusprechen (M20, W30). M20 nennt zudem die Verantwortung für sich selbst dahingehend, dass er nicht alles von sich preisgebe, weil „da lesen Leute, zum Beispiel auch meine Chefs, meine Posts“ (L_M20 2018: 7). Andere schätzen sich als verantwortungsbewusste Person ein und erklären, dass dies in ihr Tun mit einfließe (M28b, W28a). W28a etwa lasse sich von Unternehmen nicht kaufen.

Kontakt mit Followern

Der Aspekt – mit Blick auf das Thema Verantwortung – in einem direkten Kontakt mit ihren Followern stehen zu können, ist für alle Befragten sehr wichtig. M28a hat beispielsweise eine WhatsApp-Gruppe mit seinen Followern, telefoniert regelmäßig mit ihnen und geht auf Fan-Treffen. Insgesamt scheinen dem Austausch jedoch unterschiedliche Motive zugrunde zu liegen: Manche geben an, es sei einfach schön mit den Leuten in Kontakt zu treten und sich auszutauschen. Sie freuen sich über Nachrichten, weil es beispielsweise zeige, dass die Follower Interesse haben (W30) oder dass sie hinter die Fassade des Influencers blicken wollen (M28b).

Auch M31 erklärt, dass es ihm Spaß mache, er aber dadurch vor allem merke, wie seine Follower ticken und was sie wollen und er so passgenaue Inhalte nach deren Bedürfnissen gestalten könne. Für andere ist das Feedback ebenfalls sehr wertvoll, da es sie als Influencer wiederum selbst beeinflusst (W23, W28b, W25). „Und ich merke ja auch, dass ich durch den Austausch mit meinen Followern mehr Feedback bekomme im Endeffekt, weil da richtige Konversationen entstehen" (L_M25 2018: 13). W25 ist es zudem wichtig, ihren Followern zu zeigen, dass sie kein Star, sondern nahbar ist und Interesse an ihren Followern hat. Viele der Befragten scheinen vor allem Nachrichten in Form von Fragen, Suche nach Ratschlägen oder Hilfestellungen zu erhalten (W28a, M27, W25, M28b, M28a).

Umgang mit negativem Feedback

Lediglich einer der Befragten gibt an, kein negatives Feedback zu erhalten, worüber er sich selbst wundert (M28a). Wenig negative Kritik bekommen auch W28b, M27 und W25. Letztere vermutet, dass dies daran liege, dass sie wenig polarisiere und mehr die beste Freundin und Vertraute für ihre Follower darstelle. Dass dies eine Rolle spielt, darauf deutet die Äußerung von M31 hin:

> „Sobald es um Flüchtlinge geht, um Religion, aber auch um Staatschefs, wie Putin oder Erdogan oder so. Da ist das eigentlich vorprogrammiert, dass sich die Leute untereinander die Köpfe einhauen, aber auch dass gegen mich da einiges kommt. Damit muss man einfach leben. Ich habe da ein dickes Fell, lasse vieles an mir abprallen." (L_M31 2018: 4)

M28b ist prinzipiell der Ansicht, „wenn man so eine Plattform so öffentlich nutzt, muss man einfach damit klarkommen. Weil, wenn du das nicht tust, bist du da nicht richtig, dann solltest du das lassen, öffentlich für viele Tausende Menschen Dinge zu posten und was von dir zu erzählen" (L_M28b 2018: 5). Insgesamt scheinen der Umgang und die Reaktion auf negative Äußerungen der Community homogen zu sein: Ist die Kritik bzw. das negative Feedback konstruktiv, gerechtfertigt oder vernünftig formuliert, antworten die Befragten darauf und gehen in irgendeiner Form darauf ein (z.B. durch klarstellen (M31); das Problem klären (W28b); Standpunkt klar machen, etwas umsetzen oder sich Gedanken machen (W25)). Handelt es sich um Beleidigungen, Kommentare von Hatern oder sinnlose Unterstellungen, dann ignorieren die Befragten dies. Dabei scheint auch hier das Thema Bots eine Rolle zu spielen:

> „Wenn das Feedback so geschrieben ist, dass ich weiß, das hat auch wirklich ein Mensch geschrieben und nicht irgendeine Maschine, dann antworte ich auch drauf und sage meine Argumente oder was auch immer. Und sonst, wenn ich halt weiß, das ist irgendwie so Bullshit, dann gehe ich auch nicht drauf ein. Das hat auch gar keinen Sinn, da drauf zu argumentieren." (L_W30 2018: 7)

Gedanken machen sich die Befragten vor allem dann, wenn die Kritik aus dem persönlichen Umfeld, z.B. von Freunden oder Familie kommt (M20), wenn es sich um inhaltliche Kritik handelt oder jemand schlechte bzw. falsche Recherchearbeit oder eine bewusste Manipulation unterstellt (M31).

Ethische Aspekte

Obwohl die meisten der Befragten mit Unternehmen kooperieren und damit Werbung machen, wird das Thema von ihnen aus ethischer Sicht durchaus kritisch betrachtet. M28b ist der Meinung, dass viele ihre Glaubwürdigkeit verlieren und Grenzen überschritten werden. Als Beispiel nennt er Influencer, die für Waschmaschinen werben: „[...] ich mache mir da halt schon Gedanken darüber, für was ich Werbung mache und für was andere Werbung machen und da überschreiten manche einfach die Grenzen" (L_M28b 2018: 6). W30 erachtet es hingegen kritisch, dass es Followern eher egal ist, ob ein Influencer Werbung macht und sie ihm trotzdem folgen. Dies bestätigt auch W23: „Solange man nicht jeden Tag 15 Produkte in die Kamera hält, sind die da echt in Ordnung damit und ich kriege eigentlich auch nicht weniger Resonanz auf Werbebilder, als auf andere

Fotos“ (L_W25 2018: 4). Beim Thema Schleichwerbung betonen alle Befragten, absolut transparent zu sein und werbliche Inhalte zu kennzeichnen. Schleichwerbung stünden sie generell kritisch gegenüber, nicht zuletzt auch aus Angst vor Konsequenzen. „Es ist auch für mich zu gefährlich, weil ich dann angezeigt werden kann tatsächlich wegen Schleichwerbung und gerügt werde“ (L_W28a 2018: 4).

Weitere Aspekte, welche die Befragten mit ethischen Aspekten ihrer Tätigkeit verbinden, sind, dass man niemanden schlecht macht (Stichwort: Hater) und dass es vertretbar sein sollte, was man macht (M20). Man sollte sich bewusst sein, dass man etwas bei Menschen bewegt und für Werte steht bzw. diese vermittelt. Zudem sollte man sich im Klaren sein, dass man minderjährigen Followern nicht alles zumuten kann (M31). Sehr kritisch steht auch W23 in diesem Kontext etwaigen Produktentwicklungen gegenüber: „Aber ich denke trotzdem, dass man da ein bisschen in sich gehen muss – gerade so richtig große Influencer, die vor allem junge Follower haben. Finde ich ein bisschen schwierig, da auf so ein Produkt seinen Namen zu drucken, wissentlich, dass die Follower das halt einfach kaufen“ (L_W23 2018: 6). W30 sieht mit Blick auf potentielle Grenzen eine geringere Problematik, da sie – im Gegensatz zu journalistischen Tätigkeiten – nicht in die Privatsphäre anderer eindringt. Einen positiven Trend hingegen nimmt M27 wahr, wenn es um das Thema Schönheitsideal auf Instagram geht:

> „Ja, also ich finde, das nimmt schon eher eine andere Richtung ein momentan, so in Richtung mit sich selbst zufrieden sein, Selbstreflexion. Ich glaube schon, dass auf Instagram momentan viel darüber kommuniziert wird, dass das alles nur oberflächlich ist. Und was man ja häufig sieht ist, dass Influencer auch Bilder posten, bevor sie sie bearbeitet haben und danach. Also ich finde, teilweise geht das schon in eine richtige Richtung.“ (L_M27 2018: 8) #

Regularien

Bezüglich vorherrschender Regularien und Gesetzen zur Werbekennzeichnung zeigt sich ein sehr uneinheitlicher Wissens- und Informationsstand der Befragten, wie folgende Aussagen beispielhaft verdeutlichen:

- „Ich glaube, das muss man wahrscheinlich machen“ (L_M28b 2018: 6).
- „Ja also das Problem für uns Instagramer ist, dass es so intransparent von der Gesetzgebung her ist. Also ich habe manchmal auch Angst, etwas falsch zu machen oder was zu vergessen“ (L_W28a 2018: 4).

- „Es kann halt eigentlich keiner wirklich sagen, was Werbung ist. [...] es gibt kein Rechtsurteil, was irgendwie weisend dafür wäre, was man machen muss“ (L_M20 2018: 8).
- „Schleichwerbung, da ist eigentlich alles klar, wie das zu laufen hat“ (L_W23 2018: 8).
- Es gibt mittlerweile relativ viele Richtlinien und Gesetze und viele Social Media Agenturen beschäftigen sich damit und geben eigentlich genaue Briefings, wie was gekennzeichnet werden soll“ (L_W28b 2018: 3).

M31 hat hier eine deutliche Meinung über diejenigen, die angeben, nicht genau Bescheid zu wissen oder sich auf Grauzonen berufen:

> „[...] die Leute die das sagen, die haben sich nicht richtig informiert, würde ich ihnen mal unterstellen. Und vor allem belügen sie sich selbst, weil die doch genau wissen, wenn eine Werbung subtil versteckt ist, dann funktioniert sie natürlich besser und ist effektiver. Aber gleichzeitig legt man die Leute auch rein und man missbraucht das Vertrauen – gerade seiner jungen Zuschauer, die zu einem aufschauen [...]“ (L_M31 2018: 5)

Zusammenfassend ist das Bild zu erkennen, dass fast die Hälfte der Befragten verunsichert ist, was konkret Werbung darstellt, was nicht und was wie gekennzeichnet werden muss. Viele sprechen von Grauzonen oder undurchsichtigen Regularien – selbst wenn sie zuvor die Aussage getroffen haben, dass die rechtliche Situation eigentlich klar sei (W23, W28b, M20, W28a).

Die Studienteilnehmer wurden schließlich gefragt, ob es Regularien gibt, – z.B. in Form von Gesetzen, Selbstverpflichtungen oder Kodizes –, die sie für wichtig und sinnvoll erachten. Zwei der Befragten sehen Unternehmen stärker in der Pflicht, Vorgaben und Anweisungen zur Kennzeichnung von Werbung zu machen, um dadurch den Influencer zu schützen (M28a, M28b). M28a berichtet in dem Zusammenhang davon, dass Unternehmen stattdessen sogar teilweise dazu anregten, das Produkt unauffällig in den Post einzubauen. Auch W28a legt dar, dass ein Influencer im Grunde nichts anderes sei, als eine Marketingplattform für Unternehmen und daher Guidelines als Sicherheit wünschenswert wären. Generell sehe sie die Notwendigkeit eines Gesetzes über Promotion in sozialen Netzwerken.

Als eine gute Lösung wird von M20 die Option der bezahlten Partnerschaft von Instagram erachtet, die aus Sicht von W25 verpflichtend sein sollte. Generell sollten Influencer nur für Produkte werben, die sie auch persönlich empfehlen würden (W28b), und es sollte nur eine Kennzeichnungspflicht geben, wenn man ein kostenloses Produkt oder Geld als Gegenleistung erhalten habe – alles andere stellt aus Sicht von M20 die eigene Meinung dar. Er wünsche sich hierzu ein Rechtsurteil, an dem sich Influencer orientieren können. W25 gibt an, ihr fehlen insgesamt keine Regularien und man könne sich die vorherrschenden gut merken. Dennoch wäre es aus ihrer Sicht wünschenswert, dass es denjenigen, die Schleichwerbung betreiben, aus Fairnessgründen stärker angelastet wird. W23 ist der Meinung, dass ein Kodex für Blogger notwendig sei. Zwar gelte ihres Erachtens auch der Pressekodex, jedoch handele es sich um ein anderes Gebiet und um einen anderen Typen von Mensch. Dabei besteht vor allem die folgende Problematik:

> „[...] ich glaube, das Bewusstsein muss einfach noch mehr geschärft werden. Aber das ist aber tatsächlich einfach super schwer, weil du kannst nicht, während du in deinem Zimmerchen oder in deiner Wohnung sitzt und irgendetwas schreibst, Bild machst, Video machst, du realisierst nicht, dass diese Zahl, die da irgendwo steht, dass das einzelne Menschen sind. Das kannst du gar nicht fassen. Das würde einen auch komplett verrückt machen wahrscheinlich. Und ich glaube, dass das viele dann halt ausblenden, weil das einfach zu krass ist. Auch bei denen, wo das so enorm schnell angewachsen ist, so erst warst du noch normaler Student und eine Woche später hast du eine Million Follower, die dein komplettes Handeln und Tun bewerten." (L_W23 2018: 8)

3.4 Zusammenfassung: Influencer aus der Kommunikator-Perspektive

Ausgehend von den in Kapitel 2 erhobenen ersten Erkenntnissen liefert dieses Kapitel vertiefte Ergebnisse aus der Kommunikator-Perspektive heraus. Die Untersuchung zeigt, dass die befragten Influencer der Bezeichnung „Influencer" sehr kritisch gegenüberstehen und nicht so betitelt werden möchten. Die Tätigkeit eines Influencers ordnen sie überwiegend im Marketing, teilweise auch im Journalismus ein und sehen sie als Berufsbild, welches grundsätzlich unabhängig ist. Abhängigkeit besteht vor allem dann, wenn Kooperationen eingegangen werden. Sie sehen sich selbst z.B. als Vorbild, FreundIn, Vertraut/er oder Informationsquelle für ihre Follower. Dementsprechend sind sie sich über ihren Einfluss bewusst und verorten ihr Tun als gesellschaftliche Aufgabe.

Als Influencer sollte man nach Ansicht der Befragten vor allem authentisch sein und eine Persönlichkeit haben. Diese Aspekte sind wichtiger, als etwa technische Fähigkeiten oder Kenntnisse – diese wiederum erlernt man im Laufe der Zeit via *learning by doing*. Entsprechend verfügt die Mehrheit auch über keine fachspezifische Ausbildung; der Fokus liegt vielmehr auf subjektiven Inhalten, meist kombiniert mit einer selbst angeeigneten Wissensbasis. Angetrieben werden die Studienteilnehmer vor allem durch positives Feedback, z.B. durch die eigene Community oder im Freundeskreis. Gerade das Offline-Umfeld stellt jedoch eine Schwierigkeit dar, mit der einige am Anfang ihrer Social-Media Aktivitäten zu kämpfen hatten. Den Erkenntnissen hinsichtlich Professionalisierungstendenzen entsprechend, zeigt auch diese Untersuchung, dass Influencer einschätzen, professioneller geworden zu sein.

Den befragten Influencern geht es – wie in anderen Untersuchungen ebenfalls aufgezeigt werden konnte – weniger darum, Geld zu verdienen. Vielmehr möchten sie etwa Wissen oder Werte vermitteln, unterhalten, inspirieren oder motivieren. Inhaltliche Qualität ist für sie inbesondere dann gegeben, wenn der Rezipient einen Mehrwert hat, z.B. wenn er unterhalten wird, etwas Neues sieht oder lernt. Viele Influencer haben auch ein Konzept, welches inhaltliche oder visuelle Kriterien verfolgt. Eine konkrete Strategie, wie sie in der Literatur vorgeschlagen wird (z.B. hinsichtlich Hashtags, zu bestimmter Zeit posten), verfolgen sie hingegen weniger. Ob die Notwendigkeit einer solchen besteht, hier sind unterschiedliche Ansichten vorherrschend. Ein Teil der Befragten sieht sich und die bespielten Kanäle als Marke, immer mehr haben bereits oder streben Geschäftsmodelle im Offline-Bereich an.

Zentrale und tägliche Tätigkeiten stellen kommunikative Aspekte wie E-Mail- und Telefonkontakte oder die Interaktion mit der Community dar. Konkrete Zeiten oder Tagesabläufe zu beschreiben ist aufgrund einer hohen Flexibilität eher schwierig. Entsprechend komplex zeigt sich auch die Frage nach der Frequenz der geposteten Beiträge – dies gestaltet jeder Influencer anders. Geht es um Kooperationen mit Unternehmen, so steht vor allem die Passung zur eigenen Person und/ oder Marke im Vordergrund. Die Befragten geben an, nur einen Bruchteil der Anfragen überhaupt anzunehmen. Nicht zuletzt auch deshalb, weil die eigene Glaubwürdigkeit durch Kooperationen leiden kann.

Dass sich die Befragten durch ihre Tätigkeiten und Reichweiten eine gewisse Verantwortung haben, ist ihnen vor allem gegenüber jüngeren Rezipienten bewusst. Zudem versuchen sie, nichts Falsches zu vermitteln, Unwahres zu behaupten und stattdessen Mehrwert zu liefern. Der direkte Kontakt mit ihren Followern ist ihnen dabei sehr wichtig, nicht zuletzt, um auch ein direktes Feedback zu erhalten. Solange Kritik konstruktiv ist, gehen die Befragten auch darauf ein – Beleidiungen oder ähnliches werden hingegen ignoriert. Aus ethischer Sicht sieht ein Teil der befragten Influencer das Thema Werbung, vor allem dann, wenn keine Grenzen bei Produkten gezogen werden und man für alles wirbt. Auch das Thema Schleichwerbung wird kritisch gesehen, ebenso wie eigene Produkte, die dann von Followern gekauft werden sollen. Ein sehr uneinheitlicher Wissensstand und eine ebenso große Verunsicherung zeigt sich bei den Befragten hinsichtlich Regularien und Gesetzen, wenn es um die Kennzeichnung von Werbung geht. Hier wünschen sich die meisten einheitlichere und verlässliche Regelungen, auf die sie zurückgreifen können.

Basierend auf den bisherigen Erkenntnissen widmet sich die Arbeit im Folgenden dem Phänomen Influencer zum einen aus Sicht der Nutzer, zum anderen im vertieften Forschungsfeld der Gesundheitskommunikation. Wie eingangs erläutert, bietet dieses verschiedenste Anknüpfungspunkte bzgl. Themen wie Qualität oder Ethik. Auch in der vorliegenden Untersuchung wurden Influencer befragt, die mit ihren Themen dem Bereich der Gesundheitskommunikation zugeordnet werden können (v.a. W30, M20, M27, W28b). Auffällig ist hier, dass sich diese Influencer vor allem hinsichtlich der Relevanz fundierten Wissens bewusst sind und damit qualitative Aspekte von Gesundheitsinformationen thematisieren. Während M27 als Physiotherapeut gezielt Wissen und Verständnis über den eigenen Körper und Gesundheitsthemen vermitteln möchte, sind Gesundheitsthemen bei den anderen Influencern eher im Lifestyle-Kontext einzuordnen.

M27 gibt an, sehr lange an Texten zu arbeiten und zu recherchieren, „dass auch wirklich alles Hand und Fuß hat" (L_M27 2018: 8). Aber auch M20 legt Wert auf korrekte Informationen im Gesundheitsbereich: „[...] wenn man wirklich so wissenschaftlichere Posts macht mit Ernährung oder irgendwie so etwas, dass da halt auch irgendeine Ausbildung dahintersteckt" (L_M20 2018: 4). W28b arbeitet mit einer Fitnesstrainerin zusammen, um korrekte Übungen zu posten, vor allem wenn es Übungen zum Nachmachen sind. W30 erklärt, sie habe nicht mehr Wissen über Sport, als andere. „Ich habe vielleicht mehr Bücher gelesen oder mehr recherchiert im Laufe der Zeit, aber im Grunde habe ich jetzt nichts in die Richtung studiert oder so" (L_W30 2018: 4).

Dass Rezipienten eine zentrale Rolle für die Influencer einnehmen, konnte in den Grundlagen zu, wie auch im erhobenen Rollenselbstverständnis von Influencern gezeigt werden. Aus diesem Grund soll der Blickwinkel nun von der Kommunikator- zu einer Rezipientenstudie gerichtet werden. Dies vor allem auch deshalb, da es sich beim Verständnis von Gesundheit um ein sehr individuelles handelt, wie im folgenden Kapitel unter anderem gezeigt wird.

4 Digitale Gesundheitskommunikation

Für die in Kapitel 5 durchgeführte Rezipientenstudie, die neben Nutzungsmerkmalen Influencer-Inhalte in der Gesundheitskommunikation fokussiert, soll im Folgenden zunächst ein konzeptuell-theoretischen Verständnis geschaffen werden. Einführend sei zunächst nochmals auf die Relevanz des Forschungsfeldes hingewiesen. Denn: die Kommunikation über Gesundheit gewinnt zunehmend an Bedeutung. Der Trend geht zum einen dahin, dass sich Gesunde wie auch Patienten immer mehr über ihre Gesundheit bzw. Krankheit informieren – dies vor allem online (vgl. hierzu etwa Bittner 2016; Central 2015). Zum anderen steigt generell das Gesundheitsbewusstsein in der Bevölkerung und damit auch der Informationsbedarf (vgl. Philips Zukunftsinstitut 2015; Froböse/Wallmann-Sperlich 2016). Mit Blick auf mediale Angebote lässt sich ein großes Potential mit einer nicht zu unterschätzenden Bedeutung festhalten: „Untersucht man die für das Gesundheitsverhalten relevanten medizinischen, sozialen, politischen und ökonomischen Veränderungen, so stellt man fest, dass diese maßgeblich durch Medienkommunikation vorangetrieben werden" (Fromm/Baumann/Lampert 2011: 12).

Vor allem soziale Medien bieten eine große Vielfalt an Möglichkeiten hinsichtlich Information, Unterhaltung, Austausch und Interaktion. Jeder kann eigene Inhalte veröffentlichen, die grundlegend durch eine digitale Vernetzung und Nutzerpartizipation gekennzeichnet sind. Auch das soziale Beziehungsmanagement wird ermöglicht, da sich Beziehungen pflegen und neue Kontakte knüpfen lassen. Das Angebot ist dabei zeitunabhängig, Informationen persistent, replizierbar, durchsuchbar und aggregierbar, was zu einer hohen Transparenz von Daten, Vernetzungen und Handlungen führt. (vgl. Taddicken/Schmidt 2017: 4ff) Gerade für das sensible und sehr individuelle Thema Gesundheit ergeben sich zahlreiche Chancen, aber auch Risiken. Pundt und Scherenberg (2018) weisen auf das enorme Potential der Wissenssteigerung durch die digitale Kommunikation hin, zudem können das Empowerment und die Partizipation bei Patienten und anderen Nutzergruppen als Chance betrachtet werden (vgl. 20). Auch mobile Angebote, wie beispielsweise Gesundheits-Apps, Wearables oder Assistenzsysteme, gewinnen an Bedeutung (vgl. Stehr/Rossmann 2018: 30; Fischer/Aust/Krämer 2016: 4).

Dabei verändern sich die Kommunikatoren ebenfalls. War die Auskunft früher dem Mediziner, dem *Halbgott in Weiß*, vorbehalten, werden heute „gesundheitsbezogene Informationen sowohl von medizinischen Laien als auch von professionellen Gesundheitsakteuren auf Internetseiten, Videoplattformen (z.B. YouTube), Microblogging-Diensten (z.B. Twitter) oder auch sozialen Onlinedinesten (z.B. Facebook) an potenzielle Nutznießer übermittelt" (Pundt/Scherenberg 2018: 19). Dies sind mögliche Erklärungen dafür, warum auch Influencer aus den Bereichen Sport, Fitness oder Ernährung in sozialen Netzwerken großen Zuspruch finden und zu Vorbildern werden.

Eine eher kritische Betrachtung wirft die Fachliteratur – nicht zuletzt auch im Zusammenhang dieser Entwicklungen – auf die Qualität und Ethik digitaler Gesundheitsinformation sowie -kommunikation. Auch die Themen Verbraucher-, Daten- und Persönlichkeitsschutz, Chancengleichheit, Unterscheidbarkeit von Werbung oder verfügbare Programme und eine Intransparenz von Digital-Health-Anwendungen für Bürger und Akteure des Gesundheitswesens werden kritisch verfolgt (vgl. Pundt/Scherenberg 2018: 20). Zum einen fehlt es an Kontrollen, d.h. es ist keine einheitliche Qualitätssicherung vorhanden, zum anderen können valide Informationen nicht gewährleistet werden. Fehlinformationen können einen negativen Einfluss auf Gesundheit, Krankheit und damit verbundene Risiken oder auf präventive und therapeutische Maßnahmen bzw. generell auf Einstellungen und Verhalten des Rezipienten haben. (vgl. Eichenberg/Malberg 2011: 128; Pundt/Scherenberg 2018: 20)

Das vorliegende Kapitel führt zunächst kurz in die Definitionsproblematik von Gesundheit bzw. Krankheit ein, ehe das Feld der Gesundheitskommunikation aus kommunikationswissenschaftlicher Sichtweise vorgestellt wird. Anschließend wird der Fokus auf qualitative und ethische Aspekte gerichtet und Erkenntnisse zu Testimonials in der Gesundheitskommunikation werden vorgestellt.

4.1 Gesundheit vs. Krankheit: Eine Definitionsproblematik

Was bedeutet eigentlich Gesundheit? Die Literatur hält eine Vielzahl an Definitionen des Terminus bereit. Grund dafür sind zum einen die Auffassungen der jeweiligen wissenschaftlichen Fachrichtungen (z.B. biomedizinische, psychologische, soziale Perspektive), zum anderen ist Gesundheit ein sehr individueller Begriff, den jeder Mensch auf eine sehr persönliche Weise wahrnimmt. So stellen Wittchen und Hoyer (2011) fest:

> „Ein Blick auf Definitionsversuche seit der Antike zeigt, dass es keine allgemein gültigen und zufrieden stellenden Definitionen für Gesundheit und Krankheit gibt. Gesundheit ist offensichtlich ein idealtypischer Begriff, der sich einer befriedigenden Gesamtdefinition entzieht." (Wittchen/Hoyer 2011: 29)

Aus medizinischer Sicht wird Gesundheit beispielsweise als Abwesenheit von Krankheit beschrieben: „Eine Person gilt als gesund, wenn sie subjektiv keine körperlichen, geistigen und seelischen Störungen wahrnimmt oder wenn bei ihr keine pathologischen (krankhaften) Veränderungen nachgewiesen werden können" (Rothgangel 2004: 3). Eine andere Darlegung bietet die World Health Organisation (WHO), wonach im Gesundheitszustand ein vollkommenes körperliches, geistiges und soziales Wohlbefindens vorliegt und nicht etwa nur das Fehlen von Krankheit oder Gebrechen (vgl. WHO 2006: 1). Ein Auszug aus einem Beschlussprotokoll des Deutschen Ärztetags 2011 zeigt, dass diese Definition jedoch als nicht mehr zeitgemäß angesehen wird. Denn: „Das WHO-Ziel kann von niemandem dauerhaft erreicht werden. Damit ist per se jeder ein behandlungspflichtiger Patient" (Bundesaerztekammer.de 2011: o.S.). In diesem Kontext wird eine zeitgemäße und für die Gesundheitsversorgung akzeptable Definition gefordert. Problematisch sind demnach entweder eine komplett fehlende Definition oder verschiedene Auffassungen, philosophischer, sozialrechtlicher oder ethischer Art. (vgl. ebd.: o.S.)

Schnabel und Bödeker (2012) kritisieren, dass es sich bei der derzeitigen Auffassung von Gesundheitskommunikation mehr um eine Krankheitskommunikation handelt. Diesen Standpunkt vertritt auch Bormann (2012), nach deren Ansicht man bereits die Gesundheitswissenschaften wegen ihrer starken medizinischen Ausrichtung als Krankheitswissenschaften bezeichnen könne (vgl. 20). Demnach scheint der Fokus des aktuellen Gesundheitsverständnisses nur auf dem Fehlen von Krankheit, nicht auf dem von der WHO formulierten Positivum von Gesundheit zu liegen. Auch das Gesundheitswesen lässt sich nach Meinung der Autoren als ein System definieren, das der Versorgung von Kranken dient. (vgl. Schnabel/Bödeker 2012: 43) Die angesprochene Krankheitskommunikation ist in vier Formen vorherrschend (vgl. ebd.: 49ff):

- Die **Risikokommunikation** beinhaltet Informationen zu Risikofaktoren hinsichtlich ihres Auftretens und ihrer Verteilung (Stichworte: Mortalität, Morbidität, Krankheitsgruppen).
- Die **Kommunikation zum Zweck der Kuration und Pflege** beinhaltet ebenfalls einen Krankheitsschwerpunkt. Hierzu zählen Austausch-

prozesse zwischen Ärzten untereinander oder mit dem Pflegepersonal sowie mit Patienten.
- Von der **Kommunikation zum Zweck der Rehabilitation** ist bekannt, dass sie maßgebliche Einflüsse auf Rehabilitationseffekte (sowohl auf den Verlauf einer Anschlussheilbehandlung als auch auf die mittelfristige Prognose) hat.
- Die **Kommunikation zum Zweck der Krankheitsverhinderung** (Prävention) zielt auf die Verhinderung potentieller Erkrankungen, also die Reduzierung oder Beseitigung von Risikofaktoren, ab.

4.2 Kommunikationswissenschaftliche Sichtweise

Kommunikation nimmt im Kontext mit Gesundheit eine wichtige Rolle ein, da sie „als physio-psycho-soziales Gesamtgeschehen und Motor des Aneignungsprozesses von Gesundheitsfähigkeit im Lebenslauf jedes Menschen spielt“ (Schnabel/Bödeker 2012: 64). Unter Gesundheitskommunikation versteht man die Vermittlung und der Austausch von Wissen, Erfahrungen, Meinungen oder Gefühlen über Gesundheit, Krankheit, Prävention, Gesundheitsversorgung, -politik oder -wirtschaft (vgl. Hurrelmann/Baumann 2014: 13). Dies kann auf den folgenden Ebenen stattfinden (vgl. Signitzer 2013: 318) und direkt-persönlich oder medienvermittelt erfolgen (vgl. Hurrelmann/Baumann 2014: 13):
- intrapersonal (z.B. Gedanken eines Individuums über die eigene Gesundheit)
- interpersonal (z.B. Arzt-Patienten-Gespräch)
- organisational (z.B. PR eines Krankenhauses)
- gesellschaftlich (z.B. medial vermittelte Images von Gesundheit oder Krankheit)

Roski (2014) fasst diese Kommunikationsebenen übergeordnet als Mikro-, Meso- und Makro-Ebene zusammen (vgl. 348f). Dieser Einteilung folgt auch Bonfadelli (2014), der diese zudem um die in Abbildung 15 aufgelisteten Perspektiven und Ansätze aus kommunikationswissenschaftlicher Sicht ergänzt.

Ebenen	Formen	Perspektiven	Ansätze
Medien-Ebene	Gesundheit als Medienthema	Selektion:	– Nachrichtenwerte: Aktualität, Überraschung, Abweichung, Kontinuität etc.
		Medienlogik	– Personalisierung, Emotionalisierung, Dramatisierung, Moralisierung
		Agenda-Building:	– PR-Einfluss durch Stakeholder vs. Recherche & Eigenleistung
		Framing:	– inhaltliche Perspektiven auf Thema: Progress, Economic Consequences, Public Accounting, Moral Judgments
		Bewertung:	– Bias: Pro vs. Kontra
		Qualität:	– Professionalität, Relevanz, Vielfalt
	Gesundheits-kampagnen	Gesundheits-verhalten und Medienwirkungen	– Sozial-kognitive Lerntheorie – Theorie des geplanten Verhaltens – Health Belief Modell – Protection Motivation Theory – Stages of Change Modell
Meso-Ebene	Organisations-kommunikation	Staat, Stake-holder und NGOs	– Gesundheitspolitik – Public Relations & Werbung – Events & Kampagnen
Mikro-Ebene	Intrapersonale Kommunikation	– Meinungen/Einstellungen zu Krankheit & Gesundheit – Psycho-soziale Reaktionen gegenüber Krankheit – Selbstwirksamkeitsüberzeugungen – Resilienz und Lebensqualität	
	Interpersonale Kommunikation	– Arzt-Patient-Beziehungen – Ko-Orientierung bezüglich Gesundheit/Krankheit – Soziale Netzwerke – Gespräche über Gesundheit/Krankheit	
	Nutzung, Rezeption und Wirkung von Medien	– Aktive Informationssuche & Sense Making – Agenda-Setting: Themenprioritäten – Wissenstransfer & Wissensklüfte – Framing & Kultivierung: z. B. Körperbilder	

Abbildung 15 Ebenen und theoretische Perspektiven der Gesundheitskommunikation (Quelle: Bonfadelli 2014: 20)

Schnabel und Bödeker (2012) unterscheiden außerdem zwischen drei Grundformen der Gesundheitskommunikation. Sie sehen diese als kommunikative Aktivitäten, die direkt oder indirekt an der Herstellung und der Aufrechterhaltung der Gesundheit beteiligt sind. Demnach beinhaltet die lebenslange Gesundheitskommunikation alle Kommunikationsformen einer Lebensspanne, die einen Gesundheitsbezug haben oder sich auf Krankheits- und Gesundheitsereignisse beziehen. Die ausbildungsbedingte Gesundheitskommunikation steht im Zusammenhang einer Ausbildung zum Gesundheitsexperten während die professionelle Gesundheitskommunikation die Praxis als Gesundheitsexperte einschließt. (vgl. 66f)

Diese Aspekte vereinend, schlägt Spatzier (2017) das mehrdimensionale Drei-Phasen-Modell zur Gesundheitskommunikation (Abbildung 16) vor. Dieses besteht aus einer präkommunikativen, kommunikativen und postkommunikativen Phase und schließt jeweils die soeben dargestellten Kommunikationsebenen und Perspektiven mit ein. Die Betrachtung der einzelnen Kommunikationsphasen findet sowohl auf der Kommunikator- als auch auf Rezipientenebene statt. (vgl. 20)

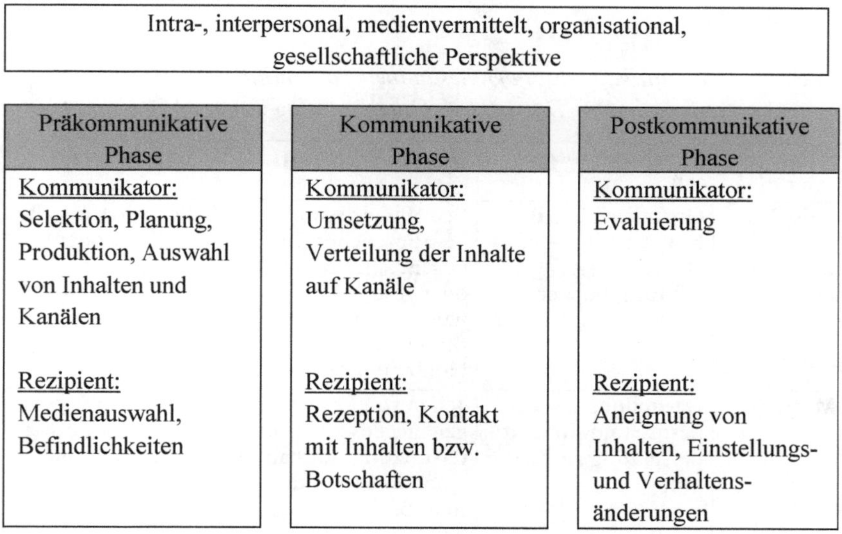

Abbildung 16 Mehrdimensionales Drei-Phasen Modell zur Gesundheitskommunikation (eigene Darstellung in Anlehnung an Spatzier 2017: 20)

In der Kommunikatorforschung ergeben sich Fragestellungen etwa dahingehend, von welchen Faktoren die Selektion gesundheitsbezogener Themen beeinflusst wird oder welche Rolle gesellschaftsbezogene, organisationale und persönliche Dispositionen bei der Planung von Gesundheitskampagnen spielen. In der Inhalts-, Nutzungs-, Rezeptions- und Wirkungsforschung steht beispielsweise im Forschungsinteresse, inwieweit Interaktionen das Bewusstsein für einen gesundheitsfördernden Lebensstil verändern, welche Faktoren Befindlichkeiten von Teil-Öffentlichkeiten im Umgang mit gesundheitsbezogener Kommunikation beeinflussen oder welche Frames wie auf die individuelle Bereitschaft für einen gesundheitsfördernden Lebensstil wirken. (vgl. Spatzier 2017: 20f)

4.3.1 Kommunikatoren in der Gesundheitskommunikation

Den eben ausgeführten Gegebenheiten folgend agieren in der Gesundheitskommunikation eine Reihe verschiedener Personen und Institutionen miteinander. Im Allgemeinen lassen sich drei Gruppen von Kommunikatoren klassifizieren: Gesundheitsexperten, Gesundheitslaien und Medienakteure (vgl. Fromm/Baumann/Lampert 2011: 34). Am Beispiel von YouTube lassen sich folgende zentrale Beispiele und unterschiedliche Motive aufführen:

Tabelle 7 Kommunikatoren in der Gesundheitskommunikation am Beispiel von YouTube (eigene Darstellung; Quelle: Döring 2018: 226)

	Gesundheitsexperten	**Gesundheitslaien**	**Medienakteure**
Beispiel	Organisation, z.B. Krankenhaus oder Dienstleister, z.B. Ernährungsberater	Betroffene gesundheitsbezogener Anliegen, z.B. Patienten oder gesundheitsbewusste/ -interessierte Bürger, z.B. Hobbysportler	Medienvertreter, z.B. Journalisten oder Agenturen
Motive	Darstellung der Expertise und Kontaktherstellung zu Zielgruppen	Teilen von Erfahrungen, gegenseitige Unterstützung, Aufbau einer positiven Identität, Beeinflussung des eigenen Bildes in der Öffentlichkeit oder gesundheitspolitischer Entscheidungen	Aufbereitung von Gesundheitsinformationen für verschiedene Zielgruppen

Nach klassischem Verständnis sind es Experten und Medien, die Informationen verbreiten, während Laien diese rezipieren. In der digitalen Kommunikation verschmelzen die Grenzen: mitunter werden auch Laien zu Produzenten. (vgl. Rossmann/Hastall/Baumann 2014: 81) Grundlegend hierfür war die Entwicklung des Web 2.0, welches die Rolle des Internetnutzers vom passiven Empfänger hin zum aktiven Kommunikator verändert hat (vgl. Walsh/Hass/Kilian 2011: 3). Jeder, der Zugang zum Internet hat und über digitale Endgeräte verfügt, kann Inhalte publizieren – völlig unabhängig von Organisationen jeglicher Art. Etablierte Institutionen stehen gleichermaßen vor einer zentralen Herausforderung: „Im Zuge der

Wandlung von einer Einwege- zu einer Zweiwege-Kommunikation können breite Bevölkerungsschichten recherchieren, selektieren und Informationen verbreiten“ (Hochscherf 2016: 45). Die klassischen Grenzen zwischen Sender und Empfänger verschwinden ebenso wie jene zwischen professionellen und nicht-professionellen Inhalten – auch in der Gesundheitskommunikation: „So stehen Expertenmeinungen neben Laienäußerungen und kommerzielle Interessen konkurrieren mit nicht kommerziellen Interessen“ (Reifegerste/Baumann 2018: 49a).

Schnabel und Bödeker (2012) weisen hingegen auch auf das Potential von Gesundheitslaien hin, dem „hidden health care system“ (68; zitiert nach Levin/Idler 1981), und legen dar, dass schätzungsweise „zwischen 60 und 70 Prozent aller Ereignisse mit Krankheitscharakter oder von krankheitsähnlicher Beschaffenheit im Laiensystem, meist in der Familie und in Zusammenarbeit mit alternativen oder nichtmedizinischen Professionen, wie z.B. Apotheken, bewältigt“ (68) werden. Medienvermittelten und personalkommunikativen Handlungen werden prinzipiell unterschiedliche Ansprüche und Charakteristika zugeschrieben: Bei massenmedialen Gesundheitskampagnen privater oder öffentlicher Kommunikatoren werden positive Effekte des Gesundheits- bzw. Risikoverhaltens in der Bevölkerung angestrebt. Vergleichsweise dazu ist in der persönlichen Kommunikation zwar eine geringere Reichweite vorhanden, dafür liegt dieser eine individuellere und damit spezifischere Ausrichtung zugrunde. Potentiell besteht hier eine größere Wirksamkeit. (vgl. Nöcker/Dadaczynski 2018: 109)

Absichten und Ziele des Kommunikators können einerseits das Versenden von Botschaften sein, die auf eine Gesundheitsförderung der Rezipienten abzielen. In diesem Fall handelt es sich um intendierte Absichten bzw. Botschaften. Ein Beispiel stellt ein TV-Spot zum Thema AIDS dar, der einen ausdrücklichen Appell beinhaltet, sich gesundheitsbewusst zu verhalten. Andererseits sind aber auch unintendierte Botschaften möglich, die für den Rezipienten nicht immer ersichtlich sind, dennoch als gesundheitsfördernde Maßnahmen zum Einsatz kommen. Als Beispiel kann hier die Krebserkrankung eines Protagonisten in einer Daily Soap angeführt werden. In diesem Fall werden gesundheitsbezogene Inhalte zur Gesundheitsförderung in ein Unterhaltungsprogramm implementiert. (vgl. Fromm/Baumann/Lampert 2011: 90f)

Renner und Gamp (2014) führen aus psychologischer Perspektive die folgenden drei Ziele auf, die mit gesundheitsbezogener Kommunikation verfolgt werden: (1) Informationsdarbietung, (2) Veränderung von gesundheitsbezogenen Einstellungen und Überzeugungen sowie (3) Veränderung des Verhaltens (vgl. 65). Stignitzer (2013) benennt ebenfalls drei unterschiedliche Kommunikationsziele bzw. -ansätze (vgl. 323f):

1. Informationsansatz: Informationsvermittlung zwischen Individuen, Organisationen oder Massenmedien (sowohl Sender als auch Empfänger). Die Verantwortlichkeit für eine erfolgreiche Kommunikation liegt vor allem beim Gesundheitsexperten und weniger beim Gesundheitslaien.
2. Persuasionsansatz: Prävention gesundheitlicher Probleme. Individuen sollen von gesundheitswidrigem Verhalten abgebracht werden. Die Verantwortung für die eigene Gesundheit liegt zum einen beim Individuum, zum anderen aber auch in der Gesellschaft (z.B. Gesundheitspolitik), weshalb dieser Ansatz auch mehr den Kontext eines Individuums fokussiert als die Person und ihr Verhalten als solches.
3. Narrativer Ansatz: Ergänzung oder Alternative zum Informations- und Persuasionsansatz. Der Mensch steht als Erzähler von Geschichten im Mittelpunkt. Durch Storytelling wird zum einen der Einzelne sozialisiert, zum anderen die Gesellschaft weiterentwickelt. Größere Relevanz als reine Fakten hat die Frage nach der Sinnhaftigkeit (z.B. Warum raucht eine Person?), auf deren Basis gesundheitsfördernde Botschaften entwickelt werden können.

Mit Blick auf eHealth[17] können auch Geräte, die über künstliche Intelligenz verfügen, als Kommunikatoren gesehen werden. Beispiele sind Wearables wie Aktivitäts-Tracker, Smartphones bzw. Gesundheits-Apps oder auch smarte Trinkflaschen, die den Nutzer daran erinnern, genügend zu trinken (vgl. Schumacher 2016: 42f). Das Angebot hier ist äußerst vielfältig und reicht „von für Laien entwickelten Fitness-Apps oder Gesundheitsratgebern sowie elektronischen Patiententagebüchern bis hin zu hochprofessionellen Apps, die medizinisches Fachpersonal in Arztpraxen und Kliniken bei ihrer Arbeit unterstützen“ (Albrecht/Höhn/von Jan 2016: 62). Insgesamt waren im Jahr 2017 rund 325.000 Gesundheits-Apps in allen App-Stores verfügbar – so viele wie noch nie. Die folgende Abbildung zeigt die Vielfalt der Anbieter dieses Bereiches und verdeutlicht, dass sich im App-Bereich neben etablierten Akteuren auch neue digitale mHealth-App-Unternehmen auf dem Gesundheitsmarkt bewegen, die mit rein digitalen Geschäftsmodellen die größte Gruppe darstellen. (vgl. Research2Guidance 2017: 10ff)

17 „eHealth dient per Definition der Verbesserung der Qualität, der Kosteneffizienz und der Sicherheit von Gesundheitsvorsorge und Krankheitsbehandlung durch vernetzte gesundheitsbezogene Produkte und Dienstleistungen auf Basis von Informations- und Telekommunikationstechnologie.“ (Andelfinger 2016: 27).

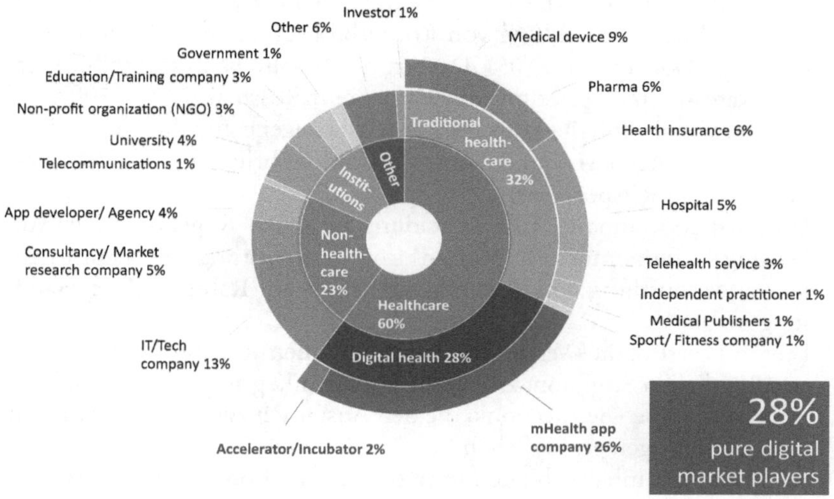

Abbildung 17 Anbieter von mHealth-Produkten, N = 2.400 (Quelle: Research2-Guidance 2017: 15)

4.2.2 Inhalte der Gesundheitskommunikation

Gesundheitsthemen werden grundlegend in gesundheitsbezogene und gesundheitsrelevante Inhalte gegliedert. Unter gesundheitsbezogenen Inhalten werden solche zusammengefasst, die Gesundheit oder Krankheit und damit verbundenen Faktoren direkt thematisieren. Der Gesundheitsbezug ist medienseitig zu sehen. (vgl. Fromm/Baumann/Lampert 2011: 32) Auf YouTube finden sich beispielsweise Videos mit Tipps gegen Erkältungen oder Rückenschmerzen, Mediationstrainings gegen Stress sowie persönliche Erfahrungen bei einer Krebserkrankung (vgl. Döring 2015: 106). Zudem ist zu unterscheiden, ob der Gesundheitsbezug explizit ist, d.h. das Thema Gesundheit ausdrücklicher Gegenstand der Kommunikation ist, oder implizit. In letzterem Fall ist eine Interpretationsleistung des Rezipienten notwendig, die Vorwissen und Erfahrungen voraussetzt. (vgl. Fromm/Baumann/ Lampert 2011: 89) Gesundheitsrelevant sind Inhalte dann, wenn sie einen gesundheitsfördernden (oder auch -schädlichen) Einfluss auf die individuelle Gesundheit des Rezipienten haben. Dies kann bewusst wie unbewusst sein und Auswirkungen auf Wahrnehmungen, Einstellungen und Verhaltensweisen haben. Der Gesundheitsbezug ist in diesem Fall rezipientenseitig. (vgl. ebd.: 32) Beispiele in den sozialen Medien sind etwa Musik- und Werbevideos, die unrealistische Schönheitsideale beinhalten und zur Entwicklung von Körperbild- und Essstörungen führen können (vgl. Döring 2015: 105). Die Art der Inhalte kann in drei übergeordnete Kategorien eingeteilt werden (vgl. Stehr/Rossmann 2018: 30ff):

1. Informationale Inhalte: z.B. gesundheitsbezogene Inhalte zu Indikation, Symptomen, Therapien oder Leistungserbringer (auf Webseiten oder Gesundheitsportalen)
2. Unterhaltende Inhalte: Unterscheidung zwischen Angeboten zur Aufklärung (Entertainment-Education) und Unterhaltung mit nicht intendierter Vermittlung von Gesundheitsthemen im Rahmen ihrer Handlung
3. Peer-to-Peer Inhalte: Vernetzung von Menschen in einer ähnlichen gesundheitlichen Situation, z.B. Online-Selbsthilfegruppen, aber auch soziale Netzwerke wie Facebook, die den Austausch zwischen Betroffenen und Angehörigen ermöglichen

Dabei lassen sich inhaltlich auch unterschiedliche Kommunikationsstrategien identifizieren, wie Gesundheitsbotschaften vermittelt werden. Bei Framing-Strategien werden vor allem Verlust-Frames (d.h. Betonung möglicher Verluste; z.B. eine schlechte Ernährung schadet) und Gewinn-Frames (d.h. Betonung möglicher Gewinne; z.B. durch eine gesunde Ernährung fühlt man sich fitter) eingesetzt. Dem Konsonanz- und Dissonanz-Framing liegt das Bedürfnis nach Übereinstimmung der eigenen Werte, Meinungen und Handlungen (Konsonanz) zugrunde. Ist dies nicht der Fall, tritt Dissonanz auf – eine mögliche Erklärung, warum Menschen auf Gesundheitsinformationen abwehrend reagieren. Zudem kommen in der Gesundheitskommunikation häufig Appellstrategien zum Einsatz. Angefangen von emotionalen Appellen (z.B. Furchtappelle, Schuldappelle, Humorappelle) über soziale Appelle (z.B. Mating-Appelle: Attraktivität für den romantischen Partner) bis hin zu normativen Appellen (z.B. injunktive Appelle: Hinweise, welches Verhalten von anderen als richtig oder falsch erachtet wird) – die Bandbreite ist hier groß. (vgl. Hastall 2018: 196ff)

Hinsichtlich eHealth lassen sich ebenfalls unterschiedliche Inhalte feststellen. Im Bereich mHealth kann man bei Apps zwischen Health-Apps (Fokus auf Prävention und Gesundheitsförderung), Medical-Apps (Unterstützung des Berufsalltages von Heilberufsgruppen oder Patienten mit chronischen Krankheiten) und Versorgungs-Apps (Zugriff auf Daten aus dem Versorgungssystem oder Upload selbst generierter Daten) unterscheiden. Bei Wearables (Wearable Computing Devices) handelt es sich um „am Körper tragbare, elektronische Kleingeräte, die einerseits über einen oder mehrere Sensoren zur Messung körperlicher Aktivitäten und Vorgänge verfügen und andererseits über eine digitale Schnittstelle [...]“ (Moll/Schulze/Rusch-Rodosthenous/Kunke/Scheibel 2017: 5). 508). Sogenannte Life-Apps können Informationen aus verschiedenen Wearables zusammenzuführen und dadurch Empfehlungen für den Nutzer ableiten. Vor allem im Kontext *Internet der Dinge* können Wearables hier eine Datenquelle darstellen. (vgl. Digital Gipfel 2017: 2ff) Wearables eignen sich für das Körper-Monitoring (z.B. Aufzeichnung Schlaf) oder als Human-Computer-Interfaces (z.B. Datenbrille) (vgl. Kramer/Lucht 2013: 5ff). Sie können dabei gesundheitsfördernd zum Einsatz kommen, wie zum Beispiel in Form eines Fitnesstrackers oder Herzfrequenzmessers, oder auch zur Überwachung bestimmter Körperfunktionen, des Blutdrucks, des Blutzuckers, der Lungenfunktion, des Schlafes sowie der Körpergröße und -gewicht (vgl. Digital-Gipfel 2017: 2; Lux/Farrenkopf/Matusiewicz 2013: 508). Dabei kann es inhaltlich darum gehen, Informationen bereitzustellen, Daten zu erfassen, zu verarbeiten, auszuwerten oder zu verwalten, Unterstützung oder Organisationsarbeit zu leisten, z.B. in Form eines Tagebuchs (vgl. Albrecht/Höhn/von Jan 2016: 70f).

4.2.3 Digitale Medien und Technologien als Kanäle der Gesundheitskommunikation

Die in der Gesundheitskommunikation verwendeten digitalen Medien bzw. Technologien lassen sich hinsichtlich ihrer Angebote zunächst in drei Bereiche kategorisieren (vgl. Reifegerste/Baumann 2018: 49f):

- Unter Health Content werden Angebote gebündelt, die auf eine einseitige Informationsvermittlung abzielen. Beispiele sind Gesundheitsportale, Online-Lexika oder Webseiten von Krankenkassen oder Ärzten.
- Der direkte Kontakt zwischen Leistungserbringer und dem Patienten wird als Health-Provision zusammengefasst.
- Health-Communities bieten die Möglichkeit der wechselseitigen Interaktion und inkludieren damit vor allem soziale Medien. Vor allem Foren spielen eine große Rolle.

Ergänzt werden sollte diese Kategorisierung im Kontext von eHealth-Angeboten zudem durch Informations- und Kommunikationstechnologien. In diesem Fall kann auch ein Computer an die Stelle des Menschen treten und Informationen mit anderen Menschen oder Computern austauschen.

Besonderheiten und Charakteristika der Kommunikation in und über digitale Medien stellen nach Kilian und Langner (2010) Interaktivität, Vernetzung, Multimedialität, Individualität, Verhaltensbasierung, Performanceorientierung, eine raumzeitliche Unabhängigkeit und Nichtlinearität sowie eine Pull- anstelle einer Push-Kommunikation dar (vgl. 20ff). Meinel und Sack (2009) betonen die ubiquitäre Nutzung, also die allgegenwärtige Kommunikationsmöglichkeit, die entkoppelt von Zeit und Raum besteht. Die räumliche Distanz wird irrelevant – wichtiger ist die Frage, über welchen digitalen Kanal die Kommunikation stattfinden soll (vgl. 12). Röhrs und Gabriel (2017) nennen zudem die hohe Reichweite, Benutzerfreundlichkeit, Zugänglichkeit, Aktualität und Kostengünstigkeit als wesentliche Eigenschaften (vgl. 19). Digitale Kommunikation ist darüber hinaus multimedial und unterliegt kaum Beschränkungen hinsichtlich medialer Inhalte wie Fotos oder Videos (vgl. Meinel/Sack 2009: 12). Es können dabei drei Kommunikationsformen differenziert werden: Bei der Uni-Kommunikation (1:n) senden Einzelpersonen Botschaften an ein Online-Publikum (z.B. selbstproduzierte Videos auf YouTube). Treten Einzelpersonen miteinander in Kontakt und tauschen bilateral Botschaften aus (z.B. Chat), spricht man von einer interpersonalen Kommunikation (1:1). Im Falle der Gruppenkommunikation (n:n) nehmen mehrere Nutzer mit gruppenöffentlichen Botschaften teil (z.B. Diskussionsplattform). (vgl. Döring 2010: 160)

Im Vergleich zur Face-to-Face-Kommunikation fehlen in der digitalen Kommunikation meist nonverbale Elemente, zudem werden „wesentliche sprachliche Signale wie Intonation oder Dynamik [...] fast vollständig ausgeblendet" (Ebersbach/Glaser/Heigl 2016: 185). Ohne diese wichtigen sozialen Hinweisreize oder Betonungen können Mehrdeutigkeiten und Missverständnisse entstehen. Vor allem, wenn es um Humor oder Ironie geht, kann dies problematisch werden. (vgl. ebd.: 185f) Geht es in der Kommunikation um emotionale Inhalte oder die Regulation von Status- und Sympathiebezeichnungen, kann die nonverbale Kommunikation sogar bedeutsamer sein als gesprochene Worte (vgl. Frindte 2001: 97). Die Lösung dieser Problematik für soziale Medien heißt *Emojis* (auch *Emoticons*). Die kleinen bunten Symbole können menschliche nonverbale Kommunikationselemente imitieren: Studien (z.B. Lo 2008) belegen, dass Emojis als Ersatz für nonverbale menschliche Kommunikationselemente wirkungsvoll eingesetzt werden können. Auch Soundwörter oder Abkürzungen werden für diese Zwecke eingesetzt. (vgl. Reißmann 2014: o.S.; Kilian/Langner 2010: 19).

Eine einheitliche Systematisierung bzw. Kategorisierung der sozialen Medien ist aufgrund der Vielzahl und Vielfalt der Angebote kaum möglich. In der Literatur existieren verschiedene Ansätze (vgl. hierzu z.B. Margraf 2011; Bruhn/Hadwich 2015; Röhrs/Gabriel 2017). Eine mögliche und häufig in dieser oder ähnlichen Form genutzte Kategorisierung ist in Abbildung 18 skizziert (vgl. Taddicken/Schmidt 2017: 10ff). Derzufolge werden soziale Medien nach Plattformen, Personal Publishing, Instant Messaging bzw. Chat und Wikis eingeteilt.

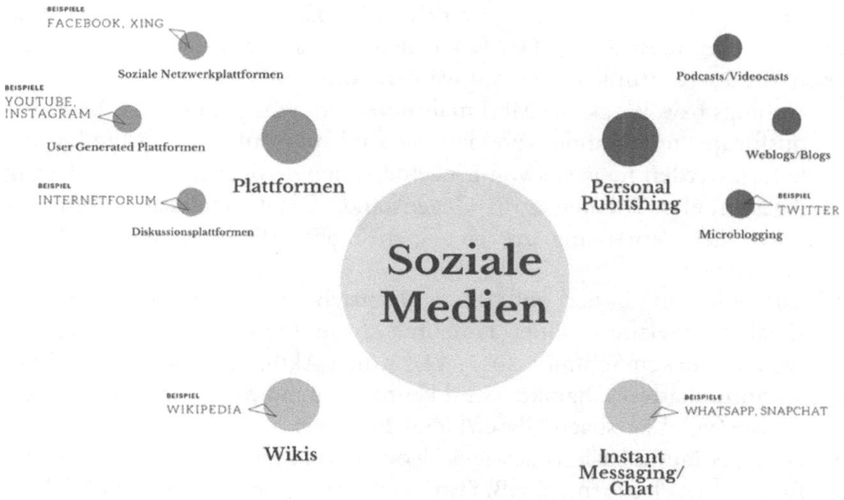

Abbildung 18 Systematisierung Soziale Medien (eigene Darstellung in Anlehnung an Taddicken/Schmidt 2017)

Unter **Plattformen** werden diejenigen Angebote verstanden, „die einer Vielzahl von Nutzern eine gemeinsame softwaretechnische Infrastruktur für die Kommunikation bieten“ (Taddicken/Schmidt 2017: 10). Charakteristisch ist meist eine Registrierung und anschließend ein Log-In, um Zugang zu erhalten. Es können drei Typen unterschieden werden (vgl. ebd.: 10f):

- soziale Netzwerkplattformen, z.B. Facebook
- Auf Diskussionsplattformen, auch bekannt als (Internet-)Foren, wird Nutzern der gemeinsame Austausch zu einem Thema ermöglicht. Wesentlicher Unterschied zu sozialen Netzwerkplattformen ist die Verschiebung des Fokus vom Profil hin zu einem Thread, der die Kommunikation strukturiert. Eine solche Plattform kann auch auf Webseiten integriert sein, beispielsweise als Forenbereich von Online-Journalismus-Angeboten.
- Kennzeichnend für User Generated Plattformen (UGC) ist das Produzieren und Rezipieren von Inhalten, die von Nutzern generiert werden

(vgl. ebd.: 10f). Die Bandbreite geht „von der Kommunikation, Veröffentlichung, der Teilfunktion, der Kommentierung bis zur Sympathiebekundung" (Goderbauer-Marchner/Büsching 2015: 13).

Angebote im Bereich **Personal Publishing** „eröffnen insbesondere Menschen ohne professionelle Kenntnisse oder spezielle Infrastruktur die Möglichkeit, eigene „persönliche" bzw. private Webangebote zu erstellen" (Taddicken/Schmidt 2017: 11). Der Fokus liegt hier also auf dem Autor, wobei ebenfalls drei Gattungen benannt werden können:

- Weblogs bzw. Blogs, die Merkmale einer Homepage und eines Diskussionsforums miteinander vereinen. Sie sind „persönliche gefärbte Journale [...], werden meistens von Einzelpersonen geführt und haben häufig tagesaktuelle Themen zum Gegenstand. Die Gemeinschaft entsteht durch die Vernetzung der einzelnen Blogs" (Ebersbach/Glaser/Heigl 2016: 35).
- Microblogging basiert auf kurzen Nachrichten (z.B. bei Twitter bis 140 Zeichen), welche in einer Timelime chronologisch aufgezeigt werden (vgl. Taddicken/Schmidt 2017: 12). Kurze Aktualitätsspannen und ein kommunikativer Charakter sind kennzeichnend für Microblogging-Angebote (vgl. Ebersbach/Glaser/Heigl 2016: 35).
- Podcasts (audiobasiert) sowie Videocasts (audiovisuell) können in der Regel über Plattformen, z.B. iTunes, abonniert werden (vgl. Taddicken/Schmidt 2017: 12).

Instant Messaging oder **Chat** unterstützt die synchrone, also zeitgleiche, Kommunikation zwischen Nutzern in Form von Texten, Bildern oder Videos. Instant Messaging ist über ein Netzwerk organisiert, da sich Nutzer jeweils als Kontakt autorisieren müssen, um eine Kommunikation zu ermöglichen. Charakteristisch für den Chat ist, dass die Kommunikation in einem eigenen Raum stattfindet, den Teilnehmer gleichzeitig betreten können, um an der Kommunikation teilzunehmen. Ein Beispiel für die Überschneidung von Instant Messaging bzw. Chat und der klassischen SMS sind Dienste wie WhatsApp oder Snapchat. Das bekannteste Beispiel für **Wikis** stellt die Online-Enzyklopädie Wikipedia dar. (vgl. ebd.: 12f) „Wikis fokussieren die kollaborative Erstellung von Texten. Ziel der Community ist es, Inhalte gemeinsam zu schreiben. Dabei steht die Sache im Mittelpunkt, der einzelne Autor ist kaum erkennbar" (Ebersbach/Glaser/Heigl 2016: 35).

4.2.4 Rezeption von Gesundheitsinhalten und Mediennutzung

Mit Blick auf die Rezeption von Gesundheitsinhalten lässt sich feststellen, dass ein generelles Interesse in der Bevölkerung an Gesundheitsthemen vorliegt. Beispielsweise zeigt eine Langzeiterhebung des Nutzungsverhaltens hinsichtlich Gesundheitsaktivitäten der amerikanischen Bevölkerung, dass das Internet die erste Quelle für Gesundheitsinformationen darstellt. Die Kommunikation über soziale Medien ist vergleichsweise gering, der Kontakt zu medizinischem Personal und der Austausch mit Gleichgesinnten darüber haben aber an Bedeutung gewonnen. (vgl. Prestin/Vieux/Chou 2015: 4ff)

Auch in Deutschland spiegeln sich diese Erkenntnisse wieder: In einer Befragung geben 89 Prozent (*N* = 1.728) an, sich mindestens einmal im Zeitraum von zwölf Monaten über Gesundheitsthemen im Internet informiert zu haben (vgl. Baumann/Czerwinski 2015: 63). Vor allem für die Altersgruppen 14 bis 29 (57%; *N* = 508) und 30 bis 49 (56%) stellt das Internet eine wichtige Informationsquelle dar, ab 60+ tritt beispielsweise die *Apotheken Umschau* (68%) an diese Stelle (vgl. mindline-media 2013: 10). Bei der Nutzung sozialer Medien im Zusammenhang mit Gesundheitsthemen weisen Untersuchungen abweichende Ergebnisse auf. In einer Studie der Techniker Krankenkasse (2016) geben rund 80 Prozent der Befragten an, dass sie soziale Netzwerke wie Facebook, Twitter oder Xing nicht zum Informationsaustausch über Gesundheitsthemen nutzen würden (vgl. 9). Eher widersprüchlich kommt hingegen ein Review zu dem Ergebnis, dass die Allgemeinheit soziale Medien für sich selbst, ihre Familienmitglieder und/oder Freunde nutzt, um Gesundheitsinformationen aller Art zu beziehen oder zu teilen. Demnach tauschen sich Patienten beispielsweise in Diskussionsforen, Chats oder via Instant Messaging aus. (vgl. Moorhead/ Hazlett/Harrison/Carroll/Irwin/Hoving 2013: o.S.) Baumann und Czerwinski (2015) legen dar, dass soziale Netzwerke von zwölf Prozent der Internetvielnutzer[18] (bzw. 8% Gelegenheitsnutzer[19]) sowie Gesundheitsforen und Communities von 22 Prozent (bzw. 12% Gelegenheitsnutzer) genutzt werden. Blogs zu Gesundheitsthemen werden dagegen von acht Prozent (bzw. sieben Prozent Gelegenheitsnutzer) und damit weniger häufig rezipiert. (vgl. 71)

---

18 Vielnutzer: Nutzung des Internets für Gesundheitsinformationen fünfmal und häufiger im vergangenen Jahr.

19 Gelegenheitsnutzer: Nutzung des Internets für Gesundheitsinformationen bis zu viermal im vergangenen Jahr.

Ob jemand online nach Gesundheitsinformationen sucht, ist abhängig von verschiedenen Faktoren, der aktuellen Situation und geprägt von individuellen Erfahrungen, Erwartungen und Zielen geprägt (vgl. Baumann/ Hastall 2014: 453). So spielen das Alter, der sozioökonomische Status, gesundheitsbezogene Merkmale (Patient/ Nicht-Patient; allgemeines Gesundheitsbewusstsein) oder die Gesundheitskompetenz eine Rolle. Auch Emotionen und ein wahrgenommenes Informationsdefizit können ursächlich für die aktive Suche sein. Frauen und Männer unterscheiden sich dabei nicht signifikant voneinander. (vgl. Baumann/Czerwinski 2015: 64ff; Rossmann/Lampert/Stehr/Grimm 2018: 6)

Die folgende Abbildung zeigt exemplarisch anhand des *Comprehensive Model of Information Seeking* eine mögliche Erklärung für die gezielte Informationssuche. Diese wird demnach durch verschiedene gesundheitsbezogene Faktoren sowie von der Nützlichkeit der Botschaft bzw. der Merkmale der Übermittlungsmedien (z.B. Glaubwürdigkeit oder Qualität) beeinflusst. Weitere Erklärungen finden sich zudem beispielsweise im *Risk Information and Processing Model*, nach welchem die wahrgenommene Informiertheit, die wahrgenommene Kapazität zur Informationsaufnahme und die wahrgenommenen Eigenschaften eines Medienangebots eine Rolle spielen. Als individuelles Merkmal wird die Erfahrung mit der Bedrohung neben dem Selbstbild und der Soziodemographie als Einflussfaktor aufgeführt. Eine weitere Erklärung für die Informationssuche bietet die *Theory of Motivated Information Management*, nach welcher Unsicherheit ausgelöst wird, wenn eine Diskrepanz zwischen aktuellem und gewünschtem Wissensstand besteht. (vgl. Rossmann/Lampert/Stehr/Grimm 2018: 11f; Reifegerste/Baumann 2018a: 48f)

Grundlegend lassen sich außerdem unterschiedliche Motive erkennen, die der Suche nach Gesundheitsinformationen zugrundeliegen. „Es muss dabei unterschieden werden, ob es sich um ungerichtete Informationsbedürfnisse oder um ein konkretes Problemlösebedürfnis handelt“ (Stehr/ Rossmann 2018: 33). So möchten sich Interessierte entweder Überblickswissen, Orientierungswissen, Aktionswissen oder Bestätigungswissen aneignen. Bei letzterem geht es darum, bestehende Orientierungen und Einstellungen durch konforme Informationen zu bestätigen. Allen anderen Informationsarten liegt der Neuigkeitswert von Informationen zugrunde. (vgl. Baumann/Hastall 2014: 453) Auch die Suche nach Unterstützung im Umgang mit einer Erkrankung oder der Kontakt und Austausch mit anderen Betroffenen stellen Gründe für die digitale Nutzung hinsichtlich Gesundheitsthemen dar (vgl. Baumann/Czerwinski 2015: 60).

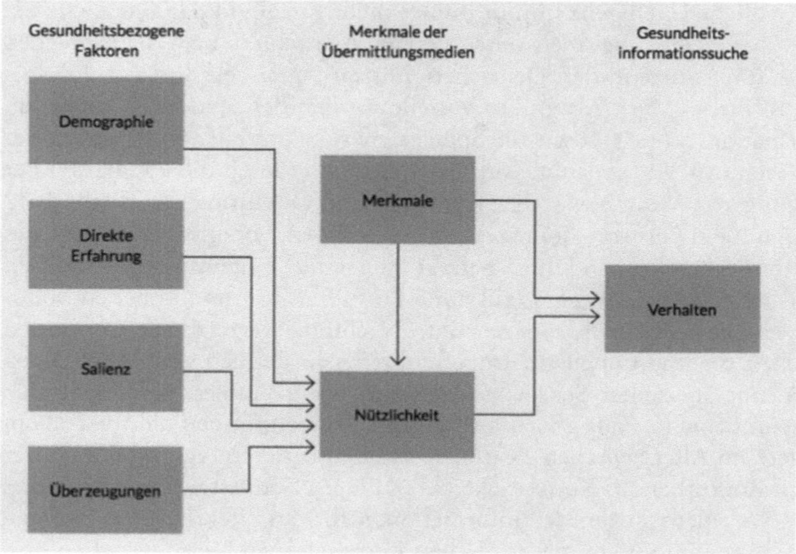

Abbildung 19 Comprehensive Model of Information Seeking (Quelle: Rossmann/Lampert/Stehr/Grimm 2018: 11)

Informationen werden hinsichtlich ihrer Nützlichkeit und Glaubwürdigkeit beurteilt. Dabei wird das Internet als besonders effizient bewertet, zumal es eine breite Vielfalt an Informationen bereitstellt. (vgl. Rossmann/Lampert/Stehr/Grimm 2018: 6) „Allerdings stellen insbesondere das Finden, Verstehen, Beurteilen und Umsetzen von Informationen ein Problem von Patientinnen und Patienten dar" (Baumann/Link 2016: 386). Demnach ist vor allem bei der Nutzung digitaler Angebote ein Maß an Aufmerksamkeit sowie Gesundheits- und Medienkompetenz notwendig, um qualitative Aspekte von Gesundheitsinformationen einschätzen zu können (vgl. Rossmann/Lampert/Stehr/Grimm 2018: 8). Dabei zeigt sich bei der Mediennutzung, dass Rezipienten differenzieren und mediale Angebote nach ihrer Glaubwürdigkeit unterschiedlich beurteilen – vor allem online: „Die meisten Nutzer sind sich offenkundig im Klaren darüber, dass sie im Internet zwischen mehr oder weniger seriösen bzw. vertrauenswürdigen Angeboten unterscheiden müssen" (Schultz/Jackob/Ziegele/Quiring/Schemer 2017: 249). Soziale Medien werden im Vergleich zu traditionellen Medien (in dieser Studie: Die Welt, Le Monde oder BBC) als weniger vertrauensvolle Informationsquelle bewertet (vgl. JIN 2017: 9ff).

Künstliche Intelligenz nimmt immer mehr Einzug in das alltägliche Leben. Dies zeigen beispielsweise digitale Assistenten bzw. Lautsprecher. Rund fünf Prozent der Deutschen nutzen *Alexa*, elf Prozent *Cortana* und 14 Prozent *Siri*. Als größte Vorteile werden der schnelle Zugang von Informationen (46%) sowie die Sprachsteuerung anstelle der Eingabe über die Tastatur (43%) genannt. (vgl. PwC 2017: 6ff) Auch die Popularität der Nutzung von Wearables steigt. In Mittel- und Osteuropa ist im Jahr 2017 insgesamt ein Plus von elf Prozent zu verzeichnen. Vor allem Smartwatches und Fitnesstracker sind hier gefragt, steigende Nutzungszahlen weisen auch *Wrist Sports Computers* (z.B. GPS Pulsuhren) im traditionellen Sport-Segment auf. Ebenfalls eine erhöhte Nachfrage verzeichnen Connected Watches, die traditionellen Armbanduhren sehr ähnlich sind. Auch Kopfhörer mit speziellen Sensorikfunktionen, sog. Earables, etablieren sich mehr und mehr. (vgl. gfk.com 2017) Als Nutzergruppen sind vor allem Jüngere im Alter zwischen 14 und 19 zu identifizieren (vgl. Moll/Schulze/Rusch-Rodosthenous/Kunke/Scheibel 2017: 35) Genutzt werden Wearables dabei vor allem wegen der Informationen für ein effektiveres Fitnesstraining (52%; $N > 1.000$), medizinischen Informationen (46%), genauen Aufzeichnungen von Aktivitäten (44%) sowie für eine gesündere Ernährung (38%) (vgl. Ballhaus/Song/Meyer/Ohrtmann/Dressel 2015: 11).

4.2.5 Wirkung von Gesundheitskommunikation

Bei medienvermittelter Gesundheitskommunikation lässt sich die Wirkung auf das Gesundheitsbewusstsein und -verhalten danach unterscheiden, ob diese unmittelbar, d.h. direkt, oder erst im Anschluss der Rezeption, z.B. in einer Diskussion mit anderen, stattfindet. Trifft letzteres zu, spricht man von einer indirekten Wirkung. (vgl. Fromm/Baumann/Lampert 2011: 91)

Hastall und Wagner (2014) weisen unter Bezugnahme auf verschiedene theoretische Ansätze[20] darauf hin, dass gesundheitsrelevante Botschaften typischerweise indirekt wirken. Demnach werden zunächst bestimmte Wahrnehmungs- und Einstellungsprozesse ausgelöst, welche mit Blick auf die Verhaltensänderung fördernd oder hemmend wirken können. Die Autoren argumentieren zudem, dass sowohl Mediatoren als auch Moderatoren als Drittvariableneffekte Einfluss auf das Gesundheitsverhalten neh-

20 Protection Motivation Theory (Rogers 1983), Extended Parallel Process Model (Witte 1992), Transtheoretisches Modell (Prochaska/Velicer 1997).

men. (vgl. 51ff) Als zentrale Einflussfaktoren auf die Wirkung von Gesundheitsbotschaften können folgende genannt werden: Der Schweregrad der negativen Konsequenzen, die Betroffenheit der Rezipienten, die Selbstwirksamkeit der Rezipienten, die empfohlene Verhaltensänderung erfolgreich auszuführen sowie die Ergebniswirksamkeit, also die Effektivität der empfohlenen Verhaltensänderung (vgl. Hastall 2018: 198).

Gesundheitskommunikation kann für Rezipienten sowohl gesundheitsfördernde als auch krankmachende Konsequenzen haben oder auch wirkungslos sein (vgl. Fromm/Baumann/Lampert 2011: 91). Hier ist auf folgende Besonderheit hinzuweisen, die das Thema Gesundheit mit sich bringt:

> „Gesundheitsbotschaften können uns mit gerne verdrängten Gedanken an Krankheit und Tod konfrontieren, unangenehme Gefühle und Assoziationen auslösen, indem sie das bisherige Gesundheitsverhalten als problematisch darstellen, schwierige Verhaltensänderungen verlangen und manipulativ wirken." (Baumann/Hastall 2014: 455)

Carrotte, Vella und Lim (2015) zeigen am Beispiel gesundheits- und fitnessbezogener Inhalte, dass diese einerseits zu gesundheitsfördernden Verhalten motivieren, andererseits negative Gefühle, wie z.B. Scham oder ein negatives Körperbild, auslösen können (vgl. o.S.). Nach Döring (2018) treten bei Online-Gesundheitsvideos positive Wirkungen dann auf, wenn diese gesundheitsförderliche Einstellungen bzw. Verhaltensweisen vermitteln sowie Hilfe für den Umgang mit Krankheiten oder gesundheitlich belasteten Lebensumständen bieten. Der Rezipient konsumiert in diesem Fall bewusst selektiv und reflektierend. Negative Effekte treten dann auf, wenn es sich um unrealistische oder fehlerhafte Gesundheitsinformationen handelt, gesundheitsschädliche Einstellungen bzw. Verhaltensweisen vermittelt werden und eine unkritische Rezeption stattfindet. (vgl. 237f) Generell ist festzuhalten, dass das Verhalten neben der Information von affektiven Impulsen abhängig ist, wie beispielsweise der eigenen Motivation. Hier wirken sowohl die eigene Persönlichkeit, Einsichten, Einstellungen oder Gefühle und Erfahrungen als auch Einflüsse aus dem sozialen Umfeld ein. (vgl. Becke 2018: 380) „'Typisch menschliche' Verzerrungen" (Hastall 2017: 63) treten im Zusammenhang mit Gesundheitsinformationen beispielsweise dahingehend auf, dass Risiken verleugnet oder verdrängt werden, riskantes Verhalten schöngeredet oder die eigene Unfähigkeit bzw. Inkompetenz nicht erkannt wird (vgl. ebd.).

Digitale Angebote können dabei einen besonderen Beitrag leisten: „Die Forschung geht davon aus, dass der interaktive Umgang mit Online-Gesundheitsangeboten die Wirksamkeit aufgrund des erhöhten Selbstwirksamkeitserlebens, der stärkeren Involviertheit und der Bindung an die Angebote erheblich steigert“ (Rossmann/Krömer 2015: 157). Das Empowerment von Patienten stellt einen wesentlichen Treiber für die Entwicklung von eHealth Anwendungen dar. Denn: „Eine höhere Kompetenz und ein verbessertes Selbstmanagement – eine höhere Adhärenz – der Patienten verbessern wiederum nachgewiesenermaßen die Versorgungsergebnisse“ (Thranberend/Knöppler/Neisecke 2016: 5). Potentiale bietet hierfür auch der Einsatz künstlicher Intelligenz. Ergebnisse einer tiefenpsychologischen Studie über den Sprachassistenten *Alexa* zeigen, dass dieser das Ego von Nutzern aufwerten kann: Sie fühlen sie sich der Technik-Avantgarde zugehörig, erfahren eine digitale Allmacht durch die Steuerung und bekommen eine Ur-Geborgenheit vermittelt („Immer ist jemand da, der zuhört und mit mir spricht“). Auch Beziehungs-Sehnsüchte werden unbewusst auf den digitalen Assistenten projiziert. Verständnisschwierigkeiten und unsinnige Auskünfte werden zwar als Enttäuschung erlebt, jedoch hat der Nutzer dadurch das Gefühl, *Alexa* überlegen zu sein. (vgl. Rheingoldmarktforschung.de 2017)

Bei Gesundheits-Apps zeigen sich Wirkungen beispielsweise dahingehend, dass sich der Erhalt von Feedback positiv auf die Steigerung der körperlichen Aktivität auswirken kann. Die Selbstüberwachung mittels Apps stellt das häufigste Instrument zur Motivationssteigerung dar. Auch bei Fitness- und Ernährung zeigen verschiedene Studien (vgl. z.B. Matttila/Orsama/Ahtinen et al. 2018; Glynn/Hayes/Casey et al. 2014; Naimark/Madar/Shahar 2015) positive Effekte bei App-Nutzern im Vergleich zu Kontrollgruppen ohne Apps. (vgl. Rutz/Kühn/Dierks 2016: 120ff)

Hinsichtlich digitaler Informationen ist zu berücksichtigen, dass nicht für alle Nutzer ein positiver Effekt zu verzeichnen ist. So weisen Stehr und Rossmann (2018) darauf hin, dass dies von der sogenannten *eHealth-Literacy* abhängig ist. Hierunter versteht man die Fähigkeit, digitale Gesundheitsinformationen zu suchen, zu finden, zu verstehen und anzuwenden. Dies ist bei jüngeren Personen mit einem höheren Bildungsgrad und Erfahrung im Umgang mit digitalen Medien ausgeprägter. (vgl. 35) Mit Blick auf Peer-to-Peer-Angebote sind es vor allem persönliche Erfahrungen, die eine Rolle spielen. Diese „evozieren vornehmlich Emotionen und erhöhen die Risikowahrnehmung, können dadurch aber auch verzerrte Realitätswahrnehmungen bewirken“ (ebd: 38).

4.3 Qualitative und ethische Aspekte der digitalen Gesundheitskommunikation

Qualitative und ethische Aspekte spielen in der Gesundheitskommunikation eine wichtige Rolle. Zum einen basiert dies auf rechtlichen Aspekten, wie der im deutschen Patientengesetz verankerten umfangreichen Informationspflicht, welche „in verständlicher Weise" (§ 630c BGB) hinsichtlich der Diagnose, der voraussichtlichen gesundheitlichen Entwicklung oder der Therapie zu leisten ist (vgl. ebd.). Zum anderen können Qualitätsmängel in der Gesundheitskommunikation zu Fehlinformationen und negativen Auswirkungen auf Einstellungen oder Verhalten führen: Auf emotionaler Ebene können Ängste, Panik, Verwirrung oder Schuldgefühle hervorgerufen werden, Hypochondrie oder ein Krankheitsgefühl entstehen. Auf physischer Ebene reichen die Folgen von Behandlungsabbrüchen bis hin zur Inanspruchnahme von (unangemessenen) Therapien aufgrund unrealistischer Hoffnungen. Auch aus finanzieller Sicht kann die Investition in unangemessene Dienste bzw. in Selbstmedikation oder ein unnötiges Einholen einer zweiten Meinung eine Konsequenz der Informationstätigkeit darstellen. Ebenso kann es zur Stigmatisierung oder Diskriminierung von Bevölkerungsgruppen kommen. (vgl. Loss/Nagel 2009: 505) Hinzu kommt, dass, wie oben aufgezeigt, positive Effekte auf der Qualität von Gesundheitsinformationen basieren (vgl. Reifegerste/Rossmann 2018: 54f).

Generell ist es jedoch insbesondere für Rezipienten sehr schwierig, Informationen hinsichtlich ihrer Qualität einzuschätzen. Dies resultiert einerseits aus der Vielzahl an Online-Angeboten, zum anderen fehlt es an einheitlichen objektiven Kriterien, die eine Orientierung bieten (vgl. Pundt/Scherenberg 2018: 20). Gleichzeitig ist es aber auch „fraglich, inwieweit es möglich ist, Verfahren der Qualitätskontrolle auf sämtliche Angebote im Internet anzuwenden" (Stehr/Rossmann 2018: 31). Dabei sind durchaus Qualitätskriterien und ethische Grundlagen vorhanden, die für die Beurteilung von Gesundheitsinformationen herangezogen werden können. Jedoch ist auch hier zu diskutieren, ob diese Bewertungskriterien auch eine Hilfestellung für Rezipienten leisten können: „Fast alle bisherigen Studien untersuchen die Qualität der gesundheitsbezogenen Informationen aus medizinischer Sicht. Diese Art der Qualitätssicherung stellt durchaus ein Problem dar, da ‚durchschnittliche' Internet-UserInnen Informationen auf eine andere Weise suchen und beurteilen, als ExpertInnen dies tun" (Stetina/Kryspin-Exner 2009: 6). Tatsächlich spielen hier, wie im

Folgenden dargestellt, andere Kriterien wie die Nutzerfreundlichkeit oder das Design eine wesentliche Rolle.

In den folgenden Punkten wird zunächst in einem kurzen Überblick gezeigt, welche Kriterien und Standards derzeit zur Beurteilung der Qualität von Gesundheitsinformationen herangezogen werden. Anschließend werden Besonderheiten der digitalen Gesundheitskommunikation hervorgehoben und ethische Aspekte beleuchtet.

4.3.1 Beurteilung der Qualität von Gesundheitsinformationen: Kriterien und Standards

Am Beispiel von Gesundheits-Apps – jedoch komparabel mit anderen digitalen Gesundheitsinformationen – zeigen Kramer und Lucht (2013), warum die Etablierung einheitlicher Qualitätsstandards, insbesondere für Rezipienten, Schwierigkeiten darstellt: Einerseits besteht eine große Vielfalt sowie eine hohe Dynamik des Marktes, d.h. regelmäßig erscheinen zahlreiche neue Angebote in verschiedenen Bereichen. Andererseits ist bei den Nutzern eine ebenso große Vielfalt vorhanden: Es bestehen nicht nur Unterschiede in den individuellen Voraussetzungen (*eHealth-Literacy* oder Medienkompetenz) sondern auch in den Sicherheitsbedürfnissen (z.B. Ärzte, Gesundheitsinteressierte oder Angehörige). Hinzu kommt, dass es für Rezipienten unübersichtlich ist, welche Angebote staatlich reguliert werden und welche nicht bzw. welche Interessen verfolgt werden. Auch bei der Entwicklung besteht die Herausforderung darin, dass die Expertise von Gesundheits- und Medienexperten zusammengeführt werden muss. (vgl. 31) Entsprechend dieser Gegebenheiten existieren derzeit verschiedene Ansätze, wie Gesundheitsinformationen hinsichtlich ihrer Qualität beurteilt werden können. Im Folgenden wird daher zunächst kurz auf evidenzbasierte Gesundheitsinformationen eingegangen, welche auf aktuellen wissenschaftlichen Erkenntnissen beruhen und gewissermaßen den Königsweg darstellen. Anschließend werden drei der bereits erwähnten Initiativen vorgestellt, die eine Qualitätssicherung verfolgen. Abschließend wird anhand von zwei Beurteilungsinstrumenten gezeigt, welche Hilfestellung Rezipienten an die Hand gegeben wird.

Evidenzbasierte Gesundheitsinformationen

Wer Entscheidungen mithilfe von Informationen treffen möchte, der benötigt diese in unverzerrter und zuverlässiger Weise auf Basis des aktuellen Wissensstandes – so lässt sich die Grundauffassung zusammenfassen, die evidenzbasierten Gesundheitsinformationen zugrundeliegt. Ziel ist es insbesondere, Unsicherheiten bzgl. Wirksamkeit und Nutzen bzw. Schaden einer Intervention zu reduzieren. (vgl. Lühnen/Albrecht/Steckelberg 2017: 4ff) Liegt keine Evidenz vor, so soll dies offen dargestellt werden (vgl. Albrecht/Mühlhauser/Steckelberg 2014: 146). Damit wird Menschen durch evidenzbasierte Gesundheitsinformationen ermöglicht, „ihr Wissen über Gesundheit und Krankheit zu verbessern und eigenständig oder gemeinsam mit anderen Entscheidungen über Gesundheitsfragen zu treffen“ (Deutsches Netzwerk Evidenzbasierte Medizin 2015: 4). Konkret werden Gesundheitsinformationen in diesem Kontext als Informationen definiert, die sich v.a. auf folgende Aspekte beziehen (vgl. ebd.: 6):

- Allgemeines Wissen über Gesundheit, Erkrankungen (+ Auswirkungen und Verlauf)
- Maßnahmen zur Gesunderhaltung: Prävention und Gesundheitsförderung
- Früherkennung, Diagnostik, Behandlung, Palliation, Rehabilitation, Nachsorge von Krankheiten (+ im Zusammenhang stehende medizinische Entscheidungen)
- Pflege
- Krankheitsbewältigung und Alltag mit einer Erkrankung.

Evidenzbasierte Gesundheitsinformationen unterliegen durch ethische Leitlinien definierten Anforderungen bzgl. Inhalte und Darstellung (vgl. Albrecht/Mühlhauser/Steckelberg 2014: 146). Dies umfasst zum einen bereits das methodische Vorgehen im Erstellungsprozess der Informationen selbst, zum anderen Qualitätskriterien, die berücksichtigt werden müssen. Für den Entwicklungsprozess werden vier Phasen (1 Entwicklung, 2 Pilotierung, 3 Evaluation, 4 Implementierung) vorgeschlagen, welche sowohl quantitative als auch qualitative Forschungsmethoden einbeziehen. (vgl. Deutsches Netzwerk Evidenzbasierte Medizin 2017: 13ff) An dieser Stelle soll nicht näher auf die einzelnen Phasen eingegangen werden, sondern auf den umfangreichen Prozess aufmerksam gemacht werden. Die in der Leitlinie für evidenzbasierte Gesundheitsinformation angeführten Qualitätskriterien implementieren einerseits die Zielgruppenorientierung, andererseits inhaltliche Anforderungen. Bezugnehmend auf ersteres heißt es:

> „Es ist ethisch geboten, respektvoll und sensibel auf Wertvorstellungen und Sorgen der Nutzerinnen und Nutzer von Gesundheitsinformationen einzugehen, ihre Autonomie, kulturellen Unterschiede, subjektiven Gesundheitsvorstellungen und Theorien, geschlechts- und altersspezifischen Belange sowie die Belange von Menschen mit Behinderungen zu achten." (Lühnen/Albrecht/Steckelberg 2017: 17)

Berücksichtigt werden sollen daher eine verständliche Sprache, die objektive und ausgewogene Informationen beinhaltet, sowie die Barrierefreiheit bei Online-Inhalten (Vorgaben für Texte, Layout, Farben und Kontraste). Hinsichtlich Inhalte liegen Empfehlungen vor, welche Informationen in welcher Situation kommuniziert werden müssen. So sind dies etwa vor therapeutischen, diagnostischen oder Screening-Maßnahmen beispielsweise das Ziel der Maßnahme, die Diagnose, das Erkrankungsrisiko, die Prognose bei Nichtintervention oder Behandlungsoptionen inklusive Nichtbehandlung. Zudem sollen Metadaten, wie der Verfasser, ggf. Sponsor, die Offenlegung von Interessen oder Zielen der Publikation aus Transparenzgründen, aufgeführt werden. (vgl. ebd.: 24ff) Persönliche Erfahrungsberichte (sog. Narrative), wie sie beispielsweise mit Testimonials geschaffen werden, sollten aufgrund der einflussnehmenden Wirkung (vgl. Punkt 4.4) nicht in evidenzbasierten Gesundheitsinformationen eingesetzt werden. Auch wenn sie als leichter verständlich gelten, so besteht die Gefahr, dass sie die systematische Verarbeitung der Informationen verhindern und Optionen nicht gleichmäßig abgewogen werden. (vgl. Albrecht/Mühlhauser/Steckerlberg 2014: 150; Lühnen/Albrecht/Steckelberg 2017: 117f)

Evidenzbasierte und unabhängige Gesundheitsinformationen sind beispielsweise auf der Webseite Gesundheitsinformation.de, einem Angebot des Instituts für Qualität und Wirtschaftlichkeit im Gesundheitswesen (IQWiG), zu finden.

Qualitätsinitiativen

Verschiedene Initiativen haben es sich zum Ziel gesetzt, die Qualität (digitaler) Gesundheitsinformationen zu verbessern. Insbesondere geht es um die Richtigkeit der Inhalte sowie eine hohe Transparenz. Wer die Kriterien erfüllt, der erhält ein Qualitätssiegel der jeweiligen Organisation. Im deutschsprachigen Raum sind dies etwa das afgis-Qualitätslogo oder das HON-Siegel. Deren zugrundeliegenden Kriterien werden im Folgenden kurz vorgestellt, da sie zum einen den Fokus auf Webseiten, zum anderen auf soziale Medien richten. Daneben wird mit dem Medien-Doktor ein weiteres Projekt vorgestellt, das die Aufmerksamkeit auf journalistische Beiträge richtet. Die Beispiele zeigen jedoch auch deutlich, dass jeweils divergierende thematische Grundlagen oder Zielsetzungen verfolgt werden, aus denen naturgemäß unterschiedliche Kriterien hervorgehen: „Qualitätssicherungsinitiativen haben alle eine eigene Philosophie und dementsprechend werden unterschiedliche Kontrollmechanismen vorgeschlagen und eingesetzt“ (Stetina/Kryspin-Exner 2009: 8).

Das **Aktionsforum Gesundheitsinformationssystem** (**afgis**) fokussiert die Bewertung von Gesundheitsinformationen im Internet. Dabei wurden Standards entwickelt, die sich beispielsweise auf Gesundheitswebseiten, soziale Medien oder Gesundheits-Apps anwenden lassen sollen. Für die sozialen Medien hat der Verein die ‚10 Regeln der Partnerschaft für soziale Netzwerke' erstellt, welche insbesondere die Nutzung sozialer Medien durch verschiedene Beteiligte betonen (vgl. Afgis.de 2014):

1. Aktualität: Beiträge enthalten das Datum der Erstellung bzw. der Änderung.
2. Erreichbarkeit: Erreichbarkeit unter den angegeben Kontaktdaten und zeitnahe Rückmeldung innerhalb einer angegebenen Frist.
3. Fehler- und Konfliktmanagement: Wille der Partner, Fehler anzuerkennen, Konflikte zu vermeiden und zügig auszuräumen.
4. Offenheit: Vorhandensein eines Impressums und Kontaktinformationen; Autorenangaben bei den einzelnen Beiträgen.
5. Rechtmäßigkeit: Beachtung des TMG, RStV, BDSG (Bundesdatenschutzgesetz) und der jeweiligen Landespressegesetze.
6. Respekt: Respektvoller Umgang zwischen Betreiber und Nutzer.
7. Sachlichkeit: Themenbezogene Inhalte und sachliche Kritik werden durch Anbieter und Nutzer begrüßt, Meinungen mit Fakten belegt und Quellen genannt.
8. Spamschutz: Aktive Vermeidung von Spam.
9. Werbung und Finanzierung: Trennung von Werbung und Redaktion. Offenlegung von Sponsoren und Quellen der Finanzierung.
10. Zweckmäßigkeit: Eindeutige Definition des Zwecks und Benennung der Zielgruppen.

Die Stiftung **Health On The Net** (**HON**) bietet mit dem ethischen Verhaltenskodex ‚HON-code' einen Standard, der qualitative medizinische Informationen im Internet fördern soll. Einerseits soll mit den acht Prinzipien, welche in 35 Sprachen existieren, Webseitenbetreibern eine Anleitung an die Hand gegeben werden, wie sie transparente medizinische Informationen bereitstellen können. Andererseits bieten sie Internetnutzern eine Orientierungshilfe für qualitative und vertrauenswürdige Informationen. (vgl. Hon.ch 2017a) Die Kriterien lauten wie folgt (vgl. ebd. 2017b):

1. Sachverständigkeit: Angabe der Qualifikationen der Verfasser.
2. Komplementarität: Information zur Unterstützung – und nicht als Ersatz – der Arzt-Patient-Beziehung.
3. Datenschutz: Einhalten des Datenschutzes und Vertraulichkeit persönlicher Daten, die der Webseitenbesucher eingegeben hat.
4. Quellenangaben: Angabe der Quelle(n) der veröffentlichten Informationen sowie des Datums medizinischer und gesundheitsbezogener Seiten.
5. Belegbarkeit: Die Seite muss Behauptungen bzgl. Nutzen und Effizienz untermauern.
6. Transparenz: Zugängliche Darstellung, genauer E-Mail-Kontakt.
7. Offenlegung der Finanzierung: Angabe der Finanzierungsquellen.
8. Werbepolitik: Werbeinhalt wird klar von redaktionellem Inhalt unterschieden.

Der **Medien-Doktor** ist ein Projekt der Technischen Universität Dortmund, das die Beurteilung der Qualität von medizin- und umweltjournalistischen Beiträgen in Publikumsmedien und Pressemitteilungen anhand eines Kriterienkataloges systematisch untersucht und bewertet. Für medizinjournalistische Inhalte werden neben allgemeinjournalistischen Kriterien (Aktualität, Relevanz und Originalität der Themenauswahl; journalistische Umsetzung bzgl. Vermittlung für das gewählte Format; Faktentreue/Richtigkeit) folgende Kriterien herangezogen (vgl. Medien-doktor.de 2018a; b):

1. Nutzen: Wie ist der Nutzen einer Behandlungsart, eines Tests, eines Produktes oder eines Verfahrens dargestellt?
2. Risiken und Nebenwirkungen: Werden bzw. wie werden Risiken und Nebenwirkungen dargestellt?
3. Belege: Versucht die Geschichte die Qualität der Belege bzw. der Evidenz einzuordnen?
4. Experten: Gibt es eine weitere Quelle und wurden im Artikel irgendwelche Interessenskonflikte offengelegt?
5. Pressemitteilung: Der Beitrag geht in seinem Informationsgehalt und in der Darstellungsweise deutlich über eine Pressemitteilung bzw. das Pressematerial hinaus.
6. Neuheit: Macht der Beitrag klar, wie neu ein Ansatz wirklich ist?
7. Alternativen: Werden alternative Optionen für die vorgestellte Behandlungsart, den Test, das Produkt, das Verfahren erwähnt?

8. Verfügbarkeit: Wie ist die Verfügbarkeit einer Behandlungsart, eines Tests, eines Produkts, eines Verfahrens?
9. Kosten: Werden Kosten – und wenn ja, wie – in der Geschichte angesprochen?
10. Krankheitserfindung: Gibt es Anzeichen für „Disease mongering“ (Krankheitserfindungen/ -übertreibungen)?

Instrumente zur Beurteilung

Mit dem **DISCERN** wurde ein Instrument zur Beurteilung der Qualität von Gesundheitsinformationen entwickelt, welches Nutzer auch ohne Vorwissen oder Spezialwissen anwenden können. Der Fokus liegt auf Inhalten; andere Aspekte wie Layout, Abbildungen oder Lesbarkeit werden nicht berücksichtigt. Anhand von 15 Schlüsselfragen und einer Bewertung der Gesamtqualität behandelt der Fragebogen zum einen, ob es sich um eine zuverlässige bzw. vertrauenswürdige Publikation handelt. Zum anderen werden Einzelheiten bzgl. Behandlungsverfahren bzw. -alternativen abgefragt. Jede Frage wird auf einer Fünf-Punkt-Skala bewertet. (Discern.de o.J.a) Konkret umfasst DISCERN folgende Fragestellungen (vgl. Discern.de o.J.b)[21]:

1. Sind die Ziele der Publikation klar?
2. Erreicht die Publikation ihre selbstgesteckten Ziele?
3. Ist die Publikation für Sie bedeutsam?
4. Existieren klare Angaben zu den Informationsquellen, die zur Erstellung der Publikation herangezogen wurden (neben dem Autor oder Hersteller)?
5. Ist klar angegeben, wann die Informationen, die in der Publikation verwendet und wiedergegeben werden, erstellt wurden?
6. Ist die Publikation ausgewogen und unbeeinflusst geschrieben?
7. Enthält die Publikation detaillierte Angaben über ergänzende Hilfen und Informationen?
8. Äußert sich die Publikation zu Bereichen, für die keine sicheren Informationen vorliegen?
9. Beschreibt die Publikation die Wirkungsweise jedes Behandlungsverfahrens?
10. Beschreibt die Publikation den Nutzen jedes Behandlungsverfahrens?
11. Beschreibt die Publikation die Risiken jedes Behandlungsverfahrens?

21 Die Fragen enthalten jeweils Hinweise zur Beantwortung.

12. Beschreibt die Publikation mögliche Folgen einer Nicht-Behandlung?
13. Beschreibt die Publikation, wie die Behandlungsverfahren die Lebensqualität beeinflussen?
14. Ist klar dargestellt, dass mehr als ein mögliches Behandlungsverfahren existieren kann?
15. Ist die Publikation eine Hilfe für deine „partnerschaftliche Entscheidungsfindung" (sog. shared decision-making)?

Auch das Bundesministerium für Gesundheit bietet eine **Checkliste für Gesundheitsinformationen.** Diese wurde in Zusammenarbeit mit dem Kooperationsverbund Gesundheitsziele.de, Bund, Ländern und Akteuren des Gesundheitswesens entwickelt (vgl. Bundesgesundheitsministerium.de 2016). In jedem Fall sollten folgende fünf Kriterien erfüllt sein (vgl. Bundesgesundheitsministerium.de o.J.):

- Angabe der fachlichen Qualifikation der Autoren/ Anbieter.
- Ziel der Information (An wen wendet sie sich und welchen Zweck erfolgt sie).
- Beurteilbare Aktualität der Information durch Angabe des Erstellungsdatums.
- Verständlicher und übersichtlicher Aufbau, Erklärung von Fachbegriffen, neutrale Darstellung von Sachverhalten.
- Offenlegung der Finanzierung, deutliche Kennzeichnung und Abgrenzung von Werbeinhalten (falls vorhanden).

Abhängig vom jeweiligen Inhalt sind zudem wesentliche Aussagen mit Quellenangaben versehen, wobei Art und Aktualität der Quelle mitaufgeführt sind. Auch sollte die Vollständigkeit bei krankheitsbezogenen Angaben hinsichtlich Häufigkeit, Symptomen, Früherkennung, Untersuchungen und Behandlungen sowie weiterführender Literatur, Kontaktadressen oder Beratungsmöglichkeiten berücksichtigt werden. Aufgeführt werden sollten zudem Maßnahmen in ihrer Wirkung und im Vergleich sowie der Hinweis, dass die Informationen einen Arztbesuch nicht ersetzen können. Ebenso sollte die Darstellung von Nutzen und Risiken sowie die Wahrscheinlichkeit des Erfolges bzw. Misserfolges sollten beschrieben sein. (vgl. ebd.)

4.3.2 Besonderheiten der digitalen Gesundheitskommunikation

Neben der inhaltlichen Qualität kommen mit dem Einsatz digitaler Technologien weitere Qualitätskriterien dazu: Beispielsweise sollten der Datenschutz sowie gesetzliche Vorgaben eingehalten oder eine bedarfs- und bedürfnisgerechte Navigation sowie Strukturiertheit, die an den Anforderungen der Nutzer ausgerichtet ist, beachtet werden (vgl. Fischer/Dockweiler 2016: 416). Kritische Beispiele können vor allem Online-Communities, themenspezifische Foren, digitale Selbsthilfegruppen oder Blogs darstellen. „Die dort abrufbaren Informationen sind in ihrer Qualität [...] weit weniger gesichert und in ihrer Genese selten transparent" (Nöcker/ Dadaczynski 2018: 118). Dies kann sich auf verzerrte bzw. fehlerhafte Laienäußerungen oder auf verdeckte Werbung beziehen (vgl. Döring 2014b: 291).

Die Problematik ist im Bereich eHealth dabei die gleiche, wie man sie in den sozialen Medien vorfindet: Immer mehr Akteure agieren und entwickeln Angebote ohne entsprechenden Background im Medizin- bzw. Gesundheitsbereich oder aus privatwirtschaftlichen Interessen.

> „Es erscheint bei dem herrschenden Wildwuchs an Gesundheits-Apps [...] notwendig, dass Rahmenbedingungen und Qualitätsanforderungen für Gesundheits-Apps gesetzt werden, um Qualität und Sicherheit zu gewährleisten. Die Nutzerinnen und Nutzer brauchen einen Wegweiser, um aus dem undurchdringlichen Dschungel an auf dem Markt befindlichen Apps, ein passendes, sicheres und nützliches Angebot für sich zu finden [...]. Gesundheitsberufe und Patientenvertreter sollten vermehrt bei der Entwicklung und Anpassung von Apps beteiligt werden, um Qualität und Nutzbarkeit der Angebote für die jeweiligen Nutzergruppen zu erhöhen." (Kuhn/Amelung 2016: 110)

Scherenberg und Liegmann (2018) weisen darauf hin, dass bei der Konzeption derartiger Angebote die Kontext- und Input-Qualität durch die Integration von Experten bzw. Laien beeinflusst wird. Sind Experten beteiligt, so sollte dies entsprechend transparent kommuniziert werden, da es der Qualitätswahrnehmung und Vertrauensschaffung dient. Ebenso förderlich ist der Einsatz wissenschaftlicher Erkenntnisse und evidenzbasierter Behandlungsleitlinien. Auch die Erlebnisqualität spielt eine Rolle, für welche die Bedürfnisse und Nutzenkomponenten der Zielgruppe sowie gesundheitsrelevante Inhalte berücksichtigt werden müssen. Auf didaktischer Ebene sind Motivationskomponenten zu integrieren, die der Durchführungsqualität dienen. (vgl. 247) Zentral ist auch die Outcome-Qualität, denn die „Vermeidung von unnötigem (Kosten-)Aufwand und von Gesundheitsrisiken kann als immanenter Bestandteil des Qualitätsbegriffs angesehen werden" (ebd.).

Reifegerste und Baumann (2018a) führen darüber hinaus folgende Qualitätskriterien von Internetinformationen an (vgl. 54):

- Richtigkeit (durch fachkompetente Kommunikatoren und Evidenzbasierung)
- Vollständigkeit (auf Basis aktueller und systematischer Studien)
- Objektivität (Aufklärung negativer Konsequenzen oder alternative Behandlungsmöglichkeiten)
- Transparenz (Verfasser und dessen Interessen)
- Verständlichkeit, Nutzerfreundlichkeit, Interaktivität
- Datenschutz

Das Dilemma: Inhaltliche Qualität scheint jedoch für Nutzer nicht ausschlaggebend zu sein, wenn es darum geht, digitalen Gesundheitsinformationen zu vertrauen bzw. sie als glaubwürdig wahrzunehmen. Lediglich viel Werbung oder der Verkauf von Produkten auf einer Webseite verringern diese Einschätzung. Für die Qualitätsbeurteilung einer Webseite spielen stattdessen folgende Faktoren eine zentrale Rolle (vgl. Zschorlich/Gechter/Janßen/Swinehart/Wiegard/Koch 2015: 148f):

- Nutzerfreundlichkeit, Übersichtlichkeit, leicht zu navigieren
- leichte und verständliche Sprache, keine Schreibfehler
- den Informationsbedürfnissen entsprechende neutral wirkende Inhalte
- attraktives Design, multimediale Elemente
- Inhalte entsprechen Vorwissen, Einstellungen oder Vorlieben von Nutzern
- Übereinstimmung der Inhalte mit anderen Webseiten
- Förderung durch öffentliche Forschung oder öffentliche Mittel
- Betreiber ist eine staatliche Institution oder Organisation bzw. bekannte Marke
- Inhalte stammen von Fachleuten (Hinweise darauf)
- Nennung von Autoren und Kontaktinformationen

Im Hinblick auf soziale Medien ergibt sich zudem ein weiteres Problem, auf das hingewiesen werden muss: Neben der Tatsache, dass dort viele verschiedene Kommunikatoren vorzufinden sind, integrieren diese „im Zuge der Medienkonvergenz Texte, Bilder, interaktive Grafiken und Anwendungen (z.B. Entscheidungshilfen) sowie Videos. Dadurch sind Form und Qualität der Inhalte in diesen Medien ausgesprochen heterogen, und es lassen sich nur schwer generelle Aussagen treffen“ (Reifegerste/Baumann 2018b: 29).

4.3.3 Ethik in der Gesundheitskommunikation

Vor den eben skizzierten Gegebenheiten ist es dabei auch nötig, Gesundheitskommunikation aus ethischer Sicht zu beleuchten, wobei diese nicht trennscharf zu Qualitätsaspekten bestehen. Rossmann und Ziegler (2013) zeigen anhand exemplarischer Fragestellungen ethisch relevante Gesichtspunkte:

> „Wer entscheidet, ob es richtig ist, diese oder jene Botschaft zu verbreiten, wenn sie eventuell falsch ist und Menschen sogar schaden kann? Wer entscheidet, für welchen Gesundheitsbereich Kampagnen dringender sind und an welche Zielgruppe sie zuerst adressiert werden sollen, wenn dadurch andere Bereiche und Zielgruppen vernachlässigt werden? Ist es vertretbar, eine Kampagne gegen Übergewicht zu verbreiten, wenn diese gleichzeitig das Verhalten magersüchtiger Menschen verstärkt? Sind Furchtappelle vertretbar, wenn diese bewusst negative Emotionen beim Adressaten in Kauf nehmen? Und sind schließlich Strategien vertretbar, die Gesundheitsbotschaften vermitteln, ohne die Persuasionsabsicht offen zu legen (Entertainment-Education)?" (397)

Reifegerste und Hastall (2015) beschreiben vier prototypische Konfliktkonstellationen, die in der Gesundheitskommunikation aus ethischer Sicht vorzufinden sind (vgl. 26ff): (1) Bei jeder Kommunikationsmaßnahme sollte die Thematik **Nutzen vs. Schaden** dahingehend berücksichtigt werden, dass diese – wie oben beschrieben – positive wie negative Reaktionen hervorrufen kann. (2) Die Problematik des unterschiedlichen **Verständnisses von Gesundheit und Krankheit** ist ebenfalls als Konfliktpotential zu sehen: Kommunikatoren nehmen „in Abhängigkeit ihres jeweiligen Verständnisses bestimmte Themen als handlungsrelevant wahr und setzen sie auf ihre und die öffentliche Agenda, während betroffene Personen sich ggf. mit der entsprechenden (hochgradig selbstwertrelevanten) Klassifikation als ‚gesund' oder ‚krank', die zudem nicht notwendigerweise mit der Diagnose der Ärzte übereinstimmen, arrangieren müssen" (27f). (3) Konfliktpotential bietet auch die Situation zwischen **Aufklärung vs. Persuasion**. Während erstere darauf abzielt, neutrale, umfassende und realistische Informationen darzubieten und von einem relativ rationalem Rezipienten ausgeht, handelt es sich bei der Persuasion um mutmaßlich effektive Überzeugungsstrategien. In diesem Fall werden Informationen eher nach dem Wohl des Rezipienten und der antizipierten Überzeugungskraft ausgewählt. (4) Auch die Abwägung zwischen Interessen, wie **Eigenwohl vs.**

Gemeinwohl, ist konflikthaft. So ist dies nicht nur ein kultureller Aspekt, sondern beispielsweise auch einer, der die Frage nach der Zuweisung der Verantwortung implementiert. „Werden beispielsweise in der Medienberichterstattung überwiegend individuumsbezogene Ursachen für Erkrankungen oder Genesungen dargestellt, kann dies dazu führen, dass staatliche Interventionen oder soziale Unterstützung als weniger hilfreiche Maßnahme betrachtet werden“ (32). Loss und Nagel (2009) schlagen folgende ethische Kriterien für Gesundheitskommunikationen vor (vgl. 503):

- sachliche Richtigkeit, Vollständigkeit und Ausgewogenheit
- Transparenz
- Partizipation der Zielgruppe
- Respekt für die menschliche Würde
- soziale Gerechtigkeit
- Verhältnismäßigkeit

Ethische Berührungspunkte bestehen auch dann, wenn es um den Themenkomplex eHealth und künstliche Intelligenz geht. Schnell (2018) argumentiert: „Gesundheit, Altern und Sterben werden sich im Zeichen von E-Health verändern. Optimierung, Quantifizierung, Technisierung sowie (Selbst-)Überwachung des Lebens treten in den Mittelpunkt und die Abweichung von technischen Normen verliert an Reiz“ (284). Er sieht vor allem die zunehmende Bedeutung der Selbststeigerung als „erste fundamentale und ethisch relevante Veränderung durch die Digitalisierung“ (ebd.: 282). Damit gehen aber auch ethisch kritische Diskussionen einher, beispielsweise dann, wenn es um die eigene gesundheitliche Überwachung mithilfe von Technologien geht. Diese Problematik zeigt sich etwa im Einsatz von Wearables: „Natürlich wird dies zu einer gesellschaftlichen Debatte führen, wie stark die Nutzer am Ende noch über einen freien Willen verfügen, wenn Apps und Algorithmen ihnen vorschreiben, wie sie zu leben haben“ (Digital Gipfel 2017: 4).

Auch Zeilinger (2017) betrachtet die Gefährdung der menschlichen Freiheit und Selbstbestimmung durch den Einfluss datengesteuerter Kommunikation im Kontext der Frage, ob Algorithmen eine eigene Ethik brauchen. Hierbei ist aus seiner Sicht zu klären, ob Technik als Instrument menschlichen Handels zu verstehen ist oder ob es sich z.B. bei einem Social Bot um ein eigenes handlungsfähiges Subjekt handelt. Aus ethischer Sicht bestehen demzufolge darüber hinaus zum einen existenzielle Fragen der Identität, zum anderen der Medien- und Technikkompetenz. Nicht zuletzt geht es beim Datenschutz schließlich um individuelle Rechte, kollektive Pflichten, Gemeinwohl und Eigennutz sowie um öffentliche Infrastruktur und zivilisatorische Kulturbildung. (vgl. 140ff) Mit Blick auf mHealth-Angebote führen Fangerau, Griemmert und Albrecht (2016) an: „Ethische Topoi umfassen Fragen der Privatheit, der Sicherheit, der Nutzerfreundlichkeit, des Vertrauens, der Verlässlichkeit und Fürsorge sowie der Kontrolle, des Zugangs zu und der Passgenauigkeit von Anwendungen" (195).

Ein weiterer relevanter Punkt, der in diesem Zusammenhang aufgegriffen werden sollte, ist die grundlegende berufliche Ausbildung des Kommunikators. Während Laien an keine ethischen Kodizes oder Aktivitäten zur Qualitätssicherung gebunden sind, verhält sich dies bei professionellen Berufsbildern in der Regel anders. Beispielsweise hält der Pressekodex mit der Ziffer 14 Richtlinien zur medizinischen Berichterstattung bereit, die besagen, dass „eine unangemessene sensationelle Darstellung zu vermeiden [ist], die unbegründete Befürchtungen oder Hoffnungen beim Leser erwecken könnte" (Presserat.de o.J.). Zudem sollten Forschungsergebnisse in einem frühen Stadium nicht als abgeschlossen bzw. gesichert dargestellt werden (vgl. ebd.). Auch für Mediziner stehen mit dem Hippokratischen Eid bzw. der Genfer Deklaration oder der Berufsordnung der deutschen Ärzteschaft ethische und praktische Leitlinien zur Verfügung. Erst 2017 hat der Hippokratische Eid durch den Weltärztebund (WMA) eine Modernisierung erfahren und betont nun stärker die Autonomie des Patienten sowie den Austausch medizinischen Wissens zwischen Ärzten. (vgl. Bundesaerztekammer.de 2017) Die Berufsordnung der deutschen Ärzteschaft schreibt mit dem § 5 vor, dass Ärzte verpflichtet sind, an Maßnahmen zur Sicherung der Qualität teilzunehmen (vgl. Bundesaerztekammer.de 2018). Ähnlich verhält es sich bei anderen gesetzlich geschützten Berufen im Gesundheitssystem wie beispielsweise Psychologen (vgl. Bdp-verband.org o.J.) oder Physiotherapeuten (vgl. Physio-deutschland.de 2018).

4.4 Testimonials in der Gesundheitskommunikation

Auch wenn Influencer nach den meisten Definitionen klassischen Testimonials nicht gleichgesetzt werden, so sind die zugrundeliegenden Konzepte weitgehend ähnlich. Daher soll im Folgenden kurz auf Testimonials und Medienpersonen in der Gesundheitskommunikation und damit verbundenen zentralen Annahmen eingegangen werden. Ein Testimonial bildet „persönliche Meinungen und Erfahrungen einzelner Personen zu einem spezifischen Gesundheitsverhalten ab, um konkrete Evidenz z.B. für die Effektivität eines empfohlenen Gesundheitsverhaltens zu liefern und somit die Vermittlung von Informationen zu fördern" (Kalch/Meitz 2017:

2). Der Begriff leitet sich von dem lateinischen Wort *testimonium* ab und lässt sich als Zeugnis, Zeugenaussage oder Beweis übersetzen. Aus Marketing-Sicht werden darunter Personen verstanden, die sich als überzeugte Nutzer für ein Produkt oder eine Dienstleistung aussprechen und dieses dadurch empfehlen. (vgl. Aerni/Bruhn 2012: 135) „Fürsprecher sind reale Kunden bzw. Schauspieler in Kundenrollen, die Affinität zur Zielgruppe zeigen, aber auch Prominente, deren Beliebtheit genutzt wird" (ebd.). Vor allem letztere stellen für ihre Fans eine Vorbildfunktion dar. Diese orientieren sich an ihnen und nutzen sie als Ratgeber (vgl. Jungnickel 2017: 36).

Testimonials in der Gesundheitskommunikation können – neben Prominenten und Schauspielern – auch Patienten, Angehörige oder Gesundheitsexperten sein, die meist aus der Ich-Perspektive persönliche Erfahrungen bzw. Geschichten schildern. Auch können Zitate von Testimonials aufgegriffen oder sie in Konversationen bzw. Interaktionen gezeigt werden. (vgl. Bekker/Winterbottom/Butow/Dillard/Feldman-Stewart/Fowler/Jibaj-Weiss/Shaffer/Volk 2013: 2f) „Die Beschreibung des Testimonials dient dabei als Referenz für die eigene Situation der Rezipientinnen und Rezipienten und soll Analogieschlüsse ermöglichen" (Kalch/ Meitz 2017: 2). Die Forschung zeigt, dass diese testimonialbasierte Evidenz im Vergleich zu statischer oder faktenbasierter das Präventionsverhalten erhöhen kann (z.B. Bereitschaft zu Darmkrebsscreening). Häufig kommen Testimonials auch zum Einsatz, wenn es darum geht, medizinische Entscheidungshilfen zu ermöglichen. Dies wird jedoch durchaus kritisch hinsichtlich des persuasiven Einflusses diskutiert, da die Darstellungsform über die reine Informationsvermittlung hinausgeht. (vgl. ebd.: 2ff) Trotz aller Vorteile besteht „die Möglichkeit, dass Erfahrungsberichte unerwünschte Wirkungen haben, [...] beispielsweise wenn sie sich überredend auswirken [...]. Welchen Einfluss sie auf Entscheidungsprozesse haben, ist nicht geklärt" (Lühnen/ Albrecht/Steckelberg 2017: 117).

Im Folgenden werden zentrale Konzepte und deren Wirkungsweisen beschrieben, die im Zusammenhang mit Testimonials und Medienpersonen generell diskutiert werden und sich auch auf Influencer übertragen lassen:

Parasozialität

Insbesondere im Zusammenhang mit Medienpersonen werden in der Fachliteratur die Konzepte der parasozialen Interaktion (PSI) und Beziehung (PSB) herangezogen. PSI beschreibt die Interaktion zwischen dem Rezipienten und der Medienperson, welche nur – im Wesentlichen bedingt durch das Medium – einseitig besteht, beim Mediennutzer jedoch die Illusion eines wechselseitigen Austausches hervorruft (vgl. Fromm/Baumann/Lampert 2011: 119f; Schach 2018: 14). Parasoziale Beziehungen entwickeln sich, wie reale Beziehungen, im Laufe der Zeit über mehrere Situationen hinweg. „Eine feste Bindung entsteht dadurch, dass man die Medienfigur von Mal zu Mal besser kennenlernt, sich an ihr emotional abarbeitet und sich an sie – wie an einen guten Bekannten oder gar Freund – regelrecht gewöhnt" (Bilandzic/Schramm/Matthes 2015: 133). Leißner, Stehr, Rössler, Döringer, Morsbach und Simon (2014) stellen angelehnt daran das Konzept des parasozialen Meinungsführers vor. Ein solches Phänomen ist gegeben, wenn Rezipienten einer Medienperson im Rahmen einer parasozialen Beziehung Schlüsselmerkmale wie Glaubwürdigkeit, Kompetenz oder Autorität zuschreiben und sich dadurch von ihr beeinflussen lassen. Dabei kann der parasoziale Meinungsführer in der Funktion der Informations- und Komplexitätsreduktion auftreten, indem er Themen für den Rezipienten verständlich aufbereitet. Er kann aber auch eine Orientierung z.B. hinsichtlich Werten, Normen oder Einstellungen geben oder das Interesse des Rezipienten wecken, indem er ihn beispielsweise anregt, sich mit neuen Themen auseinanderzusetzen. (vgl. 254ff)

Die Besonderheit im Kontext mit Influencern bzw. den sozialen Medien liegt darin, dass Parasozialität vorliegen kann, aber nicht muss, da eine dialogische Kommunikation möglich ist. Auch soziale Beziehungen können daraus entstehen, z.B. wenn es zu einem regelmäßigen Austausch kommt. Schach (2018) argumentiert, dass es vor allem dadurch, dass Influencer ihre Follower über die sozialen Medien an ihrem Leben teilhaben lassen, zu parasozialen Beziehungen kommen kann (vgl. 14).

Soziale Vergleichsprozesse

Nach der Theorie der sozialen Vergleichsprozesse von Festinger (1954) haben Menschen das Bedürfnis, die eigenen Meinungen und Fähigkeiten mit anderen zu vergleichen, um das Bedürfnis nach Selbsterkenntnis zu befriedigen: Abwärtsvergleiche, also Vergleiche mit unterlegenen Personen, können das subjektive Wohlbefinden erhöhen. Bei unterlegenen Medienpersonen erscheinen beispielsweise die eigenen Probleme im Vergleich geringer (z.B. Doku Soaps, in denen übergewichtige Personen gezeigt werden oder jemand Schulden hat). Aufwärtsvergleiche, d.h. mit überlegenen Personen, können zur Selbstverbesserung führen. Handelt es sich um überlegene (prominente) Medienpersonen, fallen Aufwärtsvergleiche meist eher kontrastiv aus, d.h. man erkennt, dass man den Status Quo der Person, z.B. ihren Ruhm, nicht erreichen wird. Horizontale Vergleiche werden mit Personen durchgeführt, die eine ähnliche Ausprägung eines Merkmals vorweisen und fördern eine realistische Selbsteinschätzung. Ähnliche Medienpersonen stellen beispielsweise Teilnehmer in einem Sportprogramm dar, die dem Rezipienten hinsichtlich Geschlecht, Alter und Fitnessstand ähnlich sind, sodass dieser sich an einem realistischen Leistungsstandard orientieren kann. (vgl. Kessler/Fritsche 2017: 75f; Döring 2013: 300f)

Beim Einsatz von Testimonials geht es um einen Vorgang, der auch als *soziale Validierung* bezeichnet wird. Hierbei geht es um „die *wünschbare Ähnlichkeit* zwischen dem »Dritten«, der sich zur Sache äußert, und dem Informationsrezipienten, der sich im sozialen Vergleich dem »Sprecher« gerne annähern würde und dies *durch Reduktion der Meinungsabweichung* zwischen dem »Dritten« und ihm (zumindest in Teilen) vollzieht“ (Femers 2015: 72). Nach dem Konzept des parasozialen Vergleichs setzen Rezipienten die in den Medien vermittelten Wertmaßstäbe mit der eigenen sozialen Realität ins Verhältnis. Dies kann unterschiedliche Wirkungen haben: Eine Medienperson kann etwa an einer schweren Erkrankung leiden, während es dem Rezipienten gesundheitlich gut geht und dadurch die eigenen Sorgen relativiert werden. Oder aber die Medienperson leidet an ähnlichen gesundheitlichen Problemen und vermittelt dem Mediennutzer, ‚geteiltes Leid ist halbes Leid.‘ Auch können beim Rezipienten Hoffnungen hervorgerufen werden, etwa dann, wenn die Medienperson als Vorbild dient und beispielsweise eine Krankheit bewältigt hat. (vgl. Fromm/ Baumann/ Lampert 2011: 114f)

Kohn (2016) beschreibt, dass Rezipienten etwa YouTubern vertrauen, „weil diese Identifikationspotenzial als Rollenvorbild in Form eines sozialen Aufwärtsvergleichs bieten, aufgrund ihrer physischen Attraktivität als vertrauenswürdig eingeordnet werden (Halo-Effekt) oder psychografische bzw. soziodemografische Ähnlichkeiten zu ihrem Publikum besitzen und somit einen horizontalen Vergleich möglich machen“ (60).

Modelllernen und Vorbilder

Das Modelllernen (auch Beobachtungslernen, Imitationslernen, soziales Lernen oder Nachahmungslernen) nach Bandura (1971) drückt aus, dass sich bei Menschen durch das Beobachten eines anderen (dem Modell) Veränderungen im Verhalten, Denken oder in Emotionen einstellen können. Menschen lernen also, indem sie das Verhalten ihrer Mitmenschen und die damit verbundenen Konsequenzen beobachten. (vgl. Kiesel/Koch 2012: 72; Woolfolk/Schönpflug 2008: 403). Dabei gilt: „models who are high in prestige, power, intelligence, and competence are emulated to a considerably greater degree than models of subordinate standing" (Bandura 1971: 54). Besonders bei Kindern sind Erfahrungen, die durch die Beobachtung eines Vorbildes gewonnen wurden (sog. stellvertretende Erfahrungen) einflussreich. Während bei Erwachsenen die eigenen Kompetenzerlebnisse Ursache für Wirksamkeitsüberzeugungen darstellen, spielt bei Kindern das Modelllernen eine größere Rolle: Je größer der Einfluss des Vorbildes, umso größer der Einfluss auf die Selbstwirksamkeit. Das heißt, dass diese wächst, wenn die Person, mit der sich das Kind identifiziert, erfolgreich ist bzw. sinkt, wenn sie scheitert. (vgl. Woolfolk/Schönpflug 2008: 406)

Die Erkenntnisse des Modelllernens macht man sich beim Einsatz von Testimonials zunutze. Zum einen werden sie danach ausgewählt, dass sie der Zielgruppe möglichst ähnlich sind und sich diese dadurch mit ihnen identifizieren kann. Zum anderen werden meist sympathische, attraktive Personen eingesetzt, die zeigen, wie gut es ihnen geht während sie ein Produkt konsumieren. (vgl. Felser 2015: 210) So werden in der Werbung oft eigentlich offensichtliche Widersprüche verdeckt: „Dafür ist nicht nur der berühmte *Marlboro-Mann* ein Beispiel, der in den Werbespots Verwegenheit, Robustheit und Gesundheit verkörpert hatte, im *‚wirklichen Leben'* dagegen qualvoll seiner Lungenkrebserkrankung erlegen ist" (ebd.). Hipeli und Süss (2013) legen dar, dass ein Großteil des Modelllernens durch die Medien stattfindet, wo Menschen von anderen lernen, denen sie nie begegnet sind und die sie etwa aus dem Fernsehen oder Internet kennen. Förderlich für den sozialen Lernprozess ist eine intensive (parasoziale) Beziehung zur Medienperson. Vor allem im Kontext mit Kindern und Jugendlichen werden hier negative Verhaltensmuster medialer Vorbilder kritisch diskutiert. (vgl. 195)

Im Zusammenhang mit Gesundheit zeigen Howe und Monin (2017), dass Vorbilder jedoch nicht zu perfekt erscheinen dürfen. Besonders bei Experten besteht die Gefahr, dass, wenn diese ein sehr vorbildliches Verhalten an den Tag legen, andere Personen befürchten, von ihnen abgewertet zu werden. Übergewichtige Patienten beispielsweise meiden Ärzte, die sich als sehr fitnessaffin darstellen, aus Angst, negativ von diesen beurteilt zu werden. Die Autorinnen der Studie argumentieren: „This work demonstrates that it is critical to take into account ego-defensive processes when attempting to lead by example" (Howe/Monin 2017: 718).

4.5 Ableitungen für die weitere Untersuchung

Das Kapitel zeigt, dass die digitale Gesundheitskommunikation – wie Influencer auch – ein gesellschaftlich relevantes Feld darstellen, welches verschiedenste Herausforderungen, die nicht zuletzt der Digitalisierung zuzuschreiben sind, hervorbringt. Eine wesentliche Verbindung zum Phänomen der Influencer liegt in den Themen Vertrauen, Glaubwürdigkeit und u.a. daraus abgeleiteten kritischen Debatten zu Qualität, Ethik und Verantwortung. Dem Thema Gesundheit per se liegt ein individuelles Verständnis zugrunde, welches auch zwischen wissenschaftlichen Disziplinen abweicht. Daher ist es notwendig, dieses Verständnis in weiterführenden Untersuchungen zu erheben, um Aussagen von Studienteilnehmern zum eigenen Gesundheitsbezug adäquat deuten zu können. Weiter zeigt die kommunikationswissenschaftliche Sichtweise der Gesundheitskommunikation entlang der Erkenntnisse zu Kommunikatoren, Inhalten, Kanälen und Rezipienten sowie Wirkungen einige Besonderheiten auf, welche in der folgenden Untersuchung aufgegriffen werden sollten. Insbesondere vor dem Hintergrund der dargestellten Zweiwege-Kommunikation ist es sinnvoll, die Perspektive der Rezipienten einzunehmen, die dadurch – etwa im Gegensatz zu klassischen Testimonials – direkt mit Influencern interagieren können.

Kommunizieren Influencer Gesundheitsinhalte, so steht hier etwa ihre Expertise im Mittelpunkt. Handelt es sich um Gesundheitslaien oder besitzen sie beispielsweise eine fundierte Ausbildung, auf der ihre Informationen beruhen? Entsprechend dazu ist zu beleuchten, ob sie in diesem Kontext – wie viele der in Kapitel 2 vorgestellten Definitionen herausstellen – tatsächlich als Experten wahrgenommen werden oder sich als solche präsentieren. Zudem stellt sich beispielsweise die Frage, wie Inhalte von Influencern aussehen, denen Rezipienten einen Gesundheitsbezug zuschreiben. Handelt es sich hierbei um informationale, unterhaltende oder Peer-to-Peer-Inhalte? Ist ein Gesundheitsbezug in den Posts erkennbar oder sind es sich eher gesundheitsrelevante Inhalte? Auch die Frage nach der Intention des Posts sollte in diesem Zusammenhang aufgegriffen werden, um etwaige Strategien und damit verbundene Wirkungsweisen zu identifizieren.

Mit Blick auf die Rezipienten stehen Fragen wie die der wahrgenommenen Glaubwürdigkeit und Qualität von Influencer-Inhalten im Mittelpunkt. Beide Themen stellen im Kontext der Gesundheitskommunikation eine zentrale Rolle dar. Wie aufgezeigt werden konnte, ist es jedoch für Rezipienten schwer, Gesundheitsinhalte zu bewerten. Daher sollte auch grundlegend abgefragt werden, welche Faktoren Influencer-Inhalte für Rezipienten beinhalten müssen, um qualitativ zu sein. In diesem Kontext stellt sich zudem die Frage, welche objektiv messbaren Qualitätskriterien derartige Inhalte überhaupt aufweisen. Auch die Wirkungen von Gesundheitsinhalten, welche wie oben aufgezeigt eine große Bandbreite einnehmen können, stellen ein Untersuchungsinteresse dar: Wie wirken Influencer-Inhalte und rufen sie bei den Rezipienten Konsequenzen oder Handlungen hervor?

5 Influencer in der digitalen Gesundheitskommunikation aus Rezipientensicht

Menschen, die Influencern folgen, nehmen nicht einfach nur die Rolle des Rezipienten ein, der Medieninhalte konsumiert. Einerseits „identifizieren [sie] sich mit ihnen, wollen so sein wie sie, wollen das haben, was sie haben“ (fischerAppelt 2017: 6). Auf der anderen Seite bilden sie die „Community, die dem Influencer seinen Erfolg verschafft und die Macht besitzt, diesen von seinem Thron zu stürzen“ (Vochsen 2018: 103). Somit ist hier ein gewisses Abhängigkeitsverhältnis zu registrieren. Doch warum folgen Menschen überhaupt Influencern? Das Hauptmotiv könnte sowohl bei Frauen als auch bei Männern in der Unterhaltung bzw. dem Entertainment zu liegen, wie eine Studie der Content-Marketing und PR-Agentur fischerAppelt, durchgeführt in Zusammenarbeit mit dem Marktforschungsinstitut *Appinio*, zeigt. Weitere Gründe stellen Inspiration (56% bei Frauen und 32,5% bei Männern) oder allgemeine Tipps und Empfehlungen (45,7% bei Frauen und 41,5% bei Männern) dar. Die Persönlichkeit eines Influencers (48,3%) waren dabei für die befragten Rezipienten ($N = 1.000$) wichtiger als Inhalte (47,4%). (vgl. fischerAppelt 2017: 6f) Eine weitere, ebenfalls aus dem Marktumfeld stammende Studie der PR-Agentur *OSK* und des Marktforschungsinstituts *concept m* versucht das Influencer-Phänomen aus psychologischer Sicht zu erklären und zieht dafür vier Verhaltensmuster der Gesellschaft heran (vgl. OSK/concept m 2018: 15f):

1. Durch eine immer komplexer werdende Welt sind viele auf der Suche nach Orientierung.
2. Die Lebensstile werden individueller: Angefangen von Ernährung bis hin zur Familienplanung. Gleichzeitig wächst der Wunsch, dazuzugehören und ein Gemeinschaftsgefühl zu erleben.
3. Der beruflich wie privat wirkende Leistungsdruck lässt das Authentische wieder aufleben. Es ist in Ordnung, nicht perfekt zu sein – wichtiger ist es, „echt“ zu sein.
4. Menschen sind auf der Suche nach ihrer Identität: Durch die Digitalisierung fühlen sie sich entfremdet.

Die Autoren der Studie fassen sechs Gründe für den Erfolg von Influencern zusammen: Sie wirken authentisch und sind immer greifbar bzw. ‚always on‘. Influencer werden zur Projektionsfläche für die eigenen Identifikationswünsche und bieten Orientierung, z.B. durch die Vermittlung von

Werten. Zudem geben sie dem Nutzer das Gefühl, dazuzugehören. (vgl. ebd: 31ff)

Ausgehend von diesen – aufgrund ihres kommerziellen Hintergrund vorsichtig zu interpretierenden – und vorangegangenen Erkenntnissen stellt sich die Frage, ob und inwiefern Influencer einen Beitrag in der Gesundheitskommunikation leisten können. Döring (2015) stellte etwa bei ihrer Untersuchung von YouTubern fest, dass Kommentare und Äußerungen von Rezipienten der Videos auf positive Wirkungen hindeuten. So halfen ihnen YouTuber beim Abnehmen, ihren Lebensstil zu verändern (z.B. vegan zu leben) oder wirkten motivierend. Letzteres wurde von den Zuschauern als die stärkste Wirkung der YouTuber-Inhalte hervorgehoben. (vgl. 114f) Auf der anderen Seite können durch den sozialen Vergleich mit Influencern auch negative Effekte, etwa im Hinblick auf die Bewertung des eigenen Körperbildes entstehen. Kritisiert wird in diesem Zusammenhang, dass der Fokus von Fitnessinhalten in den sozialen Medien eher auf dem Aussehen liegt und damit ein körperliches Idealbild präsentiert wird – etwa, dass ein schlanker oder dünner Körper bedeutet, gesund, fit und stark zu sein. (vgl. Carrotte/Vella/Lim 2015: o.S.) „Thigh Gap", „Bikini Bridge" oder „Thinspiration" sind in diesem Zusammenhang gefährliche Trends in den sozialen Medien, die extreme Maßstäbe setzen und verbreiten und vor allem junge Nutzer beeinflussen können (vgl. Zielinski 2016: 152).

Auch die Ernährung stellt ein häufig publiziertes Thema bei Influencern dar. „Essen wird im Netz zelebriert, Lebensmittel und Mahlzeiten haben in diesem Kontext auch viel mit Ästhetik zu tun" (55) – mit positiven wie negativen Konsequenzen. So fühlten sich rund 19 Prozent der Befragten einer Studie (*N* = 1.200) durch derartige Posts zu einer gesünderen Ernährung motiviert, der Trend geht hin zu einer gesundheitsbewussten Lebensweise. (vgl. Techniker Krankenkasse 2017: 55ff) Byrne, Kearney und MacEvilly (2017) weisen in diesem Zusammenhang darauf hin, dass jedoch viele Influencer über keine Ausbildung im Ernährungsbereich verfügen und dadurch oft falsche oder irreführende Informationen ohne wissenschaftliche Beweise teilen. Sie führen folgendes Beispiel an: „A vast number of social influencers advocate gluten-free, dairy-free or vegan diets. Individuals may perceive these 'fad diets' to be the healthier option. Yet, these diets are not necessary unless advised by a health care professional as eliminating whole food categories may lead to an increased risk of nutritional deficiencies" (o.S.). Endres (2018) ergänzt: „Welchen potentiellen Schaden dies bei den ratsuchenden Verbrauchern hinterlässt, ist vielen Influencern nicht bewusst" (163).

Dieses Kapitel widmet sich daher – schwerpunktmäßig aus Rezipientensicht – der Analyse von Inhalten, die von Influencern erstellt wurden. Dabei liegen der folgenden Studie zwei zentrale Forschungsfragen zugrunde:

1. Wie sehen Inhalte von Influencern in den sozialen Medien aus, die von Rezipienten als Gesundheitsthemen wahrgenommen werden?
2. Wie wirken diese Inhalte auf Rezipienten und warum?

Die Fragestellungen sind durch einen hohen explorativen Charakter geprägt, der auch das Gesundheitsverständnis von Rezipienten in den Fokus rückt. Wie im vorangegangenen Kapitel aufgezeigt, weist die Literatur auf ein individuelles Verständnis des Begriffes hin. Um herauszufinden, welche Inhalte einen Gesundheitsbezug für Rezipienten haben, wurde die Vorgehensweise so gewählt, dass diese nach ihrem eigenen Verständnis Gesundheitsinhalte identifizieren sollten. Um die Fragestellungen zu beantworten, wurde ein Studiendesign aus quantitativen und qualitativen Methoden entwickelt, welches im Folgenden zunächst vorgestellt wird. Die anschließenden Punkte zeigen die Ergebnisse der Untersuchung.

5.1 Theoriebasierte Vorüberlegungen und Entwicklung des Studiendesigns

Soziale Medien bieten eine Reihe verschiedener Nutzungs- und Handlungsoptionen wie Inhalte erstellen und veröffentlichen, kommentieren, annotieren, weiterleiten oder abonnieren (vgl. Schmidt/Taddicken 2017: 24ff). Hinzu kommt, „dass sowohl aktives Beitragen (im Sinne von eigenen Postings) als auch passive, das heißt nur lesende Teilnahme an sozialen Medien, stark durch soziale Bedürfnisse geleitet und durch soziale Motive beeinflusst wird“ (Krämer/Eimler/Neubaum 2017: 43). Gleichzeitig wird der Nutzer in sozialen Medien um eine digitale Identität, dem digitalen Ich, erweitert. Er bekommt dadurch eine eigene Persönlichkeit im Netz, die er z.B. in seinem Plattform-Profil darstellt (vgl. Institute of Electronic Business 2013: 25). „Ein besonderer Reiz am Netz scheint zu sein, dass es möglich ist, die wahre Identität zurückzustellen, teilweise auszublenden oder komplett zu verschleiern“ (Ebersbach/Glaser/Heigl 2016: 204). Soziale Medien lassen sich darüber hinaus den sogenannten Diffusionsmedien zuordnen. Hierbei handelt es sich um sogenannte *Bummelmedien* oder auch *Zerstreuungsmedien*. Sie werden etwa dann konsumiert, wenn es darum geht, dem Wunsch nach Ablenkung und Berieselung nachzugehen. Charakteristisch ist eine parallele Nutzung. (vgl. Seitz/Kirig/Kelber/Huber/Horx 2013:

20ff) Diese unterliegt auch keinen zeitlichen oder örtlichen Begrenzungen – ein wesentliches Resultat der mobilen Internetnutzung.

Ausgehend von diesen Gegebenheiten lässt sich konkludieren, dass auch das Folgen von Influencern und die damit verbundenen Aktivitäten komplexen Nutzungsmustern unterliegen und von der individuellen Persönlichkeit geprägt sind. Das Nutzungsverhalten und Wirkungsweisen von Medieninhalten konkret zu untersuchen, stellt daher eine methodische Herausforderung dar. So folgen die meisten Social Media Nutzer nicht nur einem, sondern verschiedenen Influencern[22]. Dazu kommen weitere zufällige Inhalte, die z.B. durch den Algorithmus als Empfehlung angezeigt und dadurch ohne einem Account zu folgen wahrgenommen werden. Fraglich ist auch, in welchen Kontexten der Konsum der Inhalte stattfindet (z.B. parallele Nutzung; gezielte Suche). Erschwerend kommt im Zusammenhang mit Gesundheitskommunikation dazu, dass es sich beim Thema Gesundheit ebenfalls um ein sehr individuelles handelt (siehe Punkt 4.1).

In einer kurzen Vorstudie wurde daher zunächst mit fünf Personen, welche Influencern auf Instagram folgen, exploriert, wie das natürliche Nutzungsverhalten methodisch erfasst werden kann. Hierfür wurde die Methodik des Medientagebuches getestet, bei der die Studienteilnehmer zeitnah an ihre Mediennutzung eine Tagebuch-Aufzeichnung anfertigen sollten. Erhoben wird bei dieser Methode einerseits, welche konkreten Inhalte konsumiert werden, andererseits der Kontext der Nutzung sowie subjektive Wahrnehmungen. „Das Medientagebuch scheint in diesem Zusammenhang eine gute Methode zu sein, sowohl die objektiven Nutzungsdaten als auch die subjektiven Aneignungsformen und den relevanten Lebenskontext zu erheben" (Fuhs 2014: 260). Die Teilnehmer der Vorstudie sollten über einen Zeitraum von einer Woche täglich aus ihren konsumierten Posts mit Gesundheitsbezug einen auswählen, den sie sich angesehen hatten. Die Aufgabe war, mithilfe vorgegebener Kategorien bzw. Fragestellungen zu protokollieren, warum sie sich einen selbst gewählten bestimmten Post angesehen hatten, welche Wirkungsweisen er auf sie hatte (z.B. motivierend, inspirierend) oder wie glaubwürdig sie die Inhalte empfanden. Auch der Kontext (Nutzungszeit, -ort, mobile oder stationäre Nutzung, Situation) sollte dokumentiert werden. Diese Vorgehensweise stellte sich jedoch als ungeeignet heraus. Die Studienteilnehmer gaben die Rückmeldung, extra Posts herausgesucht zu haben, um das Medientagebuch ausfüllen zu können. Ein Teil der Befragten empfand es außerdem als schwierig,

22 In der eingangs herangezogenen Studie von fischerAppelt (2017) gaben die Befragten im Schnitt an, zwischen einem und 20 Influencern zu folgen (vgl. 7).

sich für einen Post aus der Fülle der Influencer-Inhalte, die ihnen angezeigt wurden, zu entscheiden oder war sich unsicher, ob es sich um ein Gesundheitsthema handelte. Ein anderer Teil vergaß über Tage hinweg, die „Aufgabe" auszuführen. Manche Teilnehmer wussten nicht mehr, wann und wo sie die Inhalte konsumiert hatten, wenn dies etwa unterwegs war. Die Dokumentation entsprach somit nicht ihrem natürlichen Nutzungsverhalten. Wegen des Aufwandes des Studiendesigns war darüber hinaus die Motivation sehr gering.

Um der Gefahr einer Verfälschung der Ergebnisse entgegenzuwirken wurde das Studiendesign aufgrund dieser Erkenntnisse offener konzipiert und in zwei Teilabschnitte gegliedert. Zudem wurde darauf geachtet, dass so wenig Aufwand wie möglich für die Teilnehmer entstand. Auch hinsichtlich des Gesundheitsbezuges wurde explizit betont, dass dieser individuelle Unterschiede darstellen kann. So lautete die Instruktion für den ersten Teil der Studie (Datenerhebung der Posts) wie folgt:

> Sammle Links oder mache Screenshots von Influencer-Posts, die du persönlich im Zusammenhang mit (deiner) Gesundheit als wichtig erachtest bzw. als Gesundheitsthemen wahrnimmst! Dies kann z.B. sein, weil sie dich motiviert haben, weil du etwas Neues dazugelernt hast, weil du dich inspiriert oder unterhalten gefühlt hast – oder aus ganz persönlichen Gründen.

Der Erhebungszeitraum wurde für jeden Teilnehmer auf 14 Tage festgelegt, wobei der Beginn individuell erfolgte, die Durchführungsbedingungen jedoch für jeden identisch waren. Der Zeitraum konnte bei Bedarf auch erweitert werden. So wurde gewährleistet, dass jeder nach seinem natürlichen Nutzungsverhalten Inhalte konsumieren und diese in einem selbstgewählten Zeitraum erfassen konnte. Die Studienteilnehmer wurden gebeten, insgesamt zwischen zehn und 15 Screenshots bzw. Links zu sammeln und zu schicken – idealerweise dann, wenn sie die Inhalte gerade konsumiert hatten. Als Kommunikationskanal konnten sie individuell zwischen WhatsApp, E-Mail oder Facebook Messenger wählen. Zudem erhielten die Teilnehmer auf Wunsch eine regelmäßige Erinnerung. Im Rahmen der Instruktion wurden sie außerdem auf folgende Punkte hingewiesen:

- Du musst dafür nicht extra nach Inhalten suchen! Schicke mir einfach das, was du auch sonst so von Influencern ansiehst oder liest. Das kann in allen möglichen sozialen Medien sein (Instagram, YouTube, Blogs, Facebook...).
- Für jeden bedeutet „Gesundheit" etwas Anderes. Manche verbinden sie mit Sport, andere mit Ernährung, Schlaf oder psychischen Themen. Es

gibt hier kein „richtig oder falsch". Schicke mir die Inhalte, die für dich persönlich passen!

- Für meine Arbeit schließe ich als „Influencer" Personen aus, die auf „klassischen Wegen" (z.B. über TV) bekannt geworden sind. So ist zum Beispiel der Fußballer Thomas Müller trotz großer Follower-Zahlen kein Influencer, weil er auf anderen Wegen berühmt geworden ist. Pamela Reif ist nach dieser Definition hingegen eine Influencerin, weil sie rein durch ihre eigenen Aktivitäten in den sozialen Medien ihren Bekanntheitsgrad erlangt hat.

Nach Abschluss der Erhebungsphase wurde mit jedem Teilnehmer ein ergänzendes Leitfadeninterview durchgeführt, in welchem die individuell gesammelten Posts vertieft, mit dem Fokus auf Motive und Wirkungen besprochen wurden. Untersuchungsgegenstände waren auch das allgemeine Nutzungsverhalten und Kontextinformationen.

5.2 Methodik

Um die Forschungsfragen vor den eben geschilderten Herausforderungen verhältnismäßig untersuchen zu können, wurde für jeden Teilabschnitt ein qualifiziertes methodisches Verfahren ausgewählt. Im Folgenden werden die verwendeten Methoden hinsichtlich Datenerfassung und -auswertung vorgestellt sowie Abläufen und Stichprobe beschrieben.

5.2.1 Untersuchungsdesign

Das Untersuchungsdesign besteht aus einem zweistufigen Verfahren: Bei der Datenerhebung der Posts handelt es sich um eine nonreaktive Vorgehensweise mit der Zielsetzung, herauszufinden, welche Inhalte von Rezipienten im Kontext Gesundheit wahrgenommen werden. Die hierbei gesammelten Posts wurden zunächst mithilfe einer quantitativen Inhaltsanalyse im Kontext der Gesundheitskommunikation analysiert, wobei auch hier qualitative Aspekte des Untersuchungsmaterials berücksichtigt werden. Dieser Untersuchung liegt das Forschungsinteresse zugrunde, welche Merkmale Inhalte von Influencern aufweisen, die von Rezipienten als Gesundheitsthemen wahrgenommen werden. Um zu verstehen, warum Rezipienten die ausgewählten Inhalte konsumiert haben, welche individuelle Wirkungen aus diesen hervorgehen oder wie sie beispielsweise die Glaubwürdigkeit der Posts einschätzen, hierfür wurden qualitative Interviews[23] ausgewählt, welche schwerpunktmäßig in einer narrativen Form geführt und mit Leitfadenfragen ergänzt wurden.

Nonreaktive Beobachtung von Verhaltensspuren

Die Erfassung des natürlichen Nutzungsverhaltens bzw. Konsums von Influencer-Inhalten ist als nonreaktives Datenerhebungsverfahren angelegt. Dieses ist dadurch gekennzeichnet, dass „kein Eingriff in das natürliche Verhalten der Untersuchungspersonen statt[findet]“ (Bortz/Döring 2016: 323). Die nonreaktive Beobachtung von Verhaltensspuren lässt „Rückschlüsse auf menschliches Erleben und Verhalten zu, ohne dass Forschende durch das Sammeln und Auswerten dieser Verhaltensspuren in das Geschehen eingreifen oder das Verhalten und Erleben der Handelnden beeinflussen“ (ebd.: 349). Dennoch ist festzuhalten, dass trotz des Ziels, das natürliche Nutzungsverhalten der Teilnehmer zu erfassen, keine vollständige Nonreaktivität vorliegt. Dies resultiert daraus, da die Studienteilnehmer Kenntnis darüber hatten, dass ihr Verhalten wissenschaftlich untersucht wird. Daher können Verzerrungen, wie beispielsweise soziale Erwünschtheit, bei der Auswahl der Posts nicht gänzlich ausgeschlossen werden. Hinzu kommt, dass darauf vertraut werden muss, dass die Teilnehmer die Screenshots – gemäß Instruktion – im Rahmen ihres natürlichen Nutzungsverhaltens produzieren und nicht, wie etwa bei der Vorstudie, gezielt nach passenden Inhalten suchen.

Eine gewisse Einschränkung erfährt der natürliche Medienkonsum auch dadurch, dass verschiedene Social Media Inhalte von der Erhebung ausgeschlossen wurden: So müssen die Posts von Personen stammen, die der Definition (vgl. Punkt 2.3.1) der vorliegenden Dissertation entsprechen. Die Inhalte müssen vom Influencer selbst erstellt worden sein. Ausgeschlossen sind damit zum Beispiel Posts von Unternehmen, auf denen ein Influencer zu sehen ist. Instagram-Stories fließen ebenfalls nicht in die Analyse mit ein, da diese nur 24 Stunden lang angezeigt werden. Die Art des Influencers bzw. seine Themen (z.B. Mode- Blogger, Food-Blogger) wurden hingegen nicht eingeschränkt – relevant ist lediglich der persönliche Gesundheitsbezug des Rezipienten zum Post.

---

23 Quellenangaben mit dem Kürzel „LN_Name 2018“ stammen aus diesen Interviews (Leitfaden/Narrativ).

Quantitative Inhaltsanalyse

Die quantitative Inhaltsanalyse stellt ein Verfahren dar, mit dem „(massen-)medial verbreitete, textliche und/oder visuelle Botschaften anhand vordefinierter Kategorien (Codierung)" (Rössler/Geise 2013: 271) erfasst und deskriptiv ausgewertet werden. Herausgearbeitet werden zum einen formale Merkmale, d.h. äußerliche Eigenschaften des Dokuments (im Falle von Posts z.B. die Anzahl der Hashtags), zum anderen inhaltliche Merkmale (vgl. Bortz/Döring 2016: 553). Im Gegensatz zu qualitativen Verfahren geht es darum, eine größere Menge an Inhalten nach identischen Regeln zu analysieren. Durch die Betrachtung bestimmter Inhalte, Muster oder Strukturen findet eine Reduktion der Komplexität statt, was in der Literatur als Schwäche der Methode erachtet wird. (Daschmann 2003: 270f; Rössler/Geise 2013: 271) „Dieser Informationsverlust ist jedoch nicht als Nachteil zu sehen; vielmehr bildet er die Voraussetzung für einen Informationsgewinn, der auf anderem Wege nicht zu erzielen wäre" (Früh 2011: 42).

Die vorliegende Untersuchung macht sich diese Reduktion wie folgt zunutze: Zum einen kann eine größere Anzahl an Posts analysiert werden, zum anderen können die im vorangegangenen Kapitel aufgeführten Merkmale der Gesundheitskommunikation systematisch betrachtet werden. Hierfür wurden Kategorien gebildet, die nach Daschmann (2003) das „Herzstück der Untersuchung" (271) darstellen. Diese umfassen die für den vorliegenden Forschungskontext relevanten formalen und inhaltlichen Merkmale, die aus der vorab vorgestellten Theorie generiert wurden. Um eine intersubjektive Nachvollziehbarkeit zu gewährleisten und die Auswertungsobjektivität sicherzustellen, wurde ein Codebuch (vgl. Anhang: LII) erstellt, welches die genauen Kategorien und Kodieranweisungen beinhaltet. (vgl. Bortz/Döring 2016: 553)

Die folgende Übersicht zeigt die gebildeten Kategorien mit den dazugehörigen Variablen und beschreibt kurz die darin untersuchten Inhalte:

Formaler Aufbau des Posts (V2a-V2h[24])

Diese Kategorie untersucht den formalen Aufbau des Posts. Hierzu zählen Gestaltungselemente wie Bild, Video, Text sowie Hashtags, Verlinkungen und Emojis. Bei Hashtags und Emojis wird neben deren Vorhandensein auch die Häufigkeit überprüft, da die Anzahl der Hashtags, wie in Punkt 3.2.4 dargelegt, eine strategische Rolle spielen kann. Die Verwendung einer

24 V = Variable.

großen Anzahl an Emojis könnte darauf hindeuten, dass der Influencer versucht, fehlende nonverbale Elemente in seinen Texten zu ersetzen (vgl. Punkt 4.2.3).

Werbung/ Produktplatzierung (V3a-V3g)

Diese Kategorie untersucht, ob im Post Werbung bzw. Produktplatzierungen enthalten sind und wenn ja, ob und wie diese gekennzeichnet sind. Da, wie dargestellt, bei Influencern offenbar kein allgemeiner Kenntnisstand zur Kennzeichnung von Werbung vorhanden ist, werden der Hashtag (z.B. #ad) und die schriftliche wie mündliche Nennung im Text bzw. Video (z.B. „Anzeige", „Werbung") zusätzlich offen kodiert. Auch wird überprüft, ob eine Mobilisierung der Rezipienten, beispielsweise zu einer Kaufhandlung, sportlichen Aktivität o.ä., erkennbar ist.

Influencer (V4a-V4e)

Diese Kategorie untersucht Merkmale des Influencers, wie das Geschlecht. Kontrolliert wird auch, ob Hinweise im Post vorhanden sind durch die sich der Influencer als Experte seines Bereiches präsentiert. Ebenfalls erfasst wird die im Post verwendete Sprache. So liefert etwa eine Berichterstattung über die Bloggerin Caro Daur (vgl. Punkt 2.6.4) den Hinweis darauf, dass die Verwendung englischer Sprache im Zusammenhang einer Professionalisierung stehen könnte. Die Sprache ist darüber hinaus auch ein Kriterium, welches im Kontext des korrekten Verständnisses von Inhalten berücksichtigt werden sollte. Womöglich wird nicht jedes Wort und damit jede Bedeutung richtig verstanden, was zu Missverständnissen oder Fehlinformationen führen kann. Weiteres Erkenntnissinteresse liegt darin, ob es sich beim Post vor allem um eine Selbstdarstellung des Influencers handelt oder andere Personen miteinbezogen werden und ob der Post (intendierte/ unintendierte) Botschaften enthält.

Soziales Medium (V5)

Diese Kategorie untersucht, auf welchem sozialen Medium der Post veröffentlicht wurde. Angenommen wird aufgrund der vorangegangenen Erkenntnisse, dass Instagram auch bei den Rezipienten das am häufigsten genutzte Medium darstellt.

Inhalte (V6a-V6f)

Diese Kategorie untersucht das Hauptthema des Posts, um eine thematische Einordnung der Inhalte in einen Fachbereich bzw. eine Branche vornehmen zu können. Erfasst wird auch, ob der Post einen erkennbaren Gesundheits- oder Krankheitsbezug enthält und wie die Tonalität der Darstellung ist. Es wird dabei unterschieden, ob es sich um gesundheitsbezogene oder gesundheitsrelevante Inhalte handelt. Letztere werden offen kodiert, da hier eine Interpretationsleistung des Rezipienten, also ein individuelles Merkmal, vorliegt. Gesundheitsbezogene Inhalte werden ihren jeweiligen Fachbereichen zugeordnet (z.B. Prävention, Krankheiten oder Beschwerden). Die Inhalte werden darüber hinaus hinsichtlich ihrer Art bzw. Intention des Influencers analysiert: Handelt es sich um informierende, unterhaltende oder Peer-to-Peer-Inhalte? Vor allem bei Letzterem ist die Unterscheidung in sozialen Medien nicht trennscharf gegeben, sodass hierunter vor allem Inhalte verstanden werden, die auf Austausch und Interaktion abzielen oder persönliche Erfahrungen beinhalten. Erfasst wird außerdem, ob ein Gewinnspiel vorhanden ist.

Qualität (V7a-V7g)

Diese Kategorie untersucht den Post auf Vorhandensein folgender messbarer Qualitätskriterien: Verweis auf wissenschaftliche Studien oder andere Quellen, Objektivität und Warnhinweise. Auch die Verständlichkeit bzw. Eindeutigkeit (auf den ersten Blick) werden über eine Skala erfasst. Weitere Qualitätskriterien wie z.B. Mehrwert, Nutzwert oder Attraktivität wurden aufgrund einer eher subjektiven Bewertung für diese Untersuchung ausgeklammert und in die qualitative Rezipientenstudie mitaufgenommen. Andere Kriterien wie Transparenz oder Unabhängigkeit, wurden durch die Kategorie Werbung/ Produktplatzierung abgedeckt.

Die Daten dieses Studienteils wurden mit Hilfe des Statistikprogramms IBM SPSS Statistik deskriptiv ausgewertet. Derartige Datenanalysen „zielen darauf ab, Aussagen über die Verteilung oder Ausprägung bestimmter Merkmaler in einer interessierenden Zielpopulation zu treffen“ (Bortz/ Döring 2016: 631). Dabei ist zu betonen, dass es sich angesichts des Stichprobenumfangs um keine repräsentative Erhebung handelt. Vielmehr geht es darum, das Untersuchungsmaterial anhand der festgelegten Kategorien zu analysieren und dadurch die Ausprägung oder Verbreitung dieser Merkmale innerhalb der vorliegenden Stichprobe zu erfassen. Diese stellen zum einen eine Basis, zum anderen eine Ergänzung für die qualitative Teilnehmerbefragung dar. Die erhobenen Daten wurden durch relevante Stichprobenkennwerte, wie Häufigkeiten bzw. Prozentwerte, Maße der zentralen Tendenz, wie dem arithmetischen Mittel (*M*) und Maße der Dispersion, wie der Standardabweichung (*SD*), ausgewertet (vgl. ebd.: 613).

Qualitative Interviews

Da die Befragung der Rezipienten zu ihrer Post-Auswahl und etwaigen Wirkungsweisen eine äußerst explorative Situation darstellt, wurde für diesen Abschnitt der Studie ein qualitativer Zugang gewählt. Der wesentliche Teil des Interviews lehnt sich an die Methodik der sogenannten narrativen Interviews an. Hierbei handelt es sich um eine offene und unstrukturierte Erhebungsform, „in der ein Befragter auf eine Eingangsfrage bzw. Erzählaufforderung ohne Unterbrechungen, ohne Vorgaben und in großer Ausführlichkeit antworten kann“ (Küsters 2014: 575). Dieser Teil der Studie bildet das Gegenstück zur quantitativen Untersuchung, in der die Posts nach vorab festgelegten Kategorien analysiert wurden. Bei narrativen Interviews wird vermieden, „vorab zu definieren, was zu einem Thema gehört und was nicht und wie sich die Verknüpfung solcher Themen gestaltet“ (Loch/Rosenthal 2002: 2).

Narrative Interviews kommen vorwiegend in der Biographieforschung zur Anwendung, da durch sie Handlungsprozesse bzw. -abläufe erhoben werden können, indem eigene Erlebnisse in Form von Erzählungen reproduziert werden (Küsters 2014: 575f). Zudem enthalten sie Gefühle, Kognitionen oder Selbsterklärungen (vgl. Loch/Rosenthal 2002: 5). Durch das freie Erzählen ergeben sich für die Befragten Erzählzwänge, die zum einen zum Weitererzählen animieren, zum anderen werden oft mehr Informationen offenbart, als wenn direkte Nachfragen erfolgen, da diese etwa auf Misstrauen oder Widerstände stoßen können. (vgl. Bortz/Döring 2016: 370).

Zur Durchführung des narrativen Interviews schlagen Bortz und Döring (2016) folgende Phasen vor, welche bei der Konstruktion des Interviews berücksichtigt wurden (vgl. 370):

1. **Erklärungs-Phase:** Zielsetzung und Ablauf
2. **Einleitungs-Phase:** Erzählanstoß
3. **Erzähl-Phase:** freie Erzählung durch den Befragten, keine Unterbrechung durch den Interviewer.
4. **Nachfrage-Phase:** Klärung offener Hintergründe, Details oder Widersprüchlichkeiten
5. **Bilanzierungs-Phase:** Abschließende Bewertung der Geschichte (z.B. Konsequenzen?)

Der narrative Teil des Interviews wurde zudem mit Leitfadenfragen ergänzt (vgl. Anhang: XLV). Diese wurden gestellt, sofern die Themen in der Erzählung nicht explizit angesprochen wurden oder nochmals vertieft werden sollten. Thematisiert wurden folgende Bereiche:

- Glaubwürdigkeit und Qualität der in den Posts enthaltenen Informationen
- Verbindung zum Influencer (parasoziale Beziehung)
- Wahrnehmung von Werbung und Relevanz der Kennzeichnung

- Schönheitsideal: Wirkung von Bildern
- präferierte Nutzung: Bilder vs. Text

Wie in Kapitel 3 wurden die generierten Erzählungen und Aussagen auch hier durch Audioaufnahmen festgehalten und wörtlich in ein normales Schriftdeutsch (ohne Bereinigung von Satzbaufehlern, mit Bereinigung von Dialekt) transkribiert. Anschließend wurde ein Kategoriesystem (vgl. Anhang: XLVII) entwickelt, auf welchem die inhaltsanalytische Auswertung basiert.

Insgesamt wurden 13 Interviews im Zeitraum vom 08. Mai bis 01. Juni 2018 geführt. Die Dauer betrug pro Gespräch zwischen 15 und 35 Minuten. Die Gespräche fanden überwiegend in einer persönlichen Face-to-Face-Situation statt, da den Teilnehmern ihre Screenshots in ausgedruckter Form (bzw. bei Videos bei Bedarf zum erneuten Abspielen über einen Laptop) vorgelegt wurden. Im Ausnahmefall wurden die Interviews telefonisch oder über Skype durchgeführt – dann wurde das Untersuchungsmaterial dem Teilnehmer kurz vor Beginn des Gesprächs per Mail gesendet.

5.2.2 Rekrutierung der Studienteilnehmer und Datenerhebung

Die Rekrutierung der Studienteilnehmer erfolgte als allgemeiner Teilnahmeaufruf in sozialen Medien, insbesondere durch Posts in Facebook-Gruppen. Zudem wurde darum gebeten, den Aufruf zu teilen, um die Netzwerkeffekte des Mediums zu nutzen und eine große Personenzahl zu erreichen. Durch diese Vorgehensweise ist eine passive Stichprobenziehung gegeben, in deren Rahmen sich eine Selbstselektions-Stichprobe bildet. „Dahinter steht die Überlegung, dass bei nicht-personalisierten Einladungen zur Studienteilnahme überwiegend besonders motivierte Personen aus eigenem Antrieb teilnehmen (z.B. aufgrund ihres besonderen Interesses am Thema)“ (Bortz/Döring 2016: 306). Meldeten sich Personen auf den Aufruf, so erhielten sie die vorher gezeigte Instruktion und die Beschreibung des Ablaufes mit der Bitte, sich diese genau durchzulesen und Bescheid zu geben, ob sie denken, aufgrund ihres Nutzungsverhaltens für die Untersuchung in Frage zu kommen. War dies der Fall, so wurde der individuelle Beginn der Erhebung festgelegt und die Teilnehmer gefragt, ob und wie häufig sie eine Erinnerung erhalten möchten. Zudem wurden sie darauf hingewiesen, dass die Teilnahme freiwillig und absolut anonym ist. Es wurden in keinem Teilabschnitt der Untersuchung personenbezogene Daten erhoben, die eine Identifizierungsmöglichkeiten bieten.

Die Datenerhebung erfolgte im Zeitraum zwischen dem 26. April und 20. Mai 2018. Insgesamt nahmen 13 Personen teil, davon neun weibliche und vier männliche. Damit liegt zwar eine unausgewogene Geschlechterverteilung zu Lasten der männlichen Teilnehmer vor, jedoch kann diese vernachlässigt werden, da keine Hinweise über ein differenziertes Suchverhalten bei Gesundheitsinformationen vorliegen. Potentiell einflussnehmend könnte eher der Bildungsstand gesehen werden (vgl. Punkt 4.2.4). Insgesamt konnte ein Stichprobenumfang von 144 Posts generiert werden. Die folgende Tabelle zeigt eine Übersicht der Studienteilnehmer.

Tabelle 8 Übersicht Studienteilnehmer Rezipienten mit soziodemographischen Merkmalen und Daten

Bezeichnung[25]	**Höchster Bildungsabschluss und aktuelle Tätigkeit**	**Erhebungszeitraum**[26]	**Anzahl gesendete Posts**
M20R	Hochschulreife, aktuell im Studium (Bachelor)	26.04.-09.05. 2018	11
M21R	Hochschulreife, aktuell im Studium (Bachelor)	26.04.-09.05. 2018	10
W24bR	Hochschulabschluss (Bachelor), aktuell im Praktikum	28.04.-11.05. 2018	10
W23bR	Hochschulreife, aktuell im Studium (Bachelor)	28.04.-11.05. 2018	11
W18R	Mittlere Reife, aktuell in Ausbildung	29.04.-12.05. 2018	13
W24aR	Hochschulabschluss (Bachelor), aktuell in Masterstudium	30.04.-13.05. 2018	10
W23aR	Hochschulabschluss (Master), aktuell in Promotionsphase	30.04.-20.05. 2018 (+ 1 Woche)	13
M25R	Hochschulreife, aktuell im Studium (Staatsexamen)	30.04.-13.05. 2018	10

25 Setzt sich zusammen aus Geschlecht und Alter des Befragten (zur Gewährleistung der Anonymität) und dem Kürzel „R“ zur Kennzeichnung für die Rezipienten-Studie.

26 Individuell gewählte 14 Tage, wobei der erste Tag miteingeschlossen wird.

Bezeichnung[25]	Höchster Bildungsabschluss und aktuelle Tätigkeit	Erhebungszeitraum[26]	Anzahl gesendete Posts
W27R	Hochschulreife, aktuell in Ausbildung	30.04.-13.05. 2018	11
W19R	Mittlere Reife, aktuell arbeitssuchend	01.05.-14.05. 2018	15
W17R	Abiturientin	01.05.-14.05. 2018	10
M29R	Hochschulabschluss (Bachelor), aktuell berufstätig + Studium (MBA) berufsbegleitend	02.05.-29.05. 2018 (+ 2 Wochen)	10
W42R	Hochschulabschluss (Promotion), aktuell berufstätig	07.05.-20.05. 2018	10

Die Interviews wurden spätestens zwei Wochen nach dem abgeschlossenen Erhebungszeitraum durchgeführt, um Verzerrungen durch Gedächtnisfehler zu verringern. Diese stellen bei Selbstauskünften dahingehend eine häufige Verfälschungsquelle dar, dass beispielsweise die Häufigkeit des eigenen Verhaltens nicht korrekt erinnert wird (vgl. Bortz/Döring 2016: 502).

5.3 Ergebnisse

Die folgenden Punkte zeigen zusammengefasst die Ergebnisse der qualitativen und quantitativen Untersuchung.

5.3.1 Formale Merkmale der Posts

120 der untersuchten Analyseeinheiten ($N = 144$) beinhalten Bilder (83%), lediglich in 26 Posts (18%) sind Videos vorhanden[27]. Erklären lässt sich die deutlich höhere Anzahl an Bildern vor allem dahingehend, dass es sich bei

26 Individuell gewählte 14 Tage, wobei der erste Tag miteingeschlossen wird.
27 Blogbeiträge enthalten auch beide oder mehrere grafische Elemente (Mehrfachzählung.)

92 Prozent (*n* = 133) der Posts um solche handelt, die auf der für Bilder typischen Plattform Instagram veröffentlicht wurden. Lediglich neun Posts stammen von YouTube (6%) und zwei von Blogs (1%). Auf knapp der Hälfte der Bilder sind der Influencer selbst (46%) oder häufig auch die Umgebung bzw. Produkte (26%) zu sehen. In keinem Fall werden dritte Personen ohne den Influencer gezeigt. Auch beinahe alle Videos zeigen den Influencer alleine (17%) oder mit einer bzw. mehreren Personen (1%). Im Gegensatz zu den Bildern gibt es keine Videos, in denen ausschließlich oder überwiegend die Umgebung oder Produkte gezeigt werden. Lediglich vier Bilder sind als Selfies zu klassifizieren bzw. als solche erkenntlich. In allen anderen Fällen scheint der Influencer fotografiert bzw. gefilmt worden zu sein oder hat mit selbstauslösender Technik gearbeitet.

Rund 97 Prozent der Posts (*n* = 139) beinhalten neben einem Bild oder Video auch einen Text. Die Mehrheit der Posts, 75 Prozent (*n* = 108), enthält außerdem Hashtags. Im Mittel weist ein Post *M* = 33,04 (*SD* = 39,41) Hashtags vor. Etwas häufiger werden Emojis verwendet. Diese sind mit durchschnittlich *M* = 25,01 (*SD* = 38,38) in 79 Prozent (*n* = 114) der Posts zu finden und spielen – neben der Bildsprache und Texten – insbesondere für die Bewertung der Tonalität eine Rolle. Hier wird deutlich, dass vor allem eine positive Darstellung der Themen intendiert wird. Rund 65 Prozent (*n* = 93) haben eine positive Färbung, 32 Prozent (*n* = 46) sind inhaltlich neutral dargestellt. Bei lediglich zwei Prozent (*n* = 3) lässt sich eine negative Tendenz erkennen.

Verlinkungen sind in 91 Posts zu finden (63%). Am häufigsten werden Marken, Unternehmen oder Organisationen (30%) sowie andere Personen, wie Influencer oder private Accounts (19%) verlinkt. Bei rund 15 Prozent der Posts liegt eine Verlinkung auf die eigene Webseite des Influencers bzw. dessen Angebot vor. Hinweise auf Veranstaltungen sind zwar vorhanden, jedoch nicht als direkte Verlinkung.

Rund 71 Prozent (*n* = 102) der untersuchten Posts stammen von weiblichen und 26 Prozent (*n* = 38) von männlichen Influencern. Bei vier Posts war das Geschlecht nicht erkennbar. Mit Blick auf die Sprache zeigt sich ein gemischtes Bild: Knapp die Hälfte der Posts ist auf Englisch (*n* = 71; 49%), 35 Prozent (*n* = 51) auf Deutsch. Bei 13 Prozent (*n* = 19) werden beispielsweise Englisch und Deutsch bei einem Thema kombiniert oder identische Inhalte in beiden Sprachen angeboten.

Die Art bzw. Intention der Inhalte ist – dem Medium entsprechend – mit 43 Prozent (*n* = 62) am häufigsten im Peer-to-Peer-Bereich zu verzeichnen, d.h. Rezipienten werden direkt angesprochen (z.B. Fragen) oder es werden persönliche Erfahrungen geteilt. Rund 33 Prozent (*n* = 47) der

Posts sind unterhaltender Art. Hier steht im Vordergrund, Spaß zu erzeugen, den Rezipienten beim Entspannen und Abschalten zu unterstützen oder ihn motivierend oder inspirierend zu etwas anzuregen. Die Intention, zu informieren, lässt sich bei 23 Prozent (n = 33) der Posts feststellen, bei denen die Vermittlung von Wissen und Kenntnissen (z.B. auch von neuen Produkten) im Vordergrund steht.

5.3.2 Nutzungsgewohnheiten

Im Folgenden werden die Nutzungsgewohnheiten der Rezipienten zum Thema Influencer genauer betrachtet. Konkret werden die Ergebnisse aufgezeigt, wie vielen Influencern die befragten Studienteilnehmer folgen, warum sie dies überhaupt tun und was dabei ihre bevorzugten sozialen Medien sind. Auch wird die Frage behandelt, wie die Situationen beschrieben werden können, in denen Influencer-Inhalte konsumiert werden. Ist dies eher bewusst oder unbewusst? Betrachtet wird außerdem, ob sich im Rezeptionsverhalten von Bild bzw. Video und Texten Gewichtungen oder Präferenzen feststellen lassen.

Anzahl der Influencer und Gründe der Followerschaft

‚Qualität vor Quantität' scheint grundlegend das Motto zu sein, wenn es um die Frage geht, wie vielen Influencern die Studienteilnehmer folgen. Die Mehrheit der Teilnehmer dieser Untersuchung folgt bis zu 20 Influencern; bei W23bR und W27R sind es sogar unter zehn, bei vier der Befragten zwischen zehn und 20 (W19R, M25R, W17R, W42R). Lediglich W24aR und W23aR geben an, etwa 50 bis 60 Influencern zu folgen, bei M21R sind es sogar 100. Die Gründe, warum die Befragten Influencern folgen, sind dabei ähnlich wie die bereits vorgestellten. Wesentlich sind hier anzuführen:

- Unterhaltung (W42R, M20R, M25R, W18R, W17R, W24bR, W19R)
- Inspiration bzw. Anregung (W42R, W18R, W23bR, W27R, W23aR)
- Motivation (M29R, M20R, W23bR, W27R, M21R)
- Neue Marken bzw. Produkte kennenlernen/ Trends mitbekommen (M29R, M20R, W23aR)
- Inhalte bzw. Informationen (M20R, M25R)

Manche Gründe können im Kontext sozialer Vergleichsprozesse bzw. des Modelllernens sowie einer Vorbildfunktion (vgl. Punkt 4.4) gesehen werden. So gibt W27R an, dass sie die Influencer bewundert: „Mir ist aufgefallen, dass es meistens entweder hübsche Menschen sind oder welche, die etwas Besonderes können oder irgendetwas Tolles machen, was ich auch gerne machen würde" (LN_W27R 2018: 1). M20R interessiert sich für den Alltag und persönliche Eindrücke von Influencern: „Was machen die denn den ganzen Tag? Also wenn sie es eben nicht auf YouTube posten auf irgendwelchen Vlogs, was nehmen die für Eindrücke während des Tages mit und was wollen die uns mitgeben?" (LN_M20R 2018: 2). Auch für W42R sind Einblicke in das Leben von Influencern von Interesse: „Und ich finde es ganz spannend zu sehen, wie andere Menschen mit bestimmten Situationen im Leben oder dergleichen dann umgehen" (LN_W42R 2018: 2). Weitere Gründe stellen Tipps (W23aR) sowie der Erhalt verschiedener Perspektiven (M29R) dar. Für M21R spielen außerdem folgende Aspekte eine Rolle: „Dass man halt mitreden kann, weil andere Freunde denen auch folgen und dann kommt so ‚hey, hast das gesehen?'. Und weil die Menschen sympathisch wirken und irgendwie positive Vibes rüberschicken" (LN_M21R 2018: 1).

Geht es explizit um Gesundheitsinhalte in den Posts, so lassen sich die zugrundeliegenden Gründe der Nutzung wie folgt zusammenfassen:

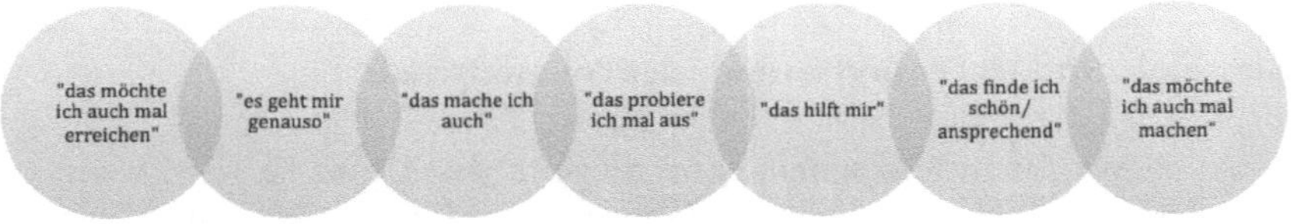

Abbildung 20 Zugrundeliegende Gründe für die Nutzung von Influencer-Inhalten mit Gesundheitsbezug

Die eben angesprochene **Vorbildfunktion** der Influencer spielt vor allem dann eine Rolle, wenn es darum geht, sich eigene Ziele zu stecken. Rezipienten möchten das erreichen, was der Influencer erreicht hat (W17R, M29R, W18R, M21R, W23bR, W19R). Das können beispielsweise eine durchtrainierte Figur, Einstellungen oder Lebensweisen sein. „Weil die haben das dadurch erreicht, weil sie etwas machen. Und vielleicht kann ich das auch, wenn ich etwas mache" (LN_W17R 2018: 3). Inhalte werden von Rezipienten auch dann konsumiert, wenn sie eine **persönliche Relevanz** haben (W42R, W24bR, M29R, W23aR, M25R, M21R, W23bR, W27R). „Weil so diese Themen, Knieschmerzen und sonst was im Alltag und was weiß ich, das sind Themen, mit denen ich häufig zum kämpfen habe" (LN_W42R 2018: 3). Auch die **Identifikation mit dem Influencer**, zum

Beispiel dahingehend, dass er dieselbe Sportart betreibt oder dieselben Aktivitäten macht wie der Rezipient, sind Nutzungsmotive (W24aR, W24bR, M29R, W23aR, M25R, W23bR, W27R). „Ich habe vor ein paar Jahren mit dem Trailrunning angefangen. Und diese Manah, die macht das schon relativ lange“ (LN_M29R 2018: 3). Sich von Influencer-Inhalten **inspirieren** zu lassen, zum Beispiel um ein neues Rezept oder eine Sportart auszuprobieren, ist für viele ein starkes Motiv (W24aR, W17R, W24bR, M29R, W23aR, M25R, W18R, M20R, W23bR, W19R, W27R). „Ich habe nämlich Probleme mit dem Frühstücken. Ich frühstücke nie und finde es dann immer so schön, wenn jemand so ein schönes Frühstück hat“ (LN_W24aR 2018: 2).

Inhalte bieten darüber hinaus **Hilfestellung**, beispielsweise wenn es darum geht, Informationen oder Tipps zu erhalten oder sich vom Influencer motivieren zu lassen (M29R, W23aR, M25R, W18R, M20R, M21R, W23bR, W19R). „Die macht immer so eine Rubrik, die sich Hashtag #soundsonicht nennt, da zeigt sie eben in kurzen Clips typische Fehler bei Übungsausführungen und wie die denn richtig gehen“ (LN_M20R 2018: 3). Andere Nutzungsmotive liegen schlichtweg darin, dass Inhalte **schön** seien oder vom Rezipienten als **ansprechend** empfunden werden (W24aR, W23aR, M25R, M20R, W18R, M21R, W23bR, W27R). „Da hat mich wieder das Foto angesprochen, das fand ich einfach schön vom Outfit her“ (LN_W23bR 2018: 3). Auch die **Entdeckung neuer Ideen, Aktivitäten oder Produkte**, die man auch ausprobieren oder kaufen möchte, stellt ein Nutzungsmotiv für viele dar (W24bR, M29R, M25R, W18R, W23bR, W19R, W27R). „Wo ich ehrlicherweise auch sagen muss, dass ich das durch Instagram oder Influencer erfahren habe. Und zwar Yoga und Meditation, dass man da einfach innerhalb von fünf Minuten seinen kompletten Geist reinigen beziehungsweise Körper herunterfahren kann“ (LN_M29R 2018: 3).

Soziale Medien und Hauptmedium, um Influencern zu folgen

Entsprechend der vorangehenden Ergebnisse, welche zeigen, dass beinahe alle der untersuchten Posts auf Instagram veröffentlicht wurden, geben auch 12 der 13 Befragten an, dass dies das Hauptmedium sei, über welches sie Influencern folgen. Für nur zwei Personen stellt dieses die Videoplattform YouTube[28] dar. Weitere Medien, in welchen Influencer-Inhalte konsumiert werden, sind Facebook (M25R, W18R, M21R) sowie Twitter (M20R, W42R). Der am häufigsten angeführte Grund für die vorrangige Nutzung von Instagram ist visueller Art: „Mir ist es sehr wichtig, ausdrucksstarke Bilder zu haben und dafür ist Instagram halt perfekt“ (LN_W29R 2018: 1). Auch W23bR, W42R, W19R und M29R sagen, dass ihnen Bilder sehr wichtig seien, etwa zum Abschalten, weil sie keine Lust haben, Texte zu lesen oder weil Bilder einfach ansprechender seien. Auch die einfache Bedienung sowie der Aufbau von Instagram werden als Gründe genannt (M20R, W27R, W23aR). Gleichzeitig wird die Plattform als diejenige angesehen, auf der man typischerweise Influencern folgt und die auch am Beliebtesten ist (W24bR, M21R, W27R). „Das Ganze mit Folgen und so ist eigentlich erst mit Instagram losgegangen, finde ich“ (LN_W23bR 2018: 1). Auch M21R findet: „[...] zu Instagram gehört halt dazu, dass man denen folgt“ (LN_M21R 2018: 1).

W17R ist darüber hinaus der Meinung, dass Influencer auf Instagram aktiver sind als auf anderen Medien, weswegen sie die Plattform bevorzuge. Eher pragmatische Gründe dafür, warum sie Influencern hauptsächlich über Instagram folgen, nennen W24aR und W18R, die angeben, dass sie die Plattform einfach am häufigsten nutzen.

Bild/Video vs. Text

Betrachtet man die Rezeptionsmerkmale von Bildern und Texten bzw. Videos näher, so sind diese mit den eben aufgezeigten Nutzungsgründen von Instagram übereinstimmend. Auf Instagram sehen sich die meisten der Befragten nur die Bilder an und ignorieren die dazugehörigen Texte (W18R, W24bR, W17R, W24aR, M25R, M29R, M21R). Lediglich kurze Texte werden hin und wieder gelesen. Vor allem solche Texte, auf die erst geklickt werden muss, um sie in der vollen Länge angezeigt zu bekommen, werden demnach kaum rezipiert. „Instagram lebt ja von den Bildern und nicht von Romanen“ (LN_M20R 2018: 8). W23aR kritisiert außerdem die Qualität der Textinhalte: „Oft sind die ehrlich gesagt auch einfach nur dämlich. Deshalb haben die für mich keinen Mehrwert und ich schaue mir nur die Bilder an“ (LN_W23aR 2018: 8). M20R und W42R geben an, dass es auf die Art des Posts ankomme. Auch hier scheint der Mehrwert, den der Rezi-

---

28 Für W42R stellen sowohl Instagram als auch YouTube gleichermaßen das Hauptmedium dar, daher Doppelnennung.

pient aus den Inhalten erhält, ausschlaggebend zu sein: „Wie bei der docjenfit, wenn die da eine Übung hat, von der ich denke, die bringt mir etwas, dann lese ich mir den Text schon durch, weil ich da einen echten Mehrwert bekomme" (LN_W42R 2018: 8). Für W23bR, W19R, W23aR und W27R ist das Bild entscheidend, ob sie den Text lesen. Dies zum Beispiel aus Interesse: „Wenn mich das Bild total interessiert, dann lese ich gleich den Text und wenn nicht, dann scroll ich schnell weiter" (LN_W19R 2018: 6). Oder auch, wenn Informationen benötigt werden: „Wenn ich etwas nachkochen möchte oder etwas wissen will, z.B. welches Getreide ist das, dann lese ich mir das schon mal durch" (LN_W27R 2018: 5). Auch bei Videos, sowohl auf Instagram als auch YouTube, wird der Beschreibungstext so gut wie nie gelesen. Die Auswahl der Videos erfolgt im Wesentlichen nach Vorschaubildern, Thumbnail sowie dem Titel (W18R, W17R, W24aR, W27R, W19R, M25R).

Situative Nutzung

Influencer-Inhalte auf Instagram werden von den Befragten dabei überwiegend nebenbei und eher unbewusst konsumiert. „Also wenn man gerade nichts zu tun hat beziehungsweise niemand außen rum ist" (LN_M21 2018: 1). Solche Situationen bestehen beispielsweise während einer Fahrt in öffentlichen Verkehrsmitteln (M20R, M29R, M21R) oder morgens nach dem Aufstehen, mittags und abends vor dem Zubettgehen (W27R, W17R, W42R, W23bR, W17R). Auch in Situationen, in denen Rezipienten Langeweile empfinden, werden Influencer-Inhalte gesichtet (W24bR, W19R, W18R, W24aR). Hinzu kommt, dass Inhalte von Influencern nicht gezielt, sondern eher zufällig gesehen werden, wie die Äußerungen von W17R und W23bR zeigen: „Also wenn ich so meinen Insta-Feed durchschaue, dann sind die da dabei" (LN_W17R 2018: 1); „Und dann schaue ich meistes erst einmal durch, was meine Freunde machen und dann sehe ich ja auch die Posts von denen, denen ich folge" (LN_W23bR 2018: 1).

Auch wenn die Nutzung überwiegend nebenbei stattfindet, scheint es Influencer zu geben, deren Inhalte bewusster konsumiert werden als andere – dies ist vor allem der Fall, wenn sie etwas posten, das im Interessensbereich des Rezipienten liegt (W19R). Weitere bewusste Nutzungssituationen bestehen etwa dann, wenn gezielt etwas gesucht wird, wie bei M21R: „ [...] zum Beispiel habe ich letztens für meinen Bruder für meinen Bruder so eine Hose gesucht, die habe ich bei einem Instagramer gesehen – dann schaue ich schon bewusst" (LN_M21R 2018: 1). Auch W27R differenziert ihre Nutzungsgewohnheiten: „Aber andererseits auch, wenn ich jetzt sage, jetzt bin ich wieder im Fitnessflow oder so, dann schau ich mir schon wieder gerne Fotos an zur Motivation und solche Sachen. Das ist dann auch bewusst“ (LN_W27R 2018: 1).

Im Gegensatz zu Inhalten auf Instagram scheint der Konsum von YouTube-Videos deutlich bewusster und gezielter stattzufinden. „Instagram eigentlich nebenbei aber YouTube bewusst. [...] Auf YouTube suche ich“ (LN_W18R 2018: 1). So werden die Videos vor allem als abendlicher Fernseh-Ersatz (W42R, M25R) verwendet oder wenn es darum geht, sich über etwas zu informieren. „Aber wenn ich jetzt gewisse Sachen, die mich interessieren, zum Beispiel irgendetwas zu Ernährung, dann suche ich das schon explizit auf YouTube. [...] und dann schaue ich mir das schon konkret und bewusst an“ (LN_M25R 2018: 1f). Auch M20R erklärt: „Das ist mir auch zu stressig, wenn ich ein YouTube-Video in der Tram oder so anschaue. Da muss ich so in meinem Heim-Umfeld sein, zum Beispiel wenn ich mal alleine esse. Das ist dann schon, dass ich mir da Zeit dafür nehme, wenn es um Videos geht“ (LN_M20R 2018: 2).

5.3.3 Influencer: Merkmale und wahrgenommene Verbindung

Wie definieren die befragten Rezipienten einen Influencer? Die Ergebnisse dieser Frage werden im Folgenden vorgestellt und mit vorangegangenen Definitionen verglichen. Da in diesen Influencer häufig als Experten mit Fachwissen angeführt wurden, wird außerdem schwerpunktmäßig auf die Meinung der Befragten zu diesem Aspekt eingegangen. Auch die wahrgenommene Verbindung der Rezipienten zu den Influencern, denen sie folgen, wird unter den Gesichtspunkten einer potentiellen parasozialen Beziehung dargestellt.

Begriff Influencer: Verständnis

Das Verständnis der Befragten eines Influencers ist in vielen Punkten ähnlich der in Kapitel 2 vorgestellten Definitionen, unterscheidet sich aber teilweise auch wesentlich (vgl. Anhang: LI). Lediglich in einem Fall wird ein Synonym genannt: So versteht W19R unter einem Influencer einen Blogger. Verglichen mit den in Punkt 2.3.1 erschlossenen Kategorien fehlt bei den Erklärungen der Befragten gänzlich die Anführung des **sozialen Kontextes**, also die Wahrnehmung von Influencern als Multiplikatoren mit einem großen Netzwerk oder vielen Kontakten, wie sie in mehreren der Definitionen vorzufinden ist. Übereinstimmend ist vor allem die Angabe der **Handlungsfelder**. Der Großteil der Studienteilnehmer verortet Influencer explizit in den sozialen Medien, z.B. Instagram oder YouTube, bzw. im Internet. Für M21R stehen Influencer dadurch in der Öffentlichkeit, die er jedoch differenziert: „Aber nur in der Öffentlichkeit im Social Media Bereich. Also eher was Moderneres, was Zeitgemäßes" (M21R 2018: 1). Als weitere **charakteristische Eigenschaften** werden Influencern von den Befragten – wie auch von anderen Definitionen – eine gewisse bis hohe Reichweite und viele Follower zugeschrieben. **Einfluss auf andere** nehmen Influencer nach Ansicht der Befragten nicht wie in den vorgestellten Definitionen erklärt, durch ihr Handeln, Ratschläge oder durch das Teilen von Erfahrungen, sondern durch ihre Meinung, ihre Persönlichkeit und ihr Leben. Beeinflussen lassen sich demnach vor allem Jüngere oder spezifische Zielgruppen. In keinem Fall wird von den Studienteilnehmern in diesem Zusammenhang jedoch das Thema Vertrauen zur Sprache gebracht.

Ähnlich wie auch bei anderen Definitionen gibt W18R mit Blick auf das **Kommunikationsverhalten** an, dass Influencer täglich oder wöchentlich etwas posten. Im Gegensatz zu anderen Definitionen gehen viele der Befragten darauf ein, wie die **Inhalte von Influencern** aussehen. Diese drehen sich demnach um das Leben des Influencers, um seine Lebensweise oder seinen Lifestyle. Konkret geht es um Hobbies, Freizeit oder darum, dass die Person von sich erzählt. Auch Produkte, Marken oder Reiseziele sind typische Inhalte. Dieser Eindruck lässt sich auch durch die quantitative Untersuchung der Posts bestätigen: Adäquat zur in Punkt 5.3.1 dargelegten Art der Bild- und Videoinhalte zeigt sich im Gesamteindruck der Posts überwiegend eine Selbstdarstellung der Influencer. In 58 Prozent (n = 84) der Fälle handelt es sich um Ich-bezogene Inhalte. Auf Produkte oder die Umgebung wird in rund 28 Prozent (n = 40) eingegangen, andere Personen werden in nur 14 Prozent (n = 20) der Posts miteinbezogen.

Bezogen auf **Marketing oder PR** geben die Befragten an, dass Unternehmen auf Influencer aufmerksam werden und es dann zu einer Zusammenarbeit kommt. Die Aufträge nehmen Influencer ihrer Meinung nach mit dem Ziel an, andere zu beeinflussen. Auch zeigen sie ihren Followern dadurch neue oder verwandte Marken. Die besonderen **Fähigkeiten bzw. Kenntnisse** von Influencern liegen nach Ansicht von W42R in der Motivation ihrer Follower. In keinem Fall werden die in den anderen Definitionen (siehe Punkt 2.3.1) aufgeführten Aspekte, wie ein gutes Wissen oder Sachkenntnisse genannt. Dennoch sind sich die Teilnehmer bewusst, dass

Influencer einen gewissen **Status bei Rezipienten** haben, wie eine Vorbildfunktion oder dass sie als Identifikationsobjekt fungieren. So ist W27R der Meinung, dass Influencer ihre Rezipienten beeindrucken und diese so sein wollen wie sie. Ähnlich sieht das auch W42R, die angibt, dass Rezipienten Influencern nacheifern. Keiner der Befragten äußert sich dahingehend, dass Influencer einen Expertenstatus haben oder schreiben ihnen etwa explizit Autorität zu, wie es die anderen Definitionen fokussiert tun.

Expertenstatus

Auch auf die konkrete Frage hin, ob die Befragten denken, dass es sich bei den Inhalten von Influencern um Expertenwissen handele, äußern sich die meisten Befragten sehr kritisch. Lediglich W23bR und M25R denken, dass dies der Fall sei, W24bR ist der Meinung, dass sich manche Influencer das Wissen aneignen. „Wie zum Beispiel so eine Pamela Reif, die seit fünf Jahren oder so Fitness-Influencer ist. Die hat bestimmt mehr Expertenwissen als ich. Aber ich glaube, ich würde einer Ernährungsberaterin mehr glauben als Pamela Reif" (LN_W24bR 2018: 3). Einen Expertenstatus sprechen die Befragten Influencern dann zu, wenn diese über entsprechende Ausbildungen verfügen, wie einer Fitnesstrainer-Lizenz (M20R), oder in dem Beruf arbeiten, z.B. als Yoga-Lehrerin (W24aR, W23aR).

Vor allem im Kontext von Kooperationen mit Firmen wird das Thema jedoch äußerst kritisch gesehen. Während W19R der Meinung ist, dass dies eher von Vorteil sei, weil vorgegebene Informationen von Firmen mehr Expertise enthalten, sehen dies W18R, W24aR, W23aR, M21R und W27R eher nachteilig. „Ich finde, man merkt es bei den Texten, ob es einfach der Werbetext ist, den der Kooperationspartner vorgegeben hat. Dann ist das für mich kein Expertenwissen, dann ist der ja... nicht dumm, aber naiv, wenn der das einfach eins zu eins einfach kopiert" (LN_W24aR 2018: 4). W18R sieht das ähnlich: „Ich glaube auch nicht, dass die sich informiert haben. Ich glaube, dass die Geld bekommen und sagen, ja das finde ich jetzt lecker und gesund, also zeige ich das her" (LN_W18R 2018: 4). M29R ist zudem der Meinung, dass das Expertenwissen von Influencern weniger inhaltlicher sondern mehr strategischer Art sei: „Also ich würde fast ja sagen, dass das teilweise ein bisschen berechnend ist. Sie wissen, was sie posten müssen, um viele Follower beziehungsweise viele Likes zu kriegen" (LN_M29R 2018: 4).

Ein möglicher Grund für diese Wahrnehmung könnte darin liegen, dass Influencer ihre Expertise – sofern vorhanden – zu wenig hervorheben. Die quantitative Analyse der von den Rezipienten gesammelten Posts zeigt, dass lediglich 17 Prozent ($n = 25$) der Posts Hinweise auf einen Expertenstatus des Influencers aufweisen. Dies ist hauptsächlich durch die Nennung eigener Produkte oder Programme oder etwa durch einen Zusatz im Accountnamen wie „Coach“ oder „Trainer“ der Fall. Der Beruf oder die Ausbildung (z.B. Arzt) werden vergleichsweise selten genannt.

Parasoziale Beziehung

Die Studienteilnehmer wurden gefragt, ob sie das Gefühl haben, die Influencer, denen sie folgen, gut zu kennen und wie sie die Verbindung zu ihnen beschreiben oder vergleichen würden. Grundsätzlich empfanden viele der Befragten die Frage als schwierig. Überraschend ist dies vor allem vor dem Hintergrund, dass viele der Befragten in ihren Erzählungen zu den Posts Hintergrundwissen zu den Influencern äußern (z.B. was diese generell außer dem ausgewählten Post veröffentlichen, welche Ausbildung sie haben oder welche Einstellungen sie vertreten), schließlich aber verneinen, den Influencer gut zu kennen. So fehlt W23bR die persönliche Komponente: „Ja aber das ist glaube ich nochmal was anderes, als wie wenn mir der gegenübersteht“ (LN_W23bR 2018: 5). Auch andere geben an, zwar einiges über die Influencer zu wissen, etwa, was sie den ganzen Tag machen, sie aber deswegen nicht zu kennen (W17R, W24bR, W19R). „Und von daher kann man das glaube ich nicht als Freunde oder Bekannte bezeichnen sondern einfach nur eine Person, die ich kenne und von der ich ein bisschen was weiß“ (LN_W19R 2018: 6).

M29R, W18R und W23aR hingegen haben bei einem Teil der Influencer durchaus das Gefühl, diese zu kennen, obwohl es sich um keine persönliche Bekanntschaft handelt. „Also denen, denen ich jetzt schon länger folge, definitiv ja. Da kriegt man relativ viel mit, weil die sehr offen sind. Bei anderen würde ich sagen, ich weiß, dass die gerne Sport machen und auf ihre Ernährung achten. Aber das war es dann eigentlich“ (LN_M29R 2018: 4) Das Gefühl, den Influencer zu kennen, scheint insbesondere dadurch zu entstehen, dass diese viel über sich und ihr Leben erzählen und Einblicke gewähren. „Und von daher wirken die halt so nah. Ich würde die jetzt nie als Freunde oder so bezeichnen. Aber auch, wenn man die jetzt live sehen würde, dann wäre das jetzt nicht so, als hätte man die Person noch nie gesehen. Man kennt sie halt schon irgendwie, weil man sich schon täglich mit ihr befasst“ (LN_M21R 2018. 5). Auch W42 erklärt:

> „Also eine Louisa Dellert kenne ich persönlich nicht. Aber du hast echt das Gefühl, dass du Teil ihres Lebens bist. Also du weißt wirklich, was die jeden Tag macht. Ich weiß, die ist jetzt gerade in LA und macht ihre Mädels-Jungesellinnen-Reise. Oder eine Sophia Thiel, da weiß ich sogar in welchem Fitnessstudio die ist. Und ich radel jeden Tag da vorbei und schau, ob sie da drin hockt. Und das ist schon krass, finde ich. Also ich habe schon das Gefühl, dass ich in das Leben dieser Menschen reinschaue. [...] ja, ich habe schon das Gefühl, viel von denen zu wissen und sie zu kennen." (LN_W42R 2018: 6)

Gleichzeitig besteht bei den Befragten (W17R, M20R, W24aR) aber das Misstrauen, ob sich Influencer online nur so geben, wie sie es tun, oder ob dies tatsächlich ihr Naturell ist. Zudem wird vermutet, dass sie nur das zeigen, was sie zeigen wollen, wodurch ein gewisser Realitätsverlust zu verzeichnen sein könnte: „Aber persönlich so vom Charakter, da können sie sich ja auch total verstellen und anders sein" (LN_W17R 2018: 4) W27R gibt an, weniger die Person als solche wahrzunehmen, sondern die Inhalte: „Teilweise weiß ich auch gar nicht, wer dahinter steckt" (LN_W27R 2018: 4).

Hervorzuheben ist in diesem Kontext auch die konträre Wahrnehmung zwischen Influencern und Rezipienten. In Punkt 3.2.1 konnte gezeigt werden, dass ein Teil der Influencer denkt, von ihren Followern als FreundIn, Kumpel, große Schwester, großer Bruder oder Vertraute/r gesehen zu werden. Diese und auch sonstige dort geäußerte Rollenvorstellungen, wie z.B. Ansprechpartner für Fragen, wurden von keinem der Befragten in irgendeiner Form geäußert. Lediglich M25R findet: „Also das ist manchmal schon so ein bisschen wie ein Ratgeber, wenn man das regelmäßig anschaut" (LN_M25R 2018: 6). Stattdessen tun sich die Studienteilnehmer schwer, die wahrgenommene Verbindung zu definieren oder mit anderen zwischenmenschlichen Beziehungen vergleichen. Vor allem W19R, W18R und W24bR finden keinen passenden Begriff oder Vergleich, um die wahrgenommene Verbindung zu beschreiben. Für sie sind Influencer weder Freunde noch Bekannte oder Stars. Für einen Teil der Befragten haben Influencer den gleichen oder einen ähnlichen Stellenwert wie Stars:

- „Also ich würde sagen, dass das in Richtung Stars geht" (LN_W23bR 2018: 5).
- „Also sie sind dann schon irgendwie bekannt, wenn man diese Follower-Zahlen anschaut. Louisa Dellert wird glaube ich schon auf offener Straße erkannt. Aber ist sie ein Star? Natürlich würde ich sie jetzt nicht mit Robbie Williams vergleichen. So etwas dazwischen" (LN_W42 2018: 7).

- „Wenn die Anzahl der Follower stimmt beziehungsweise entsprechend hoch ist, dann ist das schon ein kleiner Star. Ich sag mal so ab 100k kann man sich da schon als kleine Berühmtheit oder C-Promi einordnen“ (LN_M21R 2018: 5).
- „Ich würde sagen, also bezogen auf die Online-Welt sind es auf jeden Fall Stars, da ich denke, dass die Medien Instagram, Snapchat und so vor allem bei der jungen Zielgruppe viel beliebter sind als das Fernsehen. [...] Für die sind das jedenfalls Stars, sogar mehr auch als bekannte Schauspieler. Und für andere auf jeden Fall gut bekannt“ (LN_M20R 2018: 5).
- „Ich finde, dass das schon eher Stars sind, wie Justin Bieber oder so würde ich sie vergleichen. Nicht in dem Ausmaß, aber in die Richtung“ (LN_W17R 2018: 4).

W24bR erklärt hingegen: „Also Stars sind sie für mich nicht. Weil ich finde, dafür machen sie zu wenig, also dass ich die jetzt irgendwie anhimmeln würde oder so. [...] Das ist irgendwie wie wenn du eine Zeitschrift liest und da bist du halt auf Instagram unterwegs. Also ich sehe die Redakteure einer Zeitschrift ja auch nicht als meine Bekannten oder so an“ (LN_W24bR 2018: 4). Auch W18R empfindet Influencer nicht als Stars, eher als Bekannte, wobei auch dieser Vergleich für sie nicht gänzlich zufriedenstellend ist: „Ich weiß was über sie aber sie ja nicht über mich“ (LN_W18R 2018: 4). W19R findet die Bezeichnung als Star ebenfalls unpassend: „Weil das sind ja ganz normale Menschen“ (LN_W19R 2018: 6). Für W24aR sind Influencer Personen der Öffentlichkeit und auch M25R spricht von „Bekanntheiten [...], vor allem, wenn sie Millionen Follower haben“ (LN_M25R 2018: 6). W23aR vergleicht die Verbindung mit Influencern mit einer Gelegenheitsbekanntschaft:

> „Man hat mal jemanden getroffen und sich dann abends mal mit der Person unterhalten. Aber man wüsste jetzt nicht, welche Ziele die im Leben verfolgen oder so wie bei einem Freund, oder wie es in ihnen vielleicht aussieht, über was sie sich Sorgen machen. Sondern einfach so, man kennt die ein bisschen, man könnte etwas zu ihnen erzählen, wenn man gefragt werden würde, aber auch nicht mehr.“ (LN_W23aR 2018: 6)

Freunde stellen Influencer für M29R dann dar, wenn man sich persönlich kennt, andere Influencer sind für ihn Bekannte. W42R versucht, die Situation wie folgt zu beschreiben: „Aber man hat schon das Gefühl, nicht eine Freundin zu sein, sondern das ist mehr so von außen, wie bei so Filmen oder Büchern, wenn man einen Charakter so begleitet hat und den lieb gewinnt. So einen Protagonist beim Film oder so, für den man Sympathien entwickelt" (LN_W42R 2018: 7)

5.3.4 Gesundheitsdefinition, -inhalte und -wahrnehmung in den Posts

Wie im vorangegangenen Kapitel dargelegt, ist Gesundheit ein sehr individuell geprägter Terminus, weshalb die Studienteilnehmer zunächst nach ihrem Verständnis von Gesundheit gefragt wurden. Im Folgenden werden neben diesem Ergebnis diejenigen aus der Analyse der Posts bzgl. ihrer Gesundheitsinhalte sowie der jeweiligen Wahrnehmung des Gesundheitsbezuges durch die Rezipienten präsentiert.

Definition von Gesundheit

Trotz der eben aufgegriffenen Heterogenität des Gesundheitsbegriffes lassen sich bei den Auffassungen der Studienteilnehmer Gemeinsamkeiten feststellen. Allen voraus ist die positive Färbung des Terminus hervorzuheben, d.h. Gesundheit wird nicht als das Fehlen von Krankheit aufgefasst. Am häufigsten wird Gesundheit mit den Themen (**ausgewogene**) **Ernährung** (M25R, W17R, W18R, M29R, W19R, M21R), **tägliche ausreichende Bewegung oder Sport** (M25R, W17R, M29R, W19R) sowie sich **physisch und psychisch wohlzufühlen** (M25R, W27R, W23aR, M20R, M21R, W23bR) beschrieben. Darüber hinaus ist das Verständnis der meisten Studienteilnehmer aber breitgefächerter, wie die folgende Auflistung der weiteren genannten Aspekte zeigt:

- auf sich achten (W17R, W19R)
- gesunder Schlaf (W18R)
- sich pflegen (W17R, W18R)
- innerliche Zufriedenheit (M21R)
- bewusstes Leben (W24aR)
- intakte Familie (M21R)
- Aktivitäten wie Reisen, Entspannung, Freizeit mit Freunden (M29R)
- glücklich sein (W23bR)
- körperlich und mental fit sein/ gewisser sportlicher Grad (M25R, W24bR)
- das tun können, was man tun möchte und es sich körperlich und geistig zutrauen (W27R)

Auffallend ist, dass vor allem solche Gesichtspunkte in das Verständnis miteinbezogen werden, die dem Bereich der Psychologie zuzuordnen sind bzw. dass das Zusammenspiel von Körper und Geist betont wird. Auch ein ‚Sichlösen' von Normen oder Vorschriften steht dabei im Vordergrund, wie etwa die Aussage von M20R zeigt:

> „Also Gesundheit ist etwas sehr Individuelles. Gesundheit funktioniert für mich nur, wenn jemand für sich selber rausfindet, was für ihn gesund ist. Das muss nicht unbedingt heißen, ich esse nur Salat und gehe den ganzen Tag joggen. Sondern einfach so, wie kann ich es umsetzen, meinen Alltag so zu verbringen, dass ich mich wohl fühle, dass ich Energie habe und dass ich meine Aufgaben, die ich an diesem Tag erledigen will, erledigen kann. Also es muss nicht unbedingt mit Sport oder gesunder Ernährung zusammenhängen. Aber meistens ergibt sich das dann, weil gesunde Ernährung und Sport und ein geregelter Tagesablauf haben meistens einen gesunden Lebensstil zur Folge." (LN_M20R 2018: 2)

Viele der Befragten äußern sich dahingehend, dass Gesundheit für sie persönlich ein wichtiges Gut darstelle, auf welches sie achten oder das sie schätzen, um ihr Leben nach ihren Vorstellungen führen zu können: „Weil wenn ich nicht gesund wäre, dann könnte ich das nicht machen" (LN_M29R 2018: 2). In lediglich drei Fällen wird ein Krankheitsbezug dahingehend geäußert, dass Gesundheit bedeute, keine Schmerzen zu haben bzw. frei von Beschwerden zu sein oder vom Arzt bestätigt zu bekommen, dass alles in Ordnung sei.

Gesundheitsbezug der untersuchten Posts

Das bei den Rezipienten vorherrschende Verständnis von Gesundheit lässt sich im Untersuchungsmaterial deutlich feststellen. So umfasst die Mehrheit der Posts thematisch auch die in den Definitionen am häufigsten genannten Assoziationen: Sport und Fitness (32%), Ernährung (29%) sowie psychologische Aspekte mit Fokus auf Wohlbefinden und dem gesamten Lebensstil (17%). Auch der Themenbereich Beauty bzw. Körperpflege ist mit neun Prozent vergleichsweise häufig vorhanden.

Von insgesamt *N* = 144 Analyseeinheiten enthalten rund 22% (n = 31) **gesundheitsbezogene** Inhalte, das heißt, sie thematisieren Gesundheit oder Krankheit explizit. Am häufigsten können diese Posts dem Kontext Prävention bzw. gesunde Lebensführung zugeordnet werden (77%). Dabei geht es vor allem um eine gesunde Ernährung oder bestimmte Ernährungsformen (ID 03, 04, 05, 52, 83, 105, 11, 128, 134, 137). Entsprechend der positiven Rezipienten-Wahrnehmung von Gesundheit beinhaltet das Untersuchungsmaterial kaum oder keine Inhalte, die Krankheiten, Beschwerden, das eigene Leiden oder Behandlungsmethoden thematisieren. In lediglich fünf Posts geht es um die Bewältigung gesundheitlicher Probleme, z.B. gibt die Influencerin an, etwas Histaminfreies zu kochen, um nicht umzukippen (ID 10), oder es werden Übungen gezeigt, wie man Rückenschmerzen in den Griff bekommt (ID 116, 117).

Die Mehrheit der Posts (78%; n = 113) kann als **gesundheitsrelevant** klassifiziert werden. Einige der gesundheitsrelevanten Posts zeigen den Influencer beim Sport (n = 11) oder beinhalten Informationen aus dem Leben des Influencers (n = 17). Beispiele sind die Beschreibung der Wochenplanung, Berichterstattung über Veranstaltungen, Reiseplanungen oder die Erzählung eigener Erlebnisse. Reine Werbung für fremde oder eigene Produkte enthalten zehn der gesundheitsrelevanten Posts. Geworben wird etwa für Nahrungsmittel (z.B. Müsli, Joghurt oder Tee) für Körperpflegeprodukte (z.B. Gesichtsmasken, Cremes oder Rasiercremes) oder Sportbekleidung. Weitere gesundheitsrelevante Themen stellen die Körperpflege unabhängig von Werbeposts (n = 5), Trainingstipps oder Übungen ohne direkten Gesundheitsbezug (n = 5), Ironisches oder Witziges (n = 2) sowie das Zeigen des eigenen durchtrainierten Körpers oder seiner Muskeln (n = 2) dar.[29] Gewinnspiele enthalten nur rund drei Prozent (n = 4) der untersuchten Posts. Auffallend ist auch hier eine psychologische Prägung der Inhalte. Die folgenden Themen werden entweder direkt thematisiert oder mit den verschiedensten Inhalten (z.B. Sport, Lifestyle) in Zusammenhang gebracht:

- Abschalten, Entspannen, Durchatmen, Sichwohlfühlen (n = 9)
- Liebe dich selbst, sei du selbst, du bist perfekt, wie du bist (n = 5)
- Tu das, was dich glücklich macht, verwirkliche dich selbst, du schaffst das (n = 5)
- Motivation: Umgang mit Niederlagen, Erfolg, 100-Prozent-Geben (n = 5)
- Freude und Spaß an Bewegung (n = 2)
- Reisen (n = 4): Fernweh, Appell, viel zu reisen, um die Welt zu erleben und Freude dabei zu empfinden

---

29 n = 10 Analyseeinheiten fallen unter „Sonstiges“ und können den hier dargestellten Zusammenfassungen nicht zugeordnet werden.

Diese Themen werden auch von vielen der befragten Studienteilnehmer im Kontext des persönlichen Gesundheitsbezuges aufgegriffen. Einige sprechen hier von der ‚inneren' oder ‚mentalen' Gesundheit (M21R, W42R, W27R). Der Fokus liegt dabei auf dem **Wohlbefinden und Lifestyle.** Dabei lässt sich die Entstehung des Gesundheitsbezuges im Wesentlichen auf drei Arten erklären:

(1) Inhalte werden mit den eigenen Aktivitäten assoziiert, wie etwa bei W27R, die als Hundebesitzerin zu einem Bild, auf dem Hunde zu sehen sind, erklärt: „Das macht mich mental gesund und auch wenn ich mit ihr rausgehe" (LN_W27R 2018: 2/ID 69).

(2) Inhalte werden direkt thematisiert und vom Rezipienten als relevant für die eigene Situation erkannt: „Und sie hat da über Freiheit geschrieben und dass es ihr halt wichtig ist, dass sie auf Instagram nicht nur ihr Leben preisgibt, sondern dass sie auch andere Menschen da anstoßen möchte, um einfach positiver zu leben. Ich fand das einfach sympathisch, was sie da geschrieben hat. Dass man sich selbst lieben soll und dass man einfach auf sich schaut. [...] Also das finde ich cool und manchmal tut das einfach gut zu lesen. Das gibt einem ein gutes Gefühl" (LN_W23bR 2018: 3/ ID 55).

(3) Der Influencer selbst steht im Fokus, wenn der Gesundheitsbezug erklärt werden soll: „Sie hat so eine innere Gesundheit und das finde ich so spannend bei ihr" (LN_W42R 2018: 3/ ID 114). „Er ernährt sich top, macht Sport ohne Ende und ist auch als Person einfach sympathisch und ausgeglichen und das zählt für mich auch als Gesundheit" (LN_M21R 2018: 3/ ID 30).

Konkret geht es darum, sich Zeit für sich selbst zu nehmen, zur Ruhe zu kommen und auf den eigenen Körper zu achten. Influencer-Inhalte, die dieses Bedürfnis ansprechen, sind etwa Yoga (W23aR, M29R, M25R), Körperpflege oder ein Bad zu nehmen (W19R, W24aR), zu entspannen (W27R) sowie sich die Zeit zu nehmen, um Sport zu machen (M29R, M21R). Auch Freizeit, Urlaub, Reisen und Freiheit werden in diesem Zusammenhang genannt (M29R, M21R, W27R, W23bR). So erklärt beispielsweise M21R: „Und für mich ist die innere Gesundheit auch, wenn ich weiß, ich bin frei, ich kann Städte und Länder bereisen, muss mir keine Gedanken oder Sorgen machen" (LN_M21R 2018: 2/ ID 27).

Ein weiterer wichtiger Punkt stellt ein bewusstes und positives Leben dar, das durch weniger Stress, Sorgen oder Druck geprägt ist (M21R, W23aR, W23bR, W24R): „dass man sich deshalb besser klar werden muss, dass man auch negative Gedanken einfach mal abschließen und die hinter sich lassen muss und dann eben auch seinem Geist einfach mal Ruhe geben muss“ (W23aR 2018: 3/ ID 125). Inhaltlich werden solche Posts genannt, die dazu anregen, Gewohnheiten zu ändern oder abzulegen (M25R) sowie auf Kleinigkeiten im Alltag zu achten (W42R). Auch das Thema Sparen bzw. sich keine finanziellen Sorgen machen zu müssen wird von zwei der Befragten (M21R, W23bR) aufgegriffen. Weitere Inhalte sind solche, die dazu motivieren, Dinge zu machen, die man sich vornimmt, auch über Grenzen zu gehen und jeden Tag eine bessere Version von sich selbst zu werden (M25R, W23aR). Zum bewussten Leben gehört auch die Natur: „das ist wieder das Zurückkommen auf das Natürliche [...]. Da ist einfach so ein ökologischer Aspekt dabei und damit auch ein gesundheitlicher. Lieber weniger und dafür besser“ (LN_W27R 2018: 3/ ID 75).

Auch der Wunsch, mit sich und seinem Leben zufrieden zu sein stellt einen Gesundheitsbezug dar. Das Finden einer Balance im Leben sowie eine ganzheitliche Betrachtungsweise werden als wichtig erachtet (W23bR, W42R). Dazu gehört, sich nicht mit anderen zu vergleichen und so zu sein wie man selbst ist (W23bR), intakte Beziehungen zu führen (M21R) oder positiv zu leben und glücklich zu sein (M21R, W42R). Auch hier können Influencer gewissermaßen als Vorbild fungieren, wie die Aussage von M21R zeigt:

> „Aber der macht einfach sein Ding, der ist mit sich zufrieden. Der hat richtig viele Hater, aber das interessiert den nicht. Weil der halt einfach so mit dem ganzen Drumherum so zufrieden ist und sein Leben so lebt. Und für mich gehört auch zu Gesundheit, dass man macht worauf man Bock hat.“ (LN_M21R 2018: 3/ ID 31)

Die Begründung, warum **Sport- und Fitnessinhalte** für die Befragten einen Gesundheitsbezug darstellen, fällt relativ homogen aus: Sport ist ein selbstverständlicher Teil von Gesundheit. Einbezogen werden hier jedoch sehr breitgefächerte Inhalte. Wie im folgenden Punkt (5.3.7) vertiefter aufgezeigt, sind in diesem Zusammenhang vor allem motivierende Aspekte maßgeblich. Erkennbar sind aber auch eine gewisse Vorbildfunktion sowie soziale Vergleichsprozesse.

Auffallend ist, dass ein Großteil der Befragten (W17R, M21R, W18R, W23bR, W24bR, W27R, M29R) bei der Beschreibung des persönlichen Gesundheitsbezuges auf den Körper des Influencers eingeht. Von diesem werden Rückschlüsse auf die Gesundheit bzw. den Lebensstil des Influencers gezogen. Der vorherrschende Zusammenhang kann wie folgt dargestellt werden: Ein offensichtlich trainierter Körper weist auf einen gesunden Lebensstil oder Gesundheit allgemein hin. „Der Gesundheitsbezug ist für mich hier auch wieder, weil sie eine Topfigur hat. Man merkt, sie macht Sport und ernährt sich gesund“ (LN_W24bR 2018: 2/ ID 59). Daneben werden auch verwendete Hashtags in diesen Rückschluss miteinbezogen: „Und halt dass er auch auf sein Leben achtet, auch durch die Hashtags #trainhard, #sixpack und #muscels“ (LN_M21 2018: 2/ ID 28). Ebenfalls in diesem optischen Kontext wird das Thema Sportbekleidung häufig genannt (W23bR, W19R, W18R, W23bR, W23aR). „Und für mich ist das irgendwo schon ausschlaggebend, wenn ich irgendwo coole Sportklamotten anhabe, in denen ich mich total wohl fühle, dann macht mir das Ganze viel mehr Spaß. Und das ist ja irgendwo auch Gesundheit, also sich wohlfühlen und Sport“ (W23bR 2018: 2/ ID 46).

Auch sportliche Aktivitäten, die der Influencer zeigt und die vom Rezipienten entweder bereits selbst regelmäßig betrieben werden oder die er sich vornimmt nachzumachen, werden im Zuge des persönlichen Gesundheitsbezuges genannt (M25R, W23bR, W23aR, M29R, W24bR, W24aR, M20R). Dies umfasst auch Übungen, die etwa Anleitungen, Tipps oder Erklärungen enthalten. „Die 124 ist ja auch so eine Yoga-Bewegung. Das ist so eine abgewandelte Version von dem Dreieck. Und das hat mir natürlich gefallen, weil ich wusste, was sie macht. Man kann das sehr gut nachvollziehen, wenn man selbst Yoga macht. Und das ist eben auch etwas, was mir wichtig ist“ (LN_W23aR 2018: 2).

Eine weitere wichtige Komponente, die zur Wahrnehmung der Inhalte als Gesundheitsthema führt, ist die Einstellung des Influencers. Dominante Themen sind hier: Motivation im Training (M25R, W23aR, M29R), innere Überzeugung und Ehrgeiz (W42R), beim Training auf den Körper zu hören (W23aR) oder Ehrlichkeit wie ‚Sport macht auch mal keinen Spaß‘ (W23aR). „Und die macht das nicht so fanatisch, sondern mit einer sehr bewussten und gesunden Haltung, weil sie weiß, dass übertriebener Ehrgeiz Quatsch ist. Sondern sie macht das aus einer inneren Überzeugung heraus und ich finde das einfach faszinierend zu sehen, was die alles macht und kann“ (W42R 2018: 3) Beeindruckend wirkt auf die Rezipienten (M20R, M29R) auch, wenn Influencer sogar im Urlaub Sport machen oder sich beispielsweise nach der Arbeit Zeit nehmen. „Der lebt den Sport dann auch wirklich und schreibt das nicht nur, sondern macht es eben wirklich. Der zieht das dann auch voll durch“ (LN_M20 2018: 3/ ID 19). Weitere Inhalte, die zur Wahrnehmung des Gesundheitsbezuges im Kontext Sport und Fitness geführt haben, sind:

- Produkte: Blackroll (W19R), Energydrink (W19R), Yoga-Trainer (W23aR)
- Unterwegssein, Draußensein (W42R, W27R)
- Trainingsplan (M25R)

- Veranstaltungshinweise (W23bR)
- Tipps zu einem Thema, das eine aktuelle persönliche Relevanz aufweist → Marathon laufen (W23bR)
- Fitnessstudio: Influencer befindet sich im Fitnessstudio (W23bR, W24bR); Influencer hat eigenes Fitnessstudio eröffnet (M20R)
- wissenschaftliche Erkenntnisse (M20R)
- Sport mit Alltagsgegenständen (W23aR).

Ähnlich wie beim Thema Sport ist für die Befragten eine gesunde **Ernährung** ein elementarer Teil von Gesundheit. Die vorherrschende Ansicht lässt sich mithilfe der Aussage von W17R gut beschreiben: „Gesunde Ernährung hilft für einen gesunden Lifestyle und das führt einfach zu Gesundheit. [...] Wenn man sich gut ernährt, dann fühlt man sich auch gut" (LN_W17R 2018: 2). Im Gegensatz zu den sportlichen Inhalten steht hier jedoch verstärkt die Inspiration im Vordergrund (siehe Punkt 5.3.5), zum Beispiel dahingehend, dass Gerichte nachgekocht werden.

Auffallend ist, dass viele der Befragten die eingangs skizzierte Bedeutung von Ästhetik im Zusammenhang mit Essen betonen. Als gesund wahrgenommen werden in erster Linie Gerichte, die farblich und ansprechend in Szene gesetzt und mit Dekoration versehen sind (W27R, M29R, W24aR, W24bR, W23bR, W19R). Meistens handelt es sich um Früchte, Nüsse oder Gemüse, die als sogenannte Bowl angerichtet werden. An den Beispielen von ID 43, 62 und 86 kann dies stellvertretend für viele ähnliche Bilder demonstriert werden. Gezeigt wird darüber hinaus auch, in welchem Kontext der Influencer sein Essen zu sich nimmt, wie etwa bei ID 62, wo der Ausblick während des Frühstücks thematisiert wird.

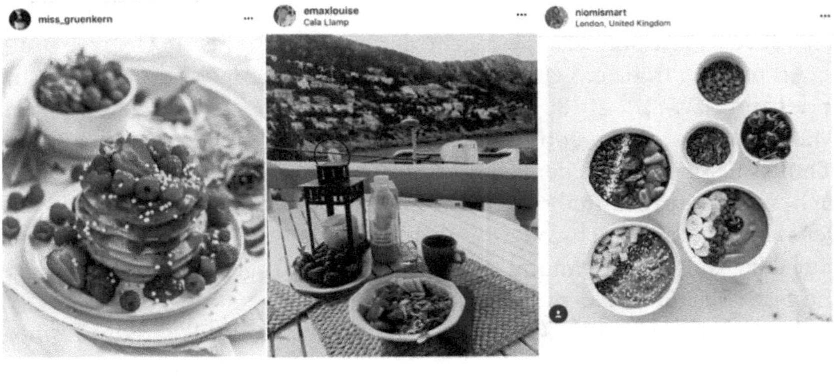

Abbildung 21 Beispiele für die Darstellung von Ernährung (ID 43, ID 62, ID 86)

Ein Teil der Befragten spricht bei derartigen Posts davon, dass dies ein typische Darstellung von Gerichten auf Instagram sei: „[...] das ist halt für mich einfach so, wie ich mir ein gesundes Instagram-Frühstück vorstelle. Schön inszeniert, ohne Zuckerzusatz" (LN_W24aR 2018: 2/ ID 35). „Und diese Bilder, dieses Früchtemüsli und das Farbige dann, das sieht man ja auch überall" (LN_W27R 2018: 2/ ID 67). Auch W19R erklärt zu ID 83: „[...] ist halt so ein typisches Essensbild, einfach mit Früchten und alles bunt und man denkt sich, oh, das wäre jetzt lecker so frische Früchte, draußen im Sommer" (LN_W19R 2018: 2). Vorrangige Themen, die auch von den Befragten wahrgenommen werden, sind etwa Ernährungstrends wie Low Carb, Smoothies, glutenfreie, laktosefreie oder vegane Gerichte (W27R, W19R, W24aR) sowie Nahrungsmittel wie Superfoods (W27R) oder Chia-Samen (W18R). Auch das Thema Zucker wird unter dem Aspekt thematisiert, dass man zu viel Zucker zu sich nehme und es gut wäre, diesen zu reduzieren (W19R, W24aR). In dem Zusammenhang wird auch auf das Thema Trinken eingegangen: „Weil es einfach zur Gesundheit gehört, dass man schaut, dass man bewusster trinkt" (LN_W19R 2018: 2/ ID 77). So werben Influencer hier etwa für Tee (ID 77) oder zeigen, wie man Wasser mit Früchten aufpeppen kann (ID 96).

Auf den ersten Blick etwas gegensätzlich, aber dennoch passend im Gesamtbild des Gesundheitsverständnisses der Befragten erscheint die Aussage von W24aR, die Bezug auf ein Bild nimmt, welches Fastfood zeigt: „Zur Gesundheit gehört für mich auch, dass man mal Ausnahmen macht. [...] Das ist ja bewusst leben, man muss auf nichts verzichten" (LN_W24aR 2018: 3/ ID 44). Hervorzuheben ist jedoch auch, dass Influencer-Inhalte rund um das Thema Ernährung die Befragten anregen, selbst zu kochen, frisch zu kochen, frische Zutaten zu verwenden oder einen gesunden Ersatz für ungesunde Lebensmittel zu wählen: „[...] und mir gedacht habe, ich könnte mal wieder so Kartoffel Weges machen. Das ist ja gesünder als so Pommes-Zeug" (LN_W23bR 2018: 3). „Bei 03 das sind die Crunchy Fruits, also der Snack, der gesund sein soll – vielleicht anstelle von Gummibärchen oder so" (LN_W18R 2018: 2).

Zusammenfassend ist im Hinblick auf die Ernährung festzustellen: Die meisten legen den Fokus darauf ob ein Gericht gesund aussieht. Lediglich bei zwei der Befragten (M25R, W23aR) ist das Thema kein ästhetisches, sondern ein inhaltliches. Im Falle von M25R geht es beispielsweise darum, „was langkettige Kohlenhydrate sind und so weiter und wann man die am besten zu sich nimmt. [...] weil ich schau da schon, dass ich nicht so viele kurzkettigen Kohlenhydrate esse" (LN_M25R 2018: 4). Auch W23bR interessiert sich für Nährwerte oder Kalorien der Lebensmittel:

> „Und ich mag das sehr gerne so Posts, wo man sieht, welche versteckten Fallen hinter gesunden Produkten liegen. Also zum Beispiel Nüsse sind ja sehr gesund, aber haben trotzdem ein Haufen Kalorien. Oder auch eben vegane Produkte, von denen man im ersten Moment denkt, sie sind besonders gesund, weil sie vegan sind. Aber die können trotzdem ziemlich ungesund sein, wenn die dann eben so Convenience-Food sind." (LN_W23bR 2018: 4)

Auch **Beauty und Körperpflege** werden als Gesundheitsthemen erachtet: Zum einen unter den bereits dargestellten Aspekten, sich Zeit für sich zu nehmen und auf sich zu achten (W19R). Zum anderen als persönlich relevantes Thema, zum Beispiel wenn man eine trockene Haut hat (W19R) oder besonders auf ausreichend Sonnenschutz achten muss (W27R). Daneben spielt aber auch hier wieder die Optik eine Rolle: „Hautpflege ist für mich auch ein wichtiger Teil von Gesundheit. Also dass auch das äußere Erscheinungsbild gesund ist. Wenn die Haut gesund ist, dann wirkt man auch gesund" (LN_W17R 2018: 2). Weitere genannte Aspekte in diesem Zusammenhang sind Naturkosmetik und Tierversuche (W27R) sowie Pickel und Mitesser, die vor allem für Teenager ein Thema darstellen (W19R).

5.3.5 Wirkungen, Konsequenzen und Handlungen

Ergänzend zu den in Punkt 5.3.2 erhobenen Gründen, warum Rezipienten Influencern folgen, wurden entlang des Untersuchungsmaterials in der qualitativen Studie die Wirkungsweisen der Posts abgefragt. Dies zum einen allgemein hinsichtlich emotionaler, affektiver oder kognitiver Aspekte, zum anderen mit Fokus auf die Thematik einer vermeintlich perfekten Welt, in der gewisse Schönheitsideale präsentiert werden. Ebenfalls im Erkenntnisinteresse standen Konsequenzen und Handlungen, welche die Befragten durch die rezipierten Posts gezogen oder ausgeführt haben.

Emotionale, affektive und kognitive Wirkungsweisen

Die folgende Abbildung fasst die von den Befragten wahrgenommenen Wirkungen der Posts zusammen. Posts, die als **interessant** (M25R, M20R, W18R, W42R) wahrgenommen werden, beinhalten die Wissensvermittlung bzw. Informationen zu einem Thema oder Erklärungen, vor allem, wenn es sich um seriöse und tiefgründige Informationen oder Hintergründe handelt. Ein Beispiel sind Fitnessübungen. Auch persönliche Erfahrungen und die Berichterstattung über Erlebnisse oder Reisen der Influencer werden als interessant empfunden, etwa wenn der Influencer Tipps gibt oder etwas postet, das für den Rezipienten neu ist oder andere Perspektiven zeigt. Auch Werbung wird in diesem Kontext genannt, vor allem dann, wenn sie im Interessensbereich des Rezipienten liegt. Abhängig scheint diese Wahrnehmung vor allem davon zu sein, ob der Rezipient eher Bild- oder Textinhalte konsumiert. „Information ist es bei mir eher relativ wenig, weil die Texte für mich so zweitrangig sind. Also wenn das Foto relativ schlecht ist, dann kann der Text bei mir noch so informativ sein, schau ich mir nicht an" (LN_W24aR 2018: 3). Auch W24bR ist der Meinung, dass vor allem Instagram dafür eher ungeeignet sei: „Ich glaube, da müsste man dann tatsächlich auf die Blogs selber gehen und nicht nur auf die Posts auf Instagram" (LN_W24bR 2018: 3). Einfluss hat auch die situative Nutzung: „Wenn ich konkret danach suche, dann eher Informationsgewinn" (LN_M25R 2018: 4).

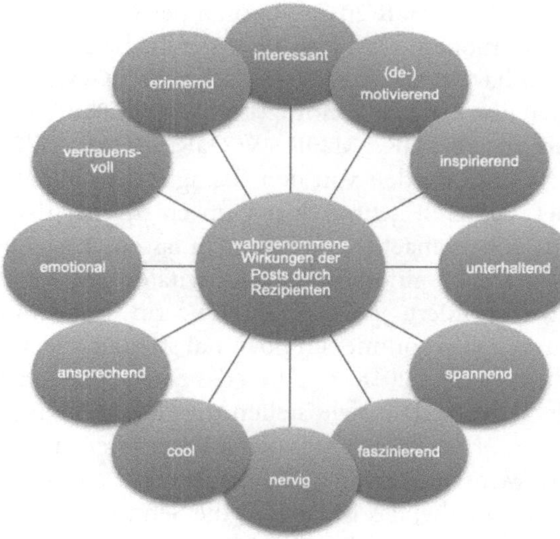

Abbildung 22 Wahrgenommene Wirkungen der Posts durch Rezipienten (eigene Darstellung)

Wirken Posts auf die Rezipienten **motivierend** (M29R, W23aR, W19R, W24bR, W17R, W18R, M21R, W27R, W42R), dann scheinen hier besonders soziale Vergleichsprozesse eine Rolle zu spielen. Zum einen besteht die Motivation dahingehend, eigene Ziele zu erreichen: „[...] weil ich zum Beispiel Leute sehe, die das schon geschafft haben, wo ich eben noch davor stehe" (LN_W23aR 2018: 5). Zum anderen können die Posts auch situativ animierend wirken, etwas zu tun: „[...] wenn ich nach Hause komme, mich auf die Couch setze oder wenn ich in der U-Bahn bin von der Arbeit, dann denke ich mir, hey, die schaffen das auch, dann kann ich jetzt auch nochmal meine Füße packen und zum Sport gehen" (LN_M29R 2018: 3). Auch das im folgenden Unterpunkt thematisierte Aussehen der Influencer wirkt auf die Rezipienten motivierend, zum Beispiel, wenn man Veränderungen des Körpers sieht. Als Motivation wird ebenfalls empfunden, wenn der Influencer im Urlaub Sport macht, wenn Essen ansprechend inszeniert wird oder der Rezipient die Sportbekleidung schön findet. Gleichzeitig können Posts aber auch **demotivierend** wirken oder ein schlechtes Gewissen bei den Rezipienten erzeugen. So berichtet W23aR beispielsweise davon, dass sie zu unbeweglich und unbegabt sei, um eine bestimmte Yogafigur zu erreichen, die eine Influencerin auf einem Bild macht: „Und da weiß man auch so ein bisschen, das sieht zwar toll aus, aber ich werde da nie hinkommen" (LN_W23aR 2018: 5). Auch bei W19R erzeugen manche Bilder negative Emotionen: „[...] jetzt liege ich im Bett und schau mir das Foto an und dann habe ich eigentlich ein schlechtes Gewissen, weil ich eigentlich auch mal was machen könnte" (LN_W19R 2018: 3).

Als **inspirierend** (W24aR, M29R, W23aR, W19R, W24bR, W17R, W18R, W27R, W42R) werden von den Befragten vor allem gepostet Rezepte bezeichnet. Generell geht es hier zum einen eher darum, sich von dem, was der Influencer macht, inspirieren zu lassen, um es selbst nachzumachen. Dies trifft auch auf sportliche Aktivitäten zu, wie im Falle von M29R, der sich informiert, wo eine Influencerin Trailrunning betreibt: „Und gerade durch sie bekomme ich nochmal so neue Ideen, wo man das machen kann" (LN_M29R 2018: 3). Auch das Setzen eigener Ziele wird in diesem Kontext genannt. Beispiele stellen die schöne Figur, Outfits oder der Lifestyle eines Influencers dar. Manche Posts rufen in diesem Zusammenhang eigene Wünsche hervor: „Und die Bilder, wo es mehr so um Entspannung geht, ich glaube, das ist auch so die Sehnsucht nach Urlaub und Ruhe und mal nichts tun" (LN_W27R 2018: 3). Im Gegensatz zur motivierenden Wirkung, die auf Vergleichen basiert, steht hier jedoch mehr die Persönlichkeit oder auch Bewunderung des Influencers im Fokus, aus der die inspirierende Wahrnehmung resultiert.

Unterhaltend (M20R, W24aR, W23bR, M21R, W42R) oder lustig werden Posts empfunden, die spaßige und nicht ernstgemeinte Inhalte enthalten. Auch Ironie fällt hierunter, oder, wenn ein Influencer eine ähnliche

Situation erlebt hat wie der Rezipient, wie etwa W23bR: „Und sie schreibt so ‚don't fear dying, fear not living'. Und ich habe in dem Moment so lachen müssen, weil beim Trailrunning denkt man über solche Sachen echt mal nach, weil das echt zum Sterben ist. Und ich finde, sie macht eine ganz gute Figur und das schaut bei ihr auch nach Spaß aus" (LN_W23bR 2018: 3).

Als **spannend** und **faszinierend** (M20R, W42R) werden vor allem solche Posts wahrgenommen, die eigene Erfahrungen beinhalten und deren Ergebnisse demonstrieren. So zeigt etwa ein Influencer, wie er sein eigenes Fitnessstudio aufgebaut hat. Eine andere Influencerin dokumentiert ihre sportlichen Ergebnisse. **Nervig** empfindet W42R konkret solche Posts, bei denen ein Influencer, der im Gesundheitskontext aktiv ist, „zu übertrieben locker" (LN_W42R 2018: 4) wirkt. Auch im Zusammenhang mit dem u.g. „Schönheitsideal" und Werbung werden Inhalte als nervig empfunden (siehe Punkt 5.3.4).

Als **cool** bezeichnen Rezipienten (M25R, W23bR, W42R) solche Inhalte, in denen der Influencer etwa eine Fitnessübung vormacht oder generell, wenn verschiedene Ansätze zu sehen sind, wie andere ihr Leben gestalten oder mit bestimmten Situationen umgehen. „Und dann wird man sich dem eigentlich erst so bewusst, dass man so vor sich hin lebt und nie darüber nachdenkt. Dann finde ich es cool, wenn man sich auf YouTube zahlreiche Ansätze dazu anschauen kann, um sein Leben oder seine Gewohnheiten ein bisschen zu ändern" (LN_M25R 2018: 4). Auch die Ausstrahlung eines Influencers, seine Outfits oder seine Geschichten werden derartig betitelt.

Werden Posts als **ansprechend** (W24aR, W23aR, W23bR, M21R, W27R) bezeichnet, geht es vor allem um ästhetische und schöne Bilder. Diese umfassen konkret die Kleidung oder den Stil des Influencers oder wenn er z.B. eine anspruchsvolle Yogaübung zeigt. Ansprechend ist es für die Rezipienten in dem Kontext auch, wenn das, was der Influencer macht, für sie nachvollziehbar ist. Hier wird insbesondere auf Ehrlichkeit, Realität und Authentizität Wert gelegt. Auch die Sympathie eines Influencers spielt in diesem Kontext eine wichtige Rolle.

Eine **emotionale** Wirkung (M25R, W23aR, W23bR) weisen zum Beispiel Videos auf, die mit Musik hinterlegt sind. Aber auch philosophische oder spirituelle Inhalte oder aufgegriffene Zitate lösen Emotionen aus.

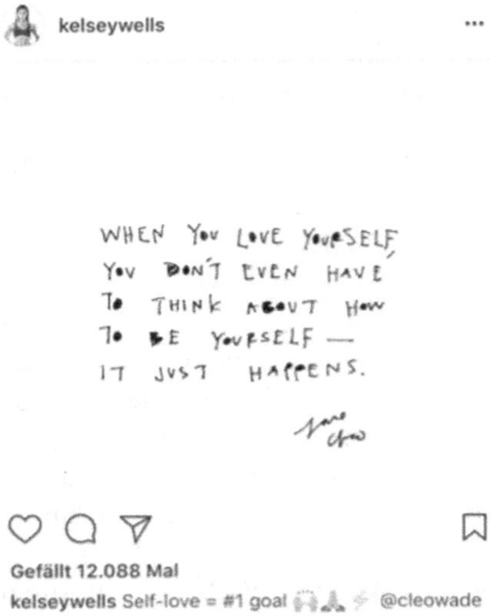

Abbildung 23 Beispiel für emotional wirkendes Zitat (ID 54)

Am Beispiel des Posts ID 54 (siehe Abbildung 23) erklärt W23bR: „Und dann habe ich das Zitat gelesen und dachte mir: Ja, das stimmt, eigentlich brauche ich mich gar nicht so fertig machen. Also oft hängt das auch von der Stimmung gerade ab, die man hat – ob man gut gelaunt ist und voll glücklich oder ob man ein Problem hat, das einen belastet" (LN_W23bR 2018: 4). Aber auch materielle Aspekte können eine emotionale Wirkung haben, etwa hinsichtlich einer empfundenen Verbindung mit dem Influencer: „Sie hat auch dasselbe Fitnessarmband wie ich, deshalb fühlt man sich da so ein bisschen verbunden irgendwie" (LN_W23aR 2018: 4).

Als **vertrauensvoll** (W24aR, W42R, M21R) werden Posts empfunden, wenn etwa die Ausbildung des Influencers im Kontext von Informationen genannt wird. Dies ist etwa der Fall, wenn eine Yoga-Lehrerin Übungen zeigt. Auch die wahrgenommene Nähe (vgl. parasoziale Beziehung, Punkt 4.4), die ein Influencer beispielsweise dadurch erreicht, dass sich der Rezipient angesprochen fühlt, scheint zu dieser Empfindung beizutragen: „Die wirken in Instagram so, als würde man sie schon lange kennen. Und die sind halt richtig so nah zu ihren Followern" (LN_M21R 2018: 3).

Für W19R, W42R und M29R gibt es Posts, die eine **erinnernde** Wirkung haben, etwa, wenn es darum geht, Sport zu machen oder um Körperpflege und trockene Haut: „Weil man schmiert sich nicht jeden Tag ein, wenn man nicht dran denkt. Und da finde ich so etwas cool, weil wenn man durch Instagram schaut, dann sieht man, dass sich andere jeden Tag eincremen. Und das erinnert einen halt einfach und dann schaut man da wieder mehr" (LN_W19R 2018: 2).

Wirkungen durch Bild- und Videoinhalte: „Schönheitsideal"

Viele der Bilder oder Videos von Influencern zeigen schöne, durchtrainierte und gesund wirkende Menschen. Die Mehrheit der Befragten (W24bR, W27R, M29R, W24aR, M25R, M21R, W42R, W23bR) sieht dies unter sehr realistischen Gesichtspunkten und ist sich bewusst, dass am Bildmaterial viel Bearbeitung stattgefunden hat bzw. die gezeigten Personen wissen, wie sie sich präsentieren müssen und nur die optimalsten Bilder veröffentlichen. Häufig wird in diesem Zusammenhang auch die richtige Lichteinstellung hervorgehoben, wie bei M25R: „Also ich bin mir schon bewusst, dass man in einem Licht viel krasser aussehen kann, was die Muskulatur oder Sportlichkeit ausmacht" (LN_M25R 2018: 5). W24bR kritisiert in diesem Kontext, dass es sich um eine „Fake-Instagram-Welt" handele:

> „Ich habe auch schon einige Instagramer in München zufällig rumlaufen gesehen. Und so wie auf den Bildern sehen die halt nicht aus. Die sind halt total bearbeitet und das Bild wird angepasst. Also ich weiß nicht, ich finde, da gehört schon mal wieder ein bisschen mehr Realität rein. Gerade für Jüngere, die haben ein bisschen ein verzerrtes Bild wie es sein sollte. Also nicht jeder muss 50kg wiegen bei 1,70m und mega durchtrainiert sein." (LN_W24bR 2018: 5)

Auch W24aR spricht davon, dass „ein falsches Leitbild für irgendwelche 14-Jährigen erstellt" (LN_W24aR 2018: 6) werde. W23aR erklärt: „Also es stört mich, dass es gar nicht dargestellt wird, dass es auch andere Menschen gibt, die nicht so aussehen" (LN_W23aR 2018: 8). W19 empfindet die Gegebenheiten als Normalität:

> „Ja, das ist halt so das ideale Bild von einem Menschen, was man heutzutage hat. Natürlich ist fast alles gestellt, das ist nicht natürlich und nicht die Realität. Ich glaube nicht, dass jeder in der Früh so aufsteht. Das ist schon ein bisschen schade, dass alles so gestellt wird und dass nicht so viel von der Realität gezeigt wird, wie es eigentlich ist. Aber das ist glaube ich heute normal." (LN_W19R 2018: 6)

Trotz dieses Bewusstseins wirken die gezeigten Bilder auf die Befragten motivierend wie frustrierend. Bei W27R, M29R und W23aR treten beide

Wirkungsweisen auf – beeinflusst durch die eigene aktuelle Situation. W18R stellt fest, dass dies abhängig vom Bildinhalt ist: Wird ein Influencer beim Sport gezeigt, empfinde sie es als motivierend, weil dieser die Figur durch die sportliche Tätigkeit erlangt. Zeigt der Influencer seinen durchtrainierten Körper ohne Sportkontext, ist eher eine deprimierende Wirkung vorhanden. Ähnlich argumentiert W23aR:

> „Und das frustriert mich natürlich auch, weil ich mir denke, was müsste ich machen, damit ich auch so aussehe und mir da aber vielleicht die Motivation und die Zeit dafür fehlt. Und gleichzeitig ist es aber auch motivierend, wenn ich mir denke, ich könnte theoretisch auch so einen schönen und durchtrainierten Körper haben, wenn ich jetzt drei Mal die Woche laufen gehen würde." (LN_W23aR 2018: 8)

W19R gibt an, die Bilder früher als frustrierend empfunden zu haben, inzwischen stellen sie aber eine Motivation dar. Ursächlich dafür sieht sie die eigene Einstellung: „Und wenn sich bei einem selber etwas ändert, dann ist man viel motivierter und man hat einfach einen anderen Anreiz, wie wenn man nichts tut und man sieht das dann" (LN_W19R 2018: 6) Auch für W24bR, W23bR und W17R sind die Bilder eine Motivationsquelle oder ein Ansporn. „Oder wenn ich mir denke, boah, die hat echt eine top Figur, dann motiviert mich das schon, wieder mal ins Fitnessstudio zu gehen oder mehr Sport zu machen. [...] Aber ich mache das jetzt nicht, damit ich aussehe wie sie, sondern weil ich mich selber wohler fühle" (LN_W24bR 2018: 3 & 5).

W24aR erklärt, Influencern, die sich derartig inszeniert zeigen, absichtlich nicht mehr zu folgen, weil sie das gezeigte Bild nicht normal und als falsch empfinde. Auch W42R zeigt sich genervt und gibt an, solche Posts bewusst herauszufiltern – dies nicht nur in Bezug auf Personen: „Und so eine superschöne Erdbeerbowl oder was weiß ich da hinzuzaubern mit dem richtigen Licht und so. Das ist so: Okay, da hat sich jemand zwei Stunden Zeit genommen, um das Foto perfekt hinzubringen. Und das finde ich nicht so spannend" (LN_W42R 2018: 6).

Eine weitere Sichtweise hat M20R auf das Thema, der abrät, sich insbesondere mit Fitness-Influencern zu vergleichen:

> „Allerdings muss man sich dem klar sein: Es sind die Schönen und Reichen der Online-Welt quasi. Jemand, der jetzt vielleicht nicht so den Traumbody hat, da muss man sich dann fragen, inwieweit der jetzt in der Fitness-Szene erfolgreich werden würde. Natürlich sind da nur die, die wirklich einen guten Körper haben. Und da muss man sich einfach bewusst sein, ich darf mich nicht mit so jemandem verglei-

chen. Ich kann mir das Wissen von demjenigen holen und ich kann das an mich anwenden, die Übungen anwenden, die Erfahrungen von dem an mich anpassen." (LN_W20R 2018: 7)

Konsequenzen und Handlungen

Die quantitative Analyse des Untersuchungsmaterials zeigt, dass knapp die Hälfte des Untersuchungsmaterials (*n* = 67; 47%) unintendierte Botschaften enthält. Indendiert, also z.B. mit einem deutlichen Appell versehen, sind hingegen 35 Prozent (*n* = 51) und 17 Prozent (*n* = 25) enthalten keine erkennbaren Botschaften. Ausgehend von dieser Erkenntnis ist es fraglich, ob die Posts die Studienteilnehmer dazu gebracht haben, Konsequenzen (z.B. Änderung des eigenen Verhaltenes) oder konkrete Handlungen (z.B. Anmeldung im Fitnessstudio) zu vollziehen. Tatsächlich zeigt sich, dass dies bei vielen der Befragten der Fall ist. Dabei scheint dies unabhängig von der Art der vermittelten Botschaft zu sein, wie die folgende Übersicht zeigt:

- Getroffene oder geplante Kaufhandlungen:
  - W18R: ID 03, 04, 05 (jeweils unintendiert)
  - M25R: ID 107 (intendiert)
- Suche nach dem Produkt, das im Post gezeigt wurde:
  - W18R: ID 02 (unintendiert), ID 08 (intendiert)
  - W24aR: ID 38 (intendiert)
  - W23aR: ID 123 (unintendiert)

In diesem Kontext ist neben der Art der vermittelten Botschaft ein weiteres Kriterium von Interesse: In der quantitativen Analyse wurde untersucht, ob Influencer im Kontext ihrer Werbemaßnahmen den Rezipienten offensichtlich zu einer Handlung (z.B. zum Kauf eines Produktes oder Dienstleistung) mobilisieren. In 28 Fällen (19%) trifft dies nicht zu, jedoch liegt fast genauso häufig in 25 Posts (17%) eine aktive Mobilisierung durch den Influencer vor. Tatsächlich zeigt sich, dass die meisten Posts, aus denen Kaufhandlungen oder eine Produktsuche resultieren, Werbung mit entsprechender Mobilisierung beinhalten. So finden sich in ID 03, 04, 05 und 08 Rabattcodes (Beispiel siehe Abbildung 24), in ID 38 wird die Frage gestellt, ob die Rezipienten das entsprechende Produkt schon im Supermarkt entdeckt hätten.

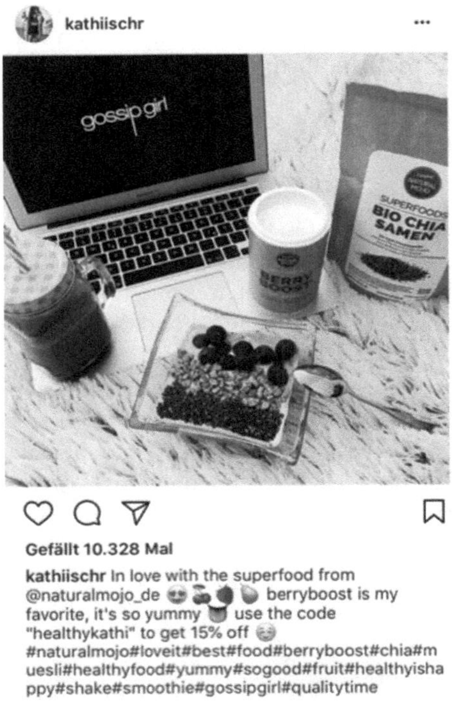

Abbildung 24 Mobilisierung des Rezipienten im Werbekontext (ID 04)

Weitere werbeunabhängige Handlungen oder Konsequenzen sind:

- Rezepte ausprobiert oder Essen auf Bildern nachgemacht:
  - W23bR: ID 52 (unintendiert)
  - M29R: ID 137 (nichterkennbar)
  - W17R: ID 96 (unintendiert)
- Fitnessübungen aus dem Post nachgemacht, Sport aufgrund des Posts gemacht:
  - M20R: ID 15 (unintendiert)
  - M25R: ID 102, 103 (jeweils intendiert)
  - M29R: ID 141 (nicht erkennbar)
  - W42: ID 116, 117, 118 (jeweils intendiert)
- Gewohnheiten geändert oder Ziele gesetzt:

    - M25R: ID 109 (intendiert)
    - W23aR: ID 124 (unintendiert)
    - M21R: ID 25 (unintendiert)
- Verlinkungen angeschaut:
    - M20R: ID 14 (intendiert), ID 23 (unintendiert)

Die Befragten geben darüber hinaus an, generell schon einmal oder öfter Handlungen aufgrund der Rezeption von Influencer-Inhalten vollzogen zu haben. Diese betreffen vor allem die bereits festgestellten motivierenden und inspirierenden Aspekte. Viele der Posts helfen den Befragten offenbar dabei, sich etwa zu sportlichen Aktivitäten aufzuraffen oder Ideen für Mahlzeiten zu finden. „Also da habe ich mir dann ein Rezept auf einer Rezeptseite gesucht, aber das Foto in Instagram hat mich dazu inspiriert. [...] ich glaube schon, dass man dadurch dazu geleitet wird, sich da auch mal so zu verhalten" (LN_W27R 2018: 3). Auch ein Wissenszuwachs wird zum Teil dokumentiert, wobei sich dieser auf das Kennenlernen neuer Produkte (W24aR, W18R, W27R) oder Rezepte sowie Nährstoffe bzw. Inhalte von Lebensmitteln (W19R) bezieht. W24aR argumentiert in diesem Kontext, dass die Beeinflussung vor allem unbewusst stattfinde:

> „Dass ich halt dann Produkte kenne, so wie das Kelloggs-Müsli, wo ich mir denke, ah ja, das hat die schon mal gehabt, das könnte ich mir mitnehmen. Oder wie den Alpro-Joghurt. Den kannte ich zwar vorher schon. Aber das bleibt halt im Unterbewusstsein irgendwie. [...] Und das ist irgendwie wie so eine indirekte Werbeshow für mich und ich hab das dann halt im Unterbewusstsein." (LN_W24aR 2018: 3)

Auch W23aR ist der Meinung: „Man hat schon zumindest im Hinterkopf so eine Produktempfehlung hängen" (LN_W23aR 2018: 5). Das eigene Produkt oder Programm eines Influencers zu erwerben wurde lediglich in einem Fall vorgenommen: So hat W42R eine App der Influencerin *minneninja* heruntergeladen. Empfohlene Produkte werden dabei jedoch nicht immer ohne vorherige Reflexion und Information gekauft, wie das Beispiel von W18R zeigt. Diese folgt einer Influencerin, welche für Gummibärchen wirbt, die Vitamine beinhalten und gut für die Haare sein sollen (vgl. ID 02, 06, 11, 12, 13): „Die habe ich mir aber nicht gekauft, weil ich Angst habe, dass die gefaked sind. Und da sind ja dann doch so Sachen drin, die ich vielleicht nicht in meinem Körper haben möchte" (LN_W18R 2018: 2).

5.3.6 Werbung und Produktplatzierung

Wie bereits erläutert spielen Influencer vor allem in Marketing und Werbung eine wichtige Rolle. Daher wurde auch diese Thematik in der Untersuchung aufgegriffen. Die folgenden Ergebnisse zeigen, ob sich die Befragten von Werbung oder Produktplatzierungen in Influencer-Inhalten gestört fühlen bzw. ob sie diese überhaupt als solche wahrnehmen. Die Studienteilnehmer wurden zudem gefragt, ob und inwiefern sie eine Kennzeichnung relevant finden.

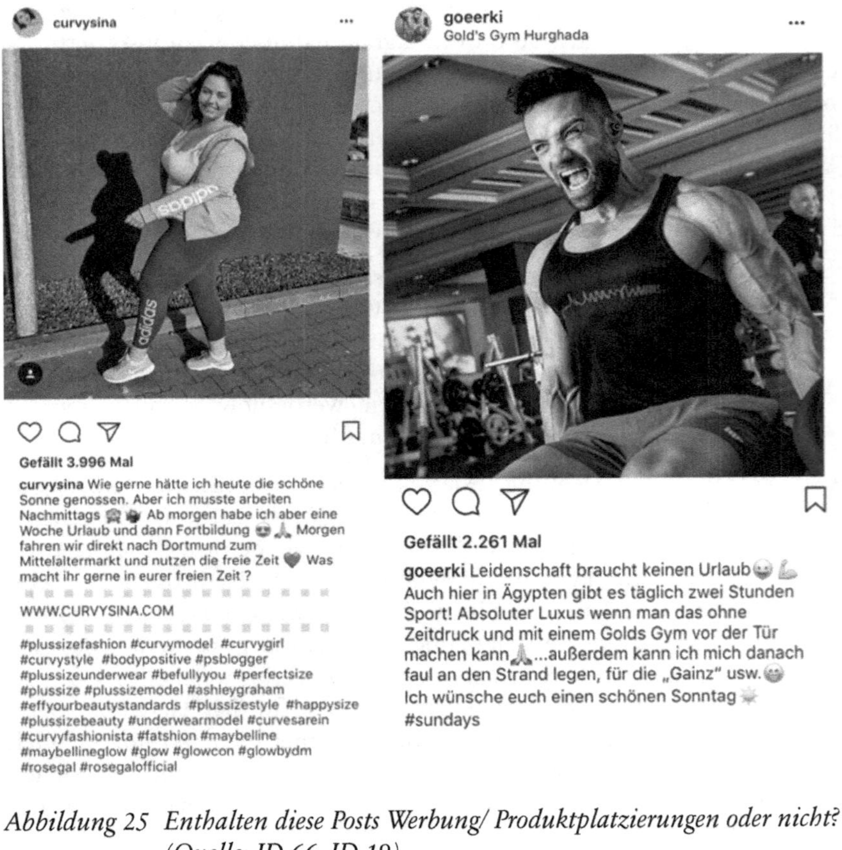

Abbildung 25 Enthalten diese Posts Werbung/ Produktplatzierungen oder nicht? (Quelle: ID 66, ID 19)

Beim vorliegenden Untersuchungsmaterial enthält eine knappe Mehrheit der Posts keine Werbung oder Produktplatzierungen (*n* = 82; 57%). Bei rund sieben Analyseeinheiten (5%) ist es nicht eindeutig erkennbar, ob es sich um Werbung handelt oder nicht. Beispiele stellen die in Abbildung 25 gezeigten Posts dar. Bei ID 66 wird der Markenname einer Kosmetikfirma als Hashtag (#maybelline #maybellineglow) ohne Bezug zum restlichen Inhalt aufgeführt. In ID 19 werden der Name eines Fitnessstudios sowohl im Text als auch in der Ortsbeschreibung genannt und in einem positiven Zusammenhang dargestellt. In beiden Fällen liegt keine Kennzeichnung vor.

Störfaktor Werbung

Wie bereits oben gezeigt werden konnte, fassen viele der Befragten das Thema Werbung in ihre Definition eines Influencers mit ein. Dementsprechend werden werbliche Inhalte eher als nicht störend empfunden. Zum einen, weil sie die Verdienstquelle von Influencern darstellen und die Befragten hierfür Verständnis haben (M25R, M20R, W24bR). „Also ich würde es auch machen, wenn ich Influencer wäre. Weil die Geld damit verdienen“ (LN_W24bR 2018: 4). Zum anderen, weil es als selbstverständlich angesehen wird: „Ich meine, es gehört halt heutzutage dazu, dass man Werbung postet“ (LN_M21R 2018: 5). Lediglich W27R äußert sich kritisch: „Aber es stört halt, weil ich glaube, dass da die Glaubwürdigkeit etwas leidet, wenn ich dauernd so Anzeigen schalte, als wenn jetzt jemand von sich aus die Produkte kauft und dann zeigt“ (LN_W27R 2018: 4).

Dennoch scheinen bei genauerer Analyse verschiedene Faktoren eine Rolle zu spielen, ob Werbung als störend empfunden wird. Allen voran ist hier die Frequenz zu nennen, also wie häufig Influencer Werbung in ihre Inhalte implementieren. Ist dies zu oft der Fall, fühlen sich die Befragten genervt und entfolgen dem Influencer ggf. (M20R, M25R, W24bR, W17R, W24aR). „Aber ich finde es schon blöd, wenn jeder zweite Post von einem Influencer Werbung ist. Und dem würde ich dann auch nicht folgen“ (LN_M24bR 2018: 4). Auch die Art und Weise, wie Werbung gestaltet ist, ist wichtig. Geschieht dies eher nebenbei – W24aR nennt hier als Beispiel die ID 35 – so wird es als keine penetrante Werbung wahrgenommen.

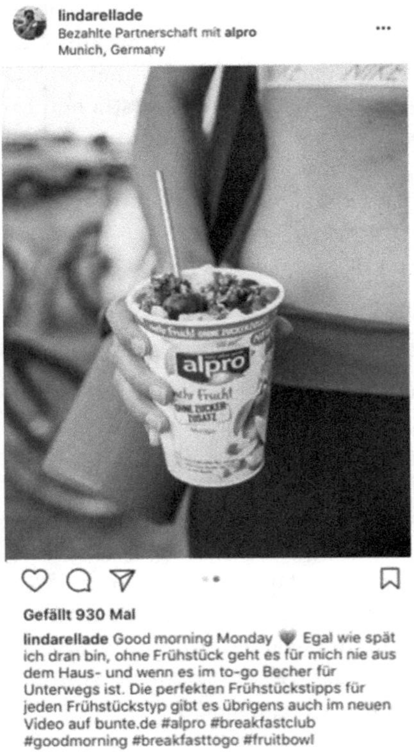

Abbildung 26 Beispiel von W24aR für eine als nicht penetrant wahrgenommene Werbung (ID 35)

W23aR empfindet Werbung in Form von Rabatt-Codes als störend, wie sie am Beispiel der ID 126 erklärt: „Weil da merkt man so, ich habe jetzt nur dieses Video gepostet, damit ich den Rabatt-Code promoten kann" (LN_W24aR 2018: 7). Auch M25R äußert sich in diesem Zusammenhang wie folgt:

> „Weil manchmal ist die Werbung so nebenbei. Da denke ich mir, das ist ganz okay und der muss das machen, das ist ja sein Job und er macht Kohle damit. Aber ich hab jetzt auch schon öfter gesehen, dass manche am Anfang bei YouTube so eine Art Werbespot zeigen, wie das eigentlich im Fernsehen ist. Und eigentlich war das ein Grund, warum ich immer weniger Fernsehen geschaut habe, weil so eine Werbung finde ich penetrant." (LN_M25R 2018: 6)

Nicht störend ist Werbung für die befragten Rezipienten vor allem dann, wenn die beworbenen Produkte im Interessensbereich liegen oder es sich um bekannte Marken handelt (W18R, W19R, W23bR, M25R, M29R). „Weil oft ist das Werbung, die mich auch anspricht" (LN_W23bR 2018: 5). Der Influencer als Person scheint ebenfalls eine Rolle zu spielen: „Und da stört mich die Werbung jetzt nicht. Weil so wie ich sie jetzt auch als Person einschätze, ist sie jemand, die Produkte empfiehlt, die ihr wichtig sind und die ihr auch gefallen. Also mehr eine Empfehlung mit werblichem Charakter" (LN_W23aR 2018: 7). Auch W42R empfindet Werbung als nicht störend, jedoch aus dem Grund, dass sie sich die Werbung wegdenke oder abstrahiere.

Wahrnehmung von Werbung

Fast alle Befragten geben an, dass sie Werbung prinzipiell als solche auch wahrnehmen. Einen wichtigen Indikator dafür stellt für einen Teil (M21R, M20R, W24aR, W24bR) die Kennzeichnung dar. „Ja es steht ja meistens gesponserter Werbepost oder so etwas dabei. Aber sonst eigentlich nicht" (LN_M21R 2018: 5). Auch die Art der Kennzeichnung spielt eine Rolle, inwiefern Werbung wahrgenommen wird: „Ja mittlerweile jetzt auch direkter, weil das mit der bezahlten Partnerschaft drüber steht. Vorher war es immer so ein bisschen so unterschwellig, wenn da nur so #ad oder #Werbung stand" (LN_W24aR 2018: 5). Die Kennzeichnung scheint neben einer eindeutigeren auch zu einer bewussteren Wahrnehmung zu führen, wie die Aussagen von W17R und W19R zeigen: „Aber oft mal, wenn eine Marke nur markiert ist, dann bin ich mir auch nicht sicher, ob es Werbung ist" (LN_W17R 2018: 4). „Wenn jetzt mal schnell nebenbei irgendeine Marke auftaucht, dann finde ich, nimmt man das nicht so als Werbung wahr" (LN_W19R 2018: 5).

Andere hingegen (W42R, W23aR, W27R) geben an, dass sie auch ungekennzeichnete Inhalte als Werbung wahrnehmen, wie beispielsweise W42R: „[...] es gibt manche Posts, da sehe ich dann, dass das gemacht wurde, weil der Adidas Schuh präsentiert werden muss" (LN_W42R 2018: 7). Auch W24bR erklärt: „Und man merkt auch, wenn jemand mega was anpreist, dass es wahrscheinlich bezahlt ist" (LN_W24bR 2018: 4). Kritisch sieht W24bR das Thema vor allem für junge Rezipienten: „Also ich weiß halt, dass die da Werbung machen, wenn sie den Joghurt in die Kamera halten. Aber ich glaube, dass viele das nicht wissen" (LN_W24bR 2018: 5).

Kennzeichnung von Werbung

Wie eben gezeigt, scheint die Kennzeichnung von Werbung im Zusammenhang mit ihrer Wahrnehmung zu stehen. Darüber hinaus empfindet es die Mehrheit der Studienteilnehmer aber auch aus weiteren Gründen wichtig, dass Werbung gekennzeichnet wird:

- W24bR, W24aR, W23aR: Vor allem für jüngere Rezipienten, die noch beeinflussbarer sind und denen das Wissen und die Fähigkeit zur Reflexion fehlt, dass Influencer für beworbene Produkte bezahlt werden. „Weil die eben in dieser Umwelt aufgewachsen sind, die kennen das von Grund auf und können das gar nicht sehen, dass das gar nicht das Natürliche ist, dass ständig Produkte in die Kamera gehalten werden" (LN_W23aR 2018: 7).
- W19R, W17R, W18R: Um unterscheiden zu können, ob es sich um die persönliche Meinung oder um bezahlte Inhalte handelt bzw. ob die Meinung des Influencers erkauft wurde: „Weil oft, wenn jemand Geld bekommt, dann kann die Meinung ja variieren" (LN_W17R 2018: 4).
- W42R: Die Kennzeichnung sagt etwas über den Influencer aus, da man erkennt, mit welchen Unternehmen er Kooperationen eingeht. „Und deswegen finde ich es wichtig, dass die markieren, weil ich mir darüber ein Bild von den Influencern machen kann, wie ernst sie es mit ihren Themen meinen" (LN_W42R 2018: 7).
- W23aR, W24aR: Rechtliche Aspekte/ Nicht-Kennzeichnung ist illegal.
- W23bR: „Weil es ehrlicher wirkt. Man weiß, was dahintersteckt. [...] Das wirkt halt authentischer, wenn man weiß, dass das geschaltete Werbung ist. Und wenn die das nur so posten ist das mehr Richtung verarschen" (LN_W23bR 2018: 6).
- M29R: „Weil ich finde, man wird ganz gern von dem Leben geblendet. Beispiel: Sie fliegt jetzt First Class mit der Lufthansa nach New York oder so. Da denken halt viele boah, hat die einen krassen Lebensstil, die kann sich alles leisten. In Wahrheit ist das alles von Lufthansa gesponsert. Und das finde ich extrem wichtig, zu differenzieren, was kann man sich selber leisten beziehungsweise was bekommt man in irgendeiner Art und Weise geschenkt" (LN_M29R 2018: 5).

Lediglich drei der Befragten geben an, dass sie die Notwendigkeit nicht oder nur in eingeschränkter Form sehen. So ist M21R der Meinung, dass man Werbung auch ohne Kennzeichnung erkenne und diese daher irrelevant sei: „Wenn jetzt jemand Haarprodukte oder so etwas anpreist, dann merkt man das ja, dass er das jetzt nicht anpreist, weil er es gerade benutzt hat, sondern weil er gesponsert wird" (LN_M21R 2018: 5). M25R gibt an, dass er eine Kennzeichnung aus Gründen der Nachvollziehbarkeit gut finde, diese jedoch keine große Relevanz für ihn habe: „also mir ist es nicht wichtig, aber es schadet nicht. Vor allem für Jugendliche, die sich da vielleicht ein bisschen blenden lassen, da ist es wichtig, dass die das auch so verstehen" (LN_M25R 2018: 7). M20R findet die Kennzeichnung wichtig, wenn ein Beitrag durch ein Unternehmen gesponsert wurde, moniert aber die generelle Strenge der Kennzeichnungspflicht: „Weil es nimmt dann einfach auch Ausmaße an, wenn Leute frei über irgendetwas reden, dass sie dann dauernd sagen, ja, das ist jetzt nicht gesponsert. Das nimmt Ausmaße an, die zu krass sind" (LN_M20R 2018: 7).

Die Kennzeichnung von Werbung kann aber auch als etwas Nützliches empfunden werden, wie etwa bei W19R, die diese nutzt, um herauszufiltern, ob sie Neues erfährt:

> „Man sieht halt gleich mit Werbung, jetzt wird gleich ein Produkt vorgestellt. Wenn mich das Produkt interessiert und da steht Werbung, dann lese ich mir das durch, weil da vielleicht irgendwas dabei steht, was ich noch nicht weiß oder was ich wissen möchte. Und wenn nichts dabei steht und da ist irgendwo – zum Beispiel im Video – etwas drin, dann denke ich mir da nicht so viel, wie wenn Werbung dabei steht." (LN_W19R 2018: 6)

Bei Betrachtung der analysierten Posts fällt auf, dass insgesamt 62 Prozent (n = 38) ordnungsgemäß gekennzeichnet sind, wenn sie Werbung oder Produktplatzierungen enthalten. Jedoch beinhaltet das Untersuchungsmaterial auch 23 Posts (38%), die nicht gekennzeichnet sind, obwohl sie offensichtlich oder scheinbar Werbung enthalten.

Bei den vorgenommenen Kennzeichnungen wird deutlich, dass dies sehr uneinheitlich geschieht. Manche Influencer gehen „auf Nummer sicher" und verwenden eine Mehrfachkennzeichnung, z.B. als Hashtag und durch Nennung im Text. Bei insgesamt zwölf Posts wird auf das Tool des sozialen Mediums (8%), also z.B. die Funktion „bezahlte Partnerschaft mit" auf Instagram, zurückgegriffen. Ebenfalls zwölf Posts sind durch Hashtags gekennzeichnet, wobei aber auch hier deutlich festzustellen ist, dass sich diese sowohl inhaltlich, als auch von der Anzahl der Hashtags unterscheiden. So sind rund 25 Prozent der Posts mit den Hashtags #ad oder #werbung versehen; weitere Beispiele stellen #anzeige, #prsample oder #productplacement dar und werden zum Teil auch kombiniert. Wesentlich häufiger wird vergleichsweise die Kennzeichnung über eine Verlinkung vorgenommen (n = 33; 23%). Ebenso beliebt scheint die Nennung im Text bzw. im Video zu sein. Auch hierfür werden jedoch uneinheitliche Begrifflichkeiten verwendet. Die Merheit enthält die Begriffe durch „Anzeige" (41%) oder „Werbung" (36%). Weitere Begriffe sind beispielsweise „Advertisement", „Affiliate-Links", „Powered by" oder „PR sample".

5.3.7 Glaubwürdigkeit und Qualität

Wie im vorangegangenen Kapitel dargelegt haben die wahrgenommene Glaubwürdigkeit und Qualität von Informationen Einfluss auf das Informationsverhalten. Jedoch scheint die Bewertung nicht von der inhaltlichen Qualität abhängig zu sein (vgl. Punkt 4.3). Um diese Ergebnisse auf die Rezeption von Influencer-Inhalten zu übertragen, wurden die Befragten nach ihrer Einschätzung zur Glaubwürdigkeit und Qualität befragt sowie das Untersuchungsmaterial auf Qualitätskriterien hin untersucht.

Glaubwürdigkeit der Informationen

Wie glaubwürdig werden die Informationen, die von Influencern gepostet werden, von den befragten Rezipienten eingeschätzt? Dieser Frage liegt eine breite Variation an Bewertungen zugrunde, die von „sehr hoch" (M20R) über „teils, teils" (W17R) bis hin zu „insgesamt und allgemein schlecht" (W42R) reichen. Abbildung 27 zeigt zusammengefasst jene Kriterien, die nach Ansicht der Befragten auf die Glaubwürdigkeit einwirken:

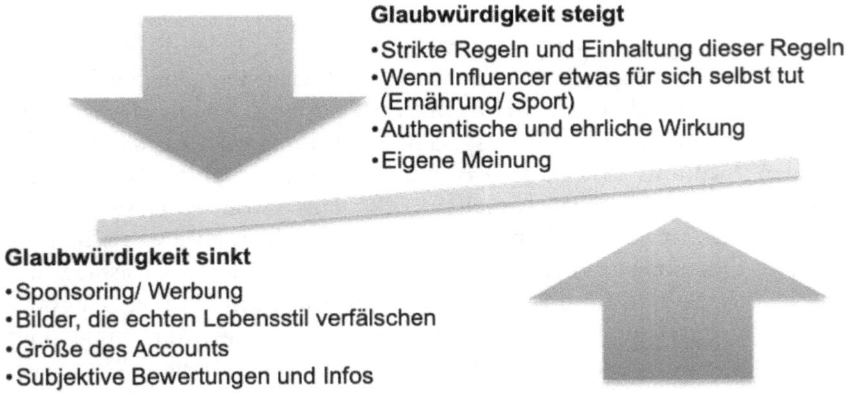

Abbildung 27 Faktoren, die die Glaubwürdigkeit von Influencer-Posts beeinflussen

Die Glaubwürdigkeit wird vor allem dann angezweifelt, wenn Posts Werbung enthalten oder gesponsert sind – insbesondere dann, wenn dies häufig der Fall ist (W19R, W23aR, W17R, W24bR, W24aR, W17R, W23aR, M25R). W17R empfindet gesponserte Posts deshalb unglaubwürdiger, weil diese nicht die eigene Meinung des Influencers enthalten. Im Gegensatz dazu hält W27R eben genau jene Posts mit eigener Meinung weniger glaubwürdig, weil diese „vielleicht eher subjektiv etwas bewerten oder eben von sich aus schildern und erklären" (LN_W27R 2018: 4). Eine höhere Glaubwürdigkeit spricht W23aR kleineren Accounts zu, da sie hier weniger gesponserte Inhalte vermutet und diese dadurch realistischer einschätzt. Auch die wahrgenommene Authentizität scheint eine Rolle zu spielen, wie glaubwürdig Informationen des Influencers eingeschätzt werden. So schätzt W23bR solche Influencer, die authentisch und ehrlich wirken und nicht „verkaufsmäßig [...] oder so übertrieben" (LN_W23bR 2018: 4) sind. In diesen Kontext fällt auch, ob die Werbung mit dem Account des Influencers stimmig ist: „Aber vom Großteil glaube ich schon, dass Leute, die irgendwelche Aufträge annehmen, dass die auch dahinterstehen und das selber supporten" (LN_M21R 2018: 4)

Die Glaubwürdigkeit der Inhalte steht auch im Zusammenhang mit der bereits dargestellten Thematik einer vermeintlichen Scheinwelt in den sozialen Medien. So erklärt etwa M29R: „Ich glaube vieles davon ist einfach nur Schein. [...] Aber ich würde mal bei einem Großteil schon sagen, dass es da schon so ist, dass sie zwar für das ganze Sportthema stehen, aber die Bilder doch viel von ihrem Lebensstil verfälschen" (LN_M29R 2018: 4). Auch W23bR meint: „Aber da gibt es natürlich schon einige, die so aufgesetzt sind und nur das Schönste von sich präsentieren" (LN_W23bR 2018: 4) Im Gegensatz dazu schätzen M20R und W18R Influencer-Inhalte als sehr glaubwürdig ein. M20R begründet dies wie folgt:

> „Viele sind davon abhängig, beziehungsweise es ist deren Beruf. Sie verdienen entweder hauptsächlich durch YouTube, Instagram oder verdienen auf jeden Fall nebenher sehr viel. Schauen wir uns Johannes Luckas an, der hat das nebenher gemacht neben seinen Personal Trainings. Für den wird aber YouTube, die Influencer-Szene und Online-Fitnessszene immer wichtiger und er verdient da auch immer mehr Geld. Würde der jetzt Schmarren erzählen, ja, das erreicht mehrere tausend Leute und da gibt es dann auch einen oder mehrere, die sagen, hey, das ist absoluter Käse. Und der würde sich dadurch seine Glaubwürdigkeit dadurch zerstören und das würde seine Reichweite nicht gerade positiv entgegenwirken." (LN_M0R 2018: 5)

Mit Blick auf Posts, die Gesundheit in irgendeiner Form thematisieren, zeigen sich unterschiedliche Auffassungen. W42R kritisiert besonders hier die Glaubwürdigkeit von Informationen:

> „Und du musst schon echt im Gesundheitsbereich gut Bescheid wissen, um den Schrott vom Nicht-Schrott auseinanderzuhalten. Und die Menschen da draußen können das nicht unterscheiden. Ich bin halt glücklicherweise in der Lage, weil ich das recht gut herausfiltern kann, aber ich glaube, dass die wenigsten das können. Und ich glaube, dass da viele Influencer unterwegs sind, die dir echt nen Scheiß erzählen." (LN_W42R 2018: 5)

Im Gegensatz dazu findet W17R gerade Gesundheits-Posts glaubwürdiger als etwa solche, die Produktplatzierungen beinhalten: „also im Bereich von Ernährung oder Sport, das macht ja eigentlich jeder Influencer für sich selber und nicht für irgendwas" (LN_W17R 2018: 3). Ähnlich sieht dies W24bR: „Wenn die jetzt so ein Gericht posten, das ist glaubhafter, weil das machen die ja selber und essen auch selber" (LN_W24bR 2018: 3). Auch W24aR findet solche Influencer glaubwürdiger, die „strikte Regeln haben und danach handeln" (LN_W24aR 2018: 4). Als Beispiel nennt sie eine Influencerin, die Veganerin ist und ihr gesamtes Leben danach ausgerichtet hat.

Qualitätskriterien und -empfinden

Beinahe allen Posts, rund 99 Prozent (n = 142), können Qualitätskriterien zugeschrieben werden. Jedoch muss hier klar differenziert werden, um welche Kriterien es sich handelt. Auch bei der qualitativen Befragung wird deutlich, dass individuelle Kriterien eine Rolle spielen, ab wann Inhalte als qualitativ hochwertig empfunden werden. Generell geben die meisten Befragten an, dass dies von Influencer zu Influencer unterschiedlich ist. Grundlegend lässt sich sagen, dass insbesondere zu viel Werbung ein No-Go-Kriterium darstellt und die wahrgenommene Qualität eines Influencers sinken lässt. „Weil dann kann ich HSE24 auch anschauen" (LN_W24aR 2018: 4). Auch eine zu hohe Frequenz an Posts wirkt qualitätsmindernd: „Das ist bei vielen eher Quantität statt Qualität würde ich sagen, also dass man immer präsent ist" (LN_W27R 2018: 4).

In erster Linie kann, basierend auf der quantitativen Analyse, die **Verständlichkeit** der Posts hervorgehoben werden: Die Aussagen lassen sich auf einen Blick erkennen und internalisieren. Dies ist auch für einen Teil der befragten Rezipienten ein wichtiges Qualitätsmerkmal, das insbesondere daraus resultiert, dass Texte – wie oben gezeigt – eher weniger gelesen werden. Texte stellen in diesem Zusammenhang für W18R und W17R keine qualitativen Inhalte dar, da sie aus ihrer Sicht ohnehin nur Werbung enthalten. W23bR erklärt hingegen am Beispiel der Influencerin *karolinsmoment*, dass diese Texte verständlich niederschreibe und sie dies als qualitativ hochwertig empfinde. Die Auswertung des Untersuchungsmaterials zeigt, dass rund 88 Prozent (n = 126) der Posts auf den ersten Blick verständlich und eindeutig sind. Ihnen liegen in der Regel kurze und verständliche Texte zugrunde, die weitgehend ohne Fachbegriffe oder komplizierten Termini auskommen. Auch die Bildsprache ist meist einfach geprägt. Dem Rezipienten wird sofort klar, worum es geht und was die Intention des Posts ist. Bei lediglich knapp zehn Prozent (n = 14) der Posts ist dies erst bei bewusstem Lesen des Textes bzw. bei Sichtung des Videos deutlich. Als unverständlich und nicht eindeutig konnten in diesem Zusammenhang drei Posts (2%) des Untersuchungsmaterials klassifiziert werden. Ein Beispiel stellt ID 74 dar. Das Bild zeigt Beine mit blauen Flecken, die – bei Betrachtung der dazugehörigen Bildunterschrift – offenbar von der Influencerin als etwas Positives empfunden werden.

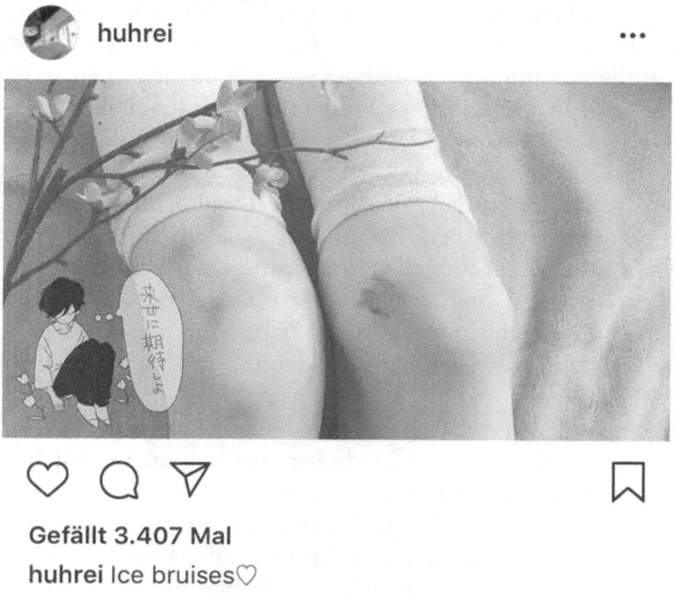

Abbildung 28 Beispiel für nicht eindeutigen/ nicht verständlichen Post (ID 74)

Dennoch sind Textinhalte für die Einschätzung der Qualität von Influencer-Inhalten nicht vollkommen auszuschließen. M21R empfindet Texte, die keine Inhalte bieten, als nicht qualitativ: „[...] viele machen ja nur kurze Texte, zum Beispiel wie bei der ID 27, Grüße aus Frankfurt oder so etwas. Das ist ja kein wirklicher Inhalt, nur damit was gepostet wurde“ (LN_M21R 2018: 4). Auch M25R äußert sich in diesem Zusammenhang. Zudem spielt für ihn der inhaltliche **Bezug von Bild und Text** eine Rolle für die qualitative Bewertung:

> „Also ich muss sagen, so Instagram-Beiträge, wo nur ein Foto ist und dann irgendwelche Hashtags mit denen ich gar nichts anfangen kann, da finde ich die Qualität des Beitrages nicht gut. Vor allem sehe ich oftmals auch Hashtags, wo ich mich frage, was hat das jetzt überhaupt mit diesem Beitrag zu tun. Das finde ich dann sinnfrei wenn ich ehrlich bin.“ (LN_M25R 2018: 5)

Bei rund 76 Prozent (n = 110) der untersuchten Posts beziehen sich Bild bzw. Video und Text thematisch oder inhaltlich aufeinander. Bei 18 Prozent (n = 26) ist das nicht der Fall, bei rund sechs Prozent (n = 8) enthält der Post kein Bild bzw. kein Video oder keinen Text.

In Bezug auf **Quellenangaben** zeigt sich, dass lediglich ein Post von N = 144 auf wissenschaftliche Studien verweist. Hierbei handelt es sich um ein YouTube-Video, in dem der Influencer GoKo Fitness thematisiert, wie viel Nutzen Studien hätten und inwiefern eigene Erfahrungen etc. relevant seien (vgl. ID 24). In immerhin 14 Posts (10%) werden andere Quellen genannt. Diese sind beispielsweise der Fotograf des Bildes (z.B. ID 50 oder 77), die Quelle eines Rezepts (ID 87) oder die Erwähnung eines Trainers, von dem man etwas gelernt habe (ID 109). Für die befragten Rezipienten scheint hier jedoch kein Bedarf nach Quellen zu bestehen: Von keinem werden Quellenangaben als Qualitätsmerkmal genannt, eher scheint es, als sei es relativ egal, ob diese vorhanden sind. „Aber an sich so Blogartikel, auch wenn da nicht immer Studien dabei sind, das finde ich ganz interessant. Bei den zwei jetzt hat sich das für mich plausibel angehört“ (LN_M25R 2018: 5).

Entsprechend der in den Posts vorherrschenden Selbstdarstellung zeigen sich auch nur wenige Posts **inhaltlich ausgewogen**. Lediglich fünf der Analyseeinheiten können als objektiv klassifiziert werden (4%). Am besten gelingt dies in den beiden Blogbeiträgen (ID 110 und 111), wobei hier mehr Platz für Text vorhanden ist als etwa vergleichsweise auf Instagram. Für Instagram kann anhand von ID 134 (Abbildung 29) gezeigt werden, wie bildlich zwei Alternativen gegenübergestellt werden. Auch dieser Aspekt einer objektiven Darstellung wird von den Befragten jedoch in keiner Weise als Qualitätsmerkmal geäußert.

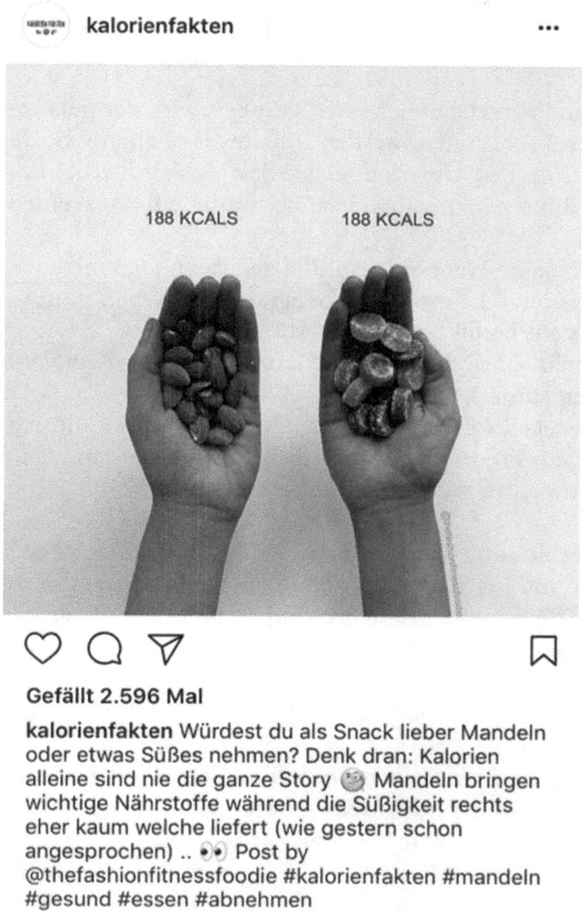

Abbildung 29 Beispiel für Objektivität auf Instagram (ID 134)

Weitaus wichtiger scheint den befragten Studienteilnehmern zu sein, zu erkennen, dass sich der Influencer Gedanken gemacht, mit dem Thema befasst und Persönliches miteingebracht hat (W24aR, W19R, W23bR, M21R). Hier wird deutlich, dass die Qualitätsbewertung etwa dahingehend stattfindet, dass Inhalte einen bestimmten **persönlichen Stil** haben:

> „Wenn ein Blogger zum Beispiel immer voll persönlich schreibt und einfach einen bestimmten Schreibstil hat und dann kommt auf einmal ein Text, der ganz anders ist, zum Beispiel viel höhere Begriffe drin hat, dann denke ich mir schon, das kann jetzt eigentlich nicht von dem sein. Dass der dann auf einmal ganz anders schreibt." (LN_W19R 2018: 5)

Immer wiederkehrend und von vielen Befragten geäußert wird der **persönliche Mehrwert.** Ist dieser vorhanden, werden Inhalte als qualitativ hochwertig empfunden. Die folgende Übersicht zeigt, dass es sich hierbei um eine höchst subjektive Einschätzung handelt, ab wann ein Post einen Mehrwert enthält:

- Identifikationsmöglichkeit: „Wenn mir ein Bild gefällt und ich mich damit irgendwie identifizieren kann, dann like ich das. Deswegen muss es jetzt nicht so 100 Prozent perfekt sein" (LN_M29R 2018: 5).
- Influencer postet Links zu anderen Webseiten, damit sich Rezipient vertieft damit befassen kann (M21R).
- Meinung des Influencers zu einem Produkt: „[...] weil sonst kann ich mir ja einfach irgendein Produkt von irgendeinem Hersteller anschauen. Da habe ich dann nichts, was jemand dazu sagt" (LN_W19R 2018: 5).
- wahrgenommene Verbindung zum Influencer: „[...] wenn ich jetzt überhaupt keine Verbindung habe, dann sind sie für mich qualitativ schlecht. Obwohl die Beiträge vielleicht gut sind" (LN_M29R 2018: 5).
- Wissensvermittlung: „[...] wenn ich den Leuten folge, dann muss ich das Gefühl haben, dass das Sinn macht, mich weiterbringt und dass das richtig ist, was sie erzählen, also dass es einen gewissen Mehrwert hat" (LN_M20R 2018: 6).

Als qualitativ hochwertig im Sinne einer **Professionalität** (Bearbeitung, Beleuchtung etc.) werden **Bilder und Videos** empfunden – insbesondere dann, wenn Influencer eine größere Follower-Anzahl haben (W18R, W24bR, W23aR, M25R, W17R, W24aR, W42R). In diesem Zusammenhang besteht auch durchaus das Bewusstsein, dass hinter den Bildern bzw. Videos viel Arbeit steckt. „Ich glaube schon, dass das alles mit viel Aufwand verbunden ist" (LN_W18R 2018: 4). Dennoch können Inhalte, die als solche qualitativ hochwertig sind auch persönlich als qualitativ gering empfunden werden: „es ist einfach alles glossy, toll fotografiert, mit bestem Licht und weiß der Teufel was. Das kann ich einfach nicht mehr sehen, das nervt mich" (LN_W42R 2018: 6).

Immerhin knapp sieben Prozent (n = 10) der Posts enthalten **Warnhinweise** – vor allem dann, wenn es um gesundheitsbezogene Inhalte geht.

Ein Beispiel stellt ID 15 (vgl. Abbildung 30) dar, in der gezeigt wird, worauf bei einer Übung geachtet werden muss, welche Gefahren bestehen und warum.

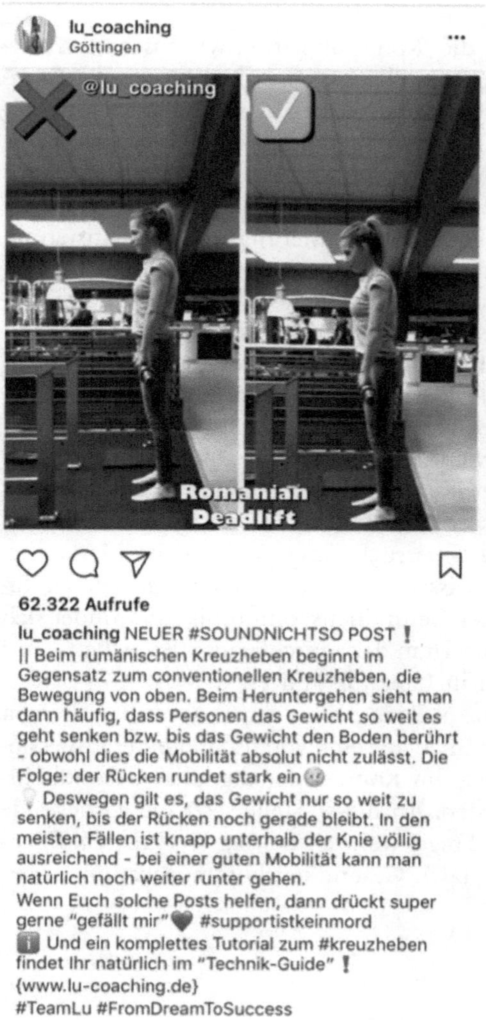

Abbildung 30 Beispiel für Post mit Warnhinweisen (ID 15)

6 Zusammenfassung und Ausblick

Disziplinarisch geprägt durch die Kommunikationswissenschaft untersucht die vorliegende Dissertation das Phänomen Influencer aus der Kommunikator- und Rezipienten-Perspektive. Dabei bewegt sie sich im Forschungsfeld der digitalen (Gesundheits-)Kommunikation, welches neben Entwicklungen in den sozialen Medien auch solche im Bereich der künstlichen Intelligenz etc. berücksichtigt. Die Relevanz der Arbeit ergibt sich grundlegend aus einer zunehmenden Digitalisierung und Mediatisierung sowie aus der zunehmenden Bedeutung von Influencern – im professionellen wie privaten Bereich. Hinzu kommt, dass das Thema Gesundheit zu einem Trendthema geworden ist und zunehmend an Tragweite gewinnt. Dies macht sich etwa in der Informationssuche nach Gesundheitsthemen oder der Nutzung von Wearables, wie Fitnesstracker, bemerkbar. Parallel zu diesen Entwicklungen werden Themen wie Vertrauen, Glaubwürdigkeit oder Authentizität zu immer wichtigeren Gütern – sowohl im digitalen Kontext als auch in Bezug auf Gesundheit. Insbesondere diese Kriterien sind es, die auch mit dem Phänomen Influencer assoziiert werden. Dieses war bisher jedoch überwiegend Untersuchungsgegenstand im Marketing; aus Sicht der Kommunikationswissenschaft herrscht ein Mangel an Erkenntnissen. Auch im Bereich der Gesundheitskommunikation findet sich – trotz großer Anzahl an Influencern in den einschlägigen Bereichen – nur wenig Forschung. Diskussionen in Literatur und Praxis weisen in beiden Forschungsfeldern auf einen großen Bedarf hin. Insbesondere die Themen Qualität und Ethik müssen mit Blick auf eine voranschreitende Professionalisierung bei Influencern sowie im Kontext der digitalen Gesundheitskommunikation betrachtet werden. An dieser Stelle setzt die vorliegende Arbeit an und widmet sich der Frage, welchen Beitrag YouTuber, Influencer, Blogger und Co. in der digitalen Gesundheitskommunikation leisten können.

6.1 Diskussion der Methodik

Die Wahl der Methodik basiert insbesondere auf einem lückenhaften Forschungsstand sowie einer nicht befriedigenden Quellenlage, welche die Notwendigkeit einer explorativen Vorgehensweise begründen. Hinzu kommt, dass es sich beim Untersuchungsgegenstand um ein einerseits schnelllebiges Thema, andererseits v.a. mit Blick auf Gesundheit um ein höchst individuelles handelt. Daher wurde für die Dissertation ein Mehrmethodendesign, bestehend aus qualitativen Leitfadeninterviews, qualitativen narrativen Interviews sowie einer quantitativen Erhebung gewählt, welche jeweils inhaltsanalytisch ausgewertet wurden. Unter Berücksichtigung bereits vorhandener Erkenntnisse sollte so das Phänomen Influencer aus verschiedenen Perspektiven betrachtet und das Potential von Synergieeffekten genutzt werden. Vor allem mit qualitativen Forschungsmethoden kann man den o.g. Gegebenheiten adäquat begegnen, da sie die notwendige Offenheit, Flexibilität und Alltagsnähe bieten. Die im Folgenden präsentierten Ergebnisse sind jedoch nicht unter dem Anspruch einer Generalisierbarkeit zu betrachten[30], vielmehr handelt es sich um wichtige Basisarbeit, die die Dissertation anstrebt. Ebenso verhält sich dies mit dem Einsatz der quantitativen Inhaltsanalyse. Diese konnte auf Basis bestehender Vorkenntnisse aus der Gesundheitskommunikationsforschung durchgeführt werden, ist aber aufgrund des Stichprobenumfangs von $N = 144$ statistisch nicht repräsentativ. Herausgekommen sind jedoch richtungsweisende Erkenntnisse, welche in Kombination mit den mündlichen Aussagen und weitere Forschung als überwiegend konform anzusehen sind und sich dadurch gegenseitig untermauern.

Bezüglich Gütekriterien sind beide Vorgehensweisen differenziert zu betrachten. Für die qualitative Forschung wird diesbezüglich eine kontroverse Debatte geführt. Ein Ansatz besteht darin, sich an Gütekriterien quantitativer Forschung zu orientieren. Dies wird jedoch vor allem dahingehend kritisiert, dass bei derartigen Übertragungen eine Vermischung und unscharfe Verwendung der Kriterien stattfindet. Als sinnvollerer Ansatz erscheint es daher, eigene Gütekriterien zu entwickeln. Bis dato existieren allerdings mehr Vorschläge als einheitliche Bewertungsmaßstäbe – Bortz und Döring (2016) weisen darauf hin, dass es mehr als 100 verschiedene Kataloge gibt. (vgl. Flick 2010: 395ff; Bortz/Döring 2016: 106ff) Mey und Ruppel (2018) argumentieren zudem, dass eine unterschiedliche Gewichtung stattfindet, je nachdem, ob es sich beispielsweise um Grundlagen- oder Anwendungsforschung handelt. Übergeordnet erachten sie die Krite-

30 Grundlegend ist bei den Ergebnissen darauf hinzuweisen, dass diesen aufgrund der Stichprobe und eingesetzten qualitativen Methoden keine statistische Repräsentativität zugrunde liegt und daher nicht generalisiert werden können. Der vorliegenden Arbeit liegt der Anspruch zugrunde, eine erste richtungsweisende Basis zu legen, um weitere Forschung anzuregen.

rien Transparenz, Intersubjektivität und Reichweite als besonders wichtig. Transparenz meint die angemessene Dokumentation des gesamten Forschungsprozesses. (vgl. 236) Dieser wurde in der vorliegenden Diskussion für jede durchgeführte Studie in Form der Begründung der Methodenwahl, Beschreibung der Umsetzung bzw. Durchführung sowie Auswertung und Interpretation dargestellt. Zudem wurde ein Überblick über den aktuellen Wissensstand und damit verbundene Problematiken gegeben. Mit den Leitfäden und Kategoriesystemen sind systematische Durchführungs- und Auswertungsstrategien mit entsprechenden Kodieranweisungen für die intersubjektive Nachvollziehbarkeit vorhanden.

Dafür wurden verschiedene Perspektiven erfasst, die jedoch auch nur immer den Ausschnitt der Realität der jeweiligen Befragten zeigen. Influencer betreffend ist auf die fehlenden Mega-Influencer in der Stichprobe hinzuweisen, deren Sichtweise damit nicht erfasst werden konnte. Auch bei den Rezipienten fehlen Studienteilnehmer unter 17 Jahren, welche die besonders kritische Zielgruppe bezüglich Beeinflussbarkeit etc. darstellen. Jedoch beinhalten die vorhandenen Ergebnisse durchaus Hinweise, welche Aspekte für beide Fälle annehmbar sind. Im Kontext qualitativer Interviews sind darüber hinaus stets sozial erwünschte Antworten in Betracht zu ziehen. Zudem können subjektive Ansichten Ergebnisse ggf. aufgrund von Lücken in der Erinnerung, Selektionsvorgängen durch die individuelle Wahrnehmung verzerren. In Puncto soziale Erwünschtheit sind im Rahmen der Influencer-Befragung v.a. Themenbereiche, die Verantwortung, ethische oder qualitative Aspekte betreffen, sensibilisierter zu betrachten. Bei Rezipienten könnten insbesondere solche Themen, die auf Konsequenzen und Handlungen oder die wahrgenommene Glaubwürdigkeit abzielen, beeinflusst sein.

Für die Erhebung des Untersuchungsmaterials wurde die Methodik der nonreaktiven Beobachtung von Verhaltensspuren gewählt, wobei keine vollständige Nonreaktivität vorliegt, da die Studienteilnehmer Kenntnis über die Untersuchung ihrer Posts hatten. Daher kann auch hier ein sozial erwünschtes Verhalten nicht gänzlich ausgeschlossen werden. Dies ist ebenso bei der Auswahl der Posts hinsichtlich ihres Gesundheitsbezugs der Fall. Möglicherweise wären verschiedene Posts in einer regulären Nutzungssituation nicht als Gesundheitsthemen wahrgenommen, wurden durch die Rezipienten aber durch die Instruktion dahingehend angepasst. Ein klarer Vorteil der Methodik besteht vor allem darin, dass die Studienteilnehmer in der anschließenden Befragung nicht auf imaginäre Situationen zurückgreifen mussten. Daher ist eine große Alltagsnähe gegeben, die, anders als es beispielsweise experimentelle Designs dieser Art tun, Schlussfolgerungen auf die realen Nutzungsgewohnheiten und Reaktionen zulässt. Die Vorstudie hierzu zeigt, welche Schwierigkeiten mit der Erfassung der Influencer-Nutzung verbunden sind. Ebenfalls limitierend wirkt auf die Erhebung des Untersuchungsmaterials die Einschränkung der Inhalte. Insbesondere Instagram-Stories sind bei Rezipienten sehr beliebt, konnten jedoch aufgrund ihrer eingeschränkten zeitlichen Sichtbarkeit nicht verwertet werden. Bei der Rezipientenstichprobe lässt sich ein unausgewogenes Geschlechterverhältnis feststellen, wobei – auf Basis der Literatur – davon ausgegangen wurde, dass dies keinen Einfluss auf den Konsum bzw. die Suche von Gesundheitsinhalten hat. Durchaus Einfluss haben dagegen soziodemographische Merkmale wie das Bildungsniveau. Dieses ist insgesamt eher dem mittleren bis oberen Bereich einzuordnen.

Zur Bewertung der Qualität von quantitativen Inhaltsanalysen lassen sich die Objektivität und Systematik des Forschungsprozesses heranziehen (vgl. Merten 1995: 49). Im Rahmen der Datenerhebung ist Objektivität vor allem durch die schriftliche Instruktion gegeben, welche jeder Studienteilnehmer zu Beginn der Untersuchung erhalten hat. Durch die damit entstehende Untersuchungssituation entfällt eine direkte Verzerrung oder Beeinflussung durch den Forscher. Dennoch kann hier, wie oben beschrieben, das Wissen des Studienteilnehmers über die Auswertung seiner Daten eine Rolle spielen. Durch das erstellte Kategoriesystem und entsprechende Kodieranweisungen ist außerdem die Auswertungsobjektivität sichergestellt. Auch die Interpretationsobjektivität ist durch den Einsatz des Statistikprogramms IBM SPSS gegeben, da die Daten jedes Studienteilnehmers identisch nach deskriptiven Interessen ausgewertet wurden. Zur Gewährleistung der Systematik wurden eine genaue Beschreibung des Untersuchungsziels und der Forschungsfragen sowie die Definition einer Analyseeinheit und die Beschreibung der Stichproben vorgenommen. Der Forschungsprozess per se wurde umfangreich und nachvollziehbar dokumentiert. Hinsichtlich Reliabilität und Validität lässt sich festhalten, dass durch die ausführlichen Beschreibungen des Codebuches mit Beispielen der einzelnen Kategorien bzw. Variablen eine sinnvolle Operationalisierung vorgenommen wurde, durch die gewährleistet wird, dass auch das tatsächlich untersucht wird, was untersucht werden soll. Dadurch sollte auch ein anderer Kodierer durch Einsatz des Instruments zu gleichen Ergebnissen kommen. Auf die in der Literatur empfohlene Überprüfung der Inter-Kodierer-Reliabilität zur Überprüfung der Reliabiltät (vgl. Bortz/Döring 2016: 558) wurde aufgrund des geringen Umfangs des Untersuchungsmaterials sowie der Tatsache, dass die Auswertung lediglich durch die Verfasserin der vorliegenden Dissertation durchgeführt wurde, verzichtet.

6.2 Zusammenfassung der Ergebnisse

Im Folgenden werden die zentralen Ergebnisse der durchgeführten Untersuchungen anhand der in Kapitel 1 vorgestellten Forschungsfragen zusammengefasst.

Wer oder was ist ein Influencer? Wie kann der Begriff adäquat definiert werden?

Die Literatur überblickend liegen hier zahlreiche Definitionsansätze vor, die insbesondere einen hohen Praxisbezug aufweisen, jedoch bereits aufgrund einer nicht einheitlich verwendeten Bezeichnung (Beispiele siehe S. 25) als inkongruent angesehen werden müssen. Dieses uneinheitliche Verständnis eines Influencers spiegelt sich auch in der Rezipientenbefragung wieder. Die dort geäußerten und in der Literatur publizierten Definitionen sind dahingehend homogen, dass ein Influencer als eine Person wahrgenommen wird, die in den sozialen Medien aktiv ist und die über eine gewisse Anzahl an Followern verfügt. Auch der Einsatz im Marketing oder in den Public Relations sowie ein gewisser Einfluss des Influencers ist beiden Perspektiven gemein. Dennoch werden diese Themen durchaus kritisch betrachtet, beispielsweise, dass Inhalte von Unternehmen vorgegeben werden. Im Gegensatz zur Literatur sprechen die Rezipienten Influencern keinen generellen Expertenstatus oder ein besonderes Wissen bzw. Fähigkeiten zu, sondern differenzieren hier: Verfügt ein Influencer über eine entsprechende Ausbildung auf seinem Gebiet, so wird er eher als Experte angesehen. Kennzeichnende Kriterien für Influencer sind für Rezipienten eher die *typischen Inhalte*, welche sich in der Regel vor allem um deren Leben drehen. Diese Selbstdarstellung konnte in der quantitativen Analyse bestätigt werden: Die Mehrheit des Untersuchungsmaterials weist einen Ich-Bezug auf. Vorhandene empirische Ergebnisse, die versuchen den ‚klassischen' Influencer anhand demographischer Merkmale zu erfassen, widersprechen sich bei diesem Vorhaben. Noch schwieriger erscheint es angesichts dieser Situation, die Anzahl an Influencern zu erheben. Am Beispiel von Agenturen oder Online-Portalen lassen sich hier jedoch steigende Zahlen als Tendenz verzeichnen.

Zusammenfassend lassen sich die Forschungsfragen dahingehend beantworten, dass viele Definitionen Gemeinsamkeiten beinhalten bzw. denselben Gegenstand etwas abweichend beschreiben, jedoch auch unterschiedliche Schwerpunkte setzen. Eine einheitliche Definition des Phänomens zu finden scheint derzeit aufgrund verschiedenster Kriterien (z.B. Beruf vs. Hobby, Experte vs. Laie) und einer fehlenden wissenschaftlichen Verortung noch schwierig. Hinzu kommen die beschriebenen Hinweise auf kulturelle Unterschiede im Verständnis, welche in den vorliegenden Untersuchungen ausgeblendet wurden. Basierend auf dem Stand der Literatur wurde in Kapitel 2 eine Arbeitsdefinition ausgearbeitet, die an dieser Stelle eine Ergänzung durch die von den Rezipienten wahrgenommenen typischen Inhalten sowie der Vorbildfunktion erfahren soll:

> Ein Influencer ist eine Person, die in den sozialen Medien auf einer oder mehreren Plattformen bzw. im Personal Publishing-Bereich aktiv ist und durch diese Aktivitäten einen Bekanntheitsgrad erlangt hat. Dieser ist durch eine Reichweite und einer Präsenz in den sozialen Medien charakterisiert, die sich in Form einer Anzahl an Followern und regelmäßigen Posts erkennen lassen. Influencer genießen bei ihren Followern ein hohes Ansehen, wodurch sie Einfluss haben und als Vorbild dienen können. Dies resultiert vor allem dadurch, dass sie und ihre Inhalte als authentisch und/ oder als Experten in einem bestimmten Bereich wahrgenommen werden. Ihre Inhalte sind meist selbstbezogen und drehen sich um das eigene Leben, eigene Erfahrungen oder Empfehlungen.

Obwohl die Kriterien dieses Definitionvorschlages auf die Mehrheit der befragten Influencer zutrifft, zeigt die vorliegende Untersuchung, dass der Begriff Influencer bei diesen keinen Zuspruch findet – kein einziger möchte derartig bezeichnet werden. Dies hat verschiedene Gründe: Während manche ihre Reichweite als zu gering wahrnehmen, um als Influencer zu gelten, kritisieren viele den Begriff, da er inzwischen negativ behaftet sei. Demnach reduziere er einerseits die Bedeutung darauf, dass jemand Einfluss auf andere nehme, andererseits wird damit ein geringer Aufwand gegen viel Geld assoziiert. Auch die Berichterstattung über Influencer trage dazu bei, dass diese als ‚dumm' angesehen werden. Personen, die einen Blog betreiben, möchten als Blogger bezeichnet werden. Für sie ist ein Blogger nicht synonym mit dem Terminus Influencer zu sehen und ist auch trennscharf zu betrachten, da ein Blog viel mehr Aufwand bedeute, als die Tätigkeit auf sozialen Plattformen. Insgesamt zeigt sich aber auch hier eine sehr heterogene Betrachtungsweise, wie alleine die präferierten Bezeichnungen der Befragten zeigen: ‚Creator', ‚kleiner Werbeträger', ‚Journalist(in)', ‚Instagramer'.

Gibt es verschiedene Arten von Influencern?

Diese Frage ist deutlich zu bejahen. Dabei liegen in der Praxis verschiedenste Ansätze zur Kategorisierung und Systematisierung vor. Die am häufigsten verwendete Kennzahl hier ist – v.a. geprägt durch Influencer Marketing bzw. Relations – die Anzahl der Follower. Gängig sind die Bezeichnungen *Micro-, Macro- und Mega-Influencer*, die jedoch auch nicht übereinstimmend verwendet werden. Einerseits weichen die Begrifflichkeiten selbst voneinander ab (z.B. Macro-Influencer = Medium-Influencer), andererseits wird die zugrundeliegende Anzahl der Follower unterschiedlich definiert. Weitere Differenzierungsmöglichkeiten stellen der Themenbereich bzw. die Inhalte, die Professionalisierung, der wahrgenommene Status durch Rezipienten, die Absichten oder die Glaubwürdigkeit eines Influencers dar. Insbesondere bei diesen Kriterien ist jedoch festzustellen, dass sie keine trennscharfe Abgrenzung liefern können. So kann ein Influencer beispielsweise sowohl im Ernährungs- als auch Sportbereich interagieren oder eine Mischung aus Unterhaltung und Faktenwissen bieten. Darüber hinaus ist zu berücksichtigen, dass das Phänomen u.a. dadurch charakterisiert ist, dass die Follower dem Influencer eine bestimmte Bedeutung zuschreiben und diesen durch ihren Zuspruch z.B. in eine Richtung bestärken.

Ist Influencer ein Beruf?

Mittels grundlegender Kennzeichen eines Berufes konnte gezeigt werden, dass Influencer als eigenständiges Berufsbild angesehen werden kann, welches sowohl haupt- als auch nebenberuflich (aber ebenso nur als Hobby) ausgeführt werden kann. Ausschlaggebend ist hier zunächst die Gegebenheit, ob ein Influencer bezahlte Kooperationen eingeht, da diese eine grundlegende Einnahmequelle darstellen. In der vorliegenden Untersuchung sehen die meisten der befragten Influencer ihre Tätigkeiten als Beruf. Insgesamt zeigt sich aber, – wie häufig im Kontext neu entstehender Medienberufe – dass eine trennscharfe Eingrenzung des Berufsbildes und seiner Aufgabenbereiche kaum möglich ist. Dies wird bereits in der Tatsache deutlich, dass im Vergleich zu anderen Berufen kein privilegierter Zugang besteht; weder in Form einer Ausbildung noch hinsichtlich anderer Zugangsbarrieren. Kurz: Jeder, der einen Internetzugang hat und über ein Smartphone verfügt, kann Influencer werden. Dazu kommt, dass auch andere Berufsgruppen durch gleiche oder ähnliche Arbeitsinhalte charakterisiert sind. Zwar sind erste Ausbildungsangebote vorhanden, welche vor allem auch betriebswirtschaftliche und rechtliche Aspekte vermitteln, jedoch handelt es sich hierbei um keine Berufsausbildung im klassischen Sinne. Stimmig hierzu ist das Ergebnis aus der Influencer-Befragung, dass keine explizit berufsspezifischen Qualifikationen und Kompetenzen zu verzeichnen sind. Zwar sollten ein gewisses Interesse am Thema sowie notwendige digitale oder technische Kompetenzen vorhanden sein, jedoch scheint dies in den relevanten Altersgruppen ohnehin der Fall zu sein. Auch die von den befragten Influencern genannten Eigenschaften, wie ‚authentisch sein', ‚eine Persönlichkeit haben' oder ‚ein Verantwortungsbewusstsein haben' zeigen, dass das Berufsbild hier andere Maßstäbe setzt. Fast alle Influencer geben darüber hinaus an, dass man sich das notwendige Know-How durch *learning by doing* aneigne und die sozialen Medien ohnehin selbsterklärend seien.

Als klassische Tätigkeitsfelder können soziale Medien generell und im Speziellen Instagram betrachtet werden. Rezipienten sehen die Plattform als das typische Medium an, auf welchem man Influencern folgt; und auch für die befragten Influencer stellt Instagram den Hauptkanal dar. Zunehmend lässt sich auch eine Verschiebung von Tätigkeiten in den Offline-Bereich feststellen, z.B. in Form von Buchveröffentlichungen oder der Entwicklung eigener Produkte bzw. Programme. Hier ist jedoch durchaus ein Privileg zu beobachten, welches insbesondere mit der Reichweite des Influencers als auch im Zusammenhang mit Kooperationen steht. Dadurch ergeben sich auch gewissermaßen Aufstiegsmöglichkeiten, die von einer einfachen Kooperation mit einem Unternehmen bis hin zum eigenen Markenimperium führen können. Gesellschaftlich und sozial scheinen Influencer insbesondere bei Jugendlichen einen hohen Stellenwert einzunehmen, sodass von einem Berufsprestige gesprochen werden kann – auch mit Blick auf das Einkommen, dessen Höhe jedoch überwiegend auf Spekulationen und Schätzungen beruht.

Inwieweit ist eine Professionalisierung erkennbar?

Die Professionalisierung eines Berufes muss einerseits auf individueller, andererseits auf gesellschaftlicher Ebene betrachtet werden. Ersteres bedeutet, dass sich Personen oder Tätigkeiten professionalisieren. Dies ist unter Einbezug der vorliegenden Ergebnisse deutlich zu bestätigen. So geben die befragten Influencer an, einerseits im Umgang mit Computerprogrammen (z.B. Videoschnitt, Bildbearbeitungsprogramme) oder hinsichtlich technischer Aspekte (Fotografie, Video, Licht, Ton) professioneller geworden zu sein. Andererseits bezieht sich dies auf die Selbstvermarktung, den Umgang mit verschiedenen Stakeholdern (z.B. Agenturen, Unternehmen), das Community-Management oder auch die Beschäftigung von eigenem Personal. Professionalisierung versteht zudem den Übergang hin zu bezahlter Arbeit, die Qualitätsstandards unterliegt. Auch hier sind insbesondere mit den verfügbaren Ausbildungsangeboten oder der Gründung des Bundesverbandes Influencer Marketing e.V. (BVIM) Tendenzen ersichtlich. Mit zu erwähnen ist außerdem das Erstreben, einheitliche und allgemeingültige Regelungen bzgl. Kennzeichnung von Werbung zu schaffen. Neben grundlegenden Gesetzen und verschiedenen Empfehlungen sind vor allem die sich mit dem Gegenstand befassenden Gerichtsurteile als wegweisend anzusehen, zudem reagieren die Plattformen selbst mit Tools zur Kennzeichnung. Eine Profession stellt Influencer bis dato aufgrund der Tatsache, dass es sich um einen nicht-akademisierten Beruf handelt, nicht dar.

Wie ist das Rollenselbstverständnis von Influencern?

Wie oben aufgezeigt, stehen die befragten Influencer dem Begriff Influencer äußerst kritisch gegenüber und nehmen ihre Tätigkeit mehrheitlich als Beruf wahr. In diesem Kontext geben sie an, grundsätzlich unabhängig zu sein, in dem was sie tun. Dies ändert sich jedoch, wenn sie Kooperationen eingehen. Dann entsteht ein Abhängigkeitsverhältnis gegenüber Firmen oder PR-Agenturen durch die Bezahlung oder die Einschränkung der eigenen Meinung. Auch der Markt, insbesondere die Community und Follower, andere Influencer oder die sozialen Medien selbst stellen Kriterien dar, von denen Influencer sich abhängig fühlen. Von ihren Followern denken sie, dass diese sie vor allem als Vorbild, Ansprechpartner für Fragen oder FreundIn, Kumpel, große Schwester bzw. großer Bruder oder Vertraute/r sehen. Manche können ihren Status bei ihren Followern gar nicht einschätzen. Dass sie Einfluss auf ihre Follower haben, wird von der Mehrheit der Befragten bejaht. Dies machen sie insbesondere an Reaktionen fest, z.B. am Feedback, Klickzahlen oder erstellten Fanseiten. Generell stehen sie regelmäßig in einem direkten Austausch mit ihren Followern, auch über die sozialen Medien hinaus. Dies hat u.a. auch den Hintergrund, dass Influencer nicht als unnahbarer Star wahrgenommen werden, sondern Ansprechpartner für Ratschläge oder Hilfestellungen sein möchten. Mit negativem Feedback oder Kritik gehen die meisten der Befragten gelassen um. Sie sind sich bewusst, dass dies zu ihrer öffentlichen Präsenz dazugehört und gehen darauf ein, wenn es sich um konstruktive Beiträge handelt. Beleidigungen oder Kommentare sogenannter Hater ignorieren viele.

Die meisten der befragten Influencer ordnen ihre Tätigkeiten überwiegend dem Marketing zu, ein anderer Teil eher dem Journalismus, v.a. mit Blick auf publizierte Texte. Die Mehrheit sieht sich mit ihrer Tätigkeit in einer gesellschaftlichen Aufgabe, da sie online für andere Personen präsent sind und eine große Zahl mit ihren Inhalten erreichen. Betont wird besonders die Verantwortung gegenüber jüngeren Followern. Hier sehen sich die befragten Influencer teilweise in einer Erziehungsfunktion und achten darauf, nichts Falsches oder Unwahres zu behaupten und sich Gedanken zu machen, welche Inhalte sie veröffentlichen – dazu gehört auch die Verantwortung gegenüber sich selbst und wie viel man von seinem Privatleben preisgeben möchte. Andere versuchen bewusst politische, kritische Themen oder Gewissensfragen auszuklammern.

Die meisten Influencer geben an, keine (fach)spezifische Ausbildungen, Qualifikationen oder Kompetenzen für ihre Tätigkeiten mitzubringen. Stattdessen gilt hier bei der Aneignung des Wissens – sowohl fachspezifisch als auch für die tägliche Arbeit – *learning by doing*. Die Motivation, Influencer zu werden, ist dabei vielfältig. Viele haben aus Spaß oder Zufall begonnen, wobei das Freundesumfeld, andere Influencer oder das erhaltene positive Feedback durch die Community motivierend wirken. Auch der Austausch mit anderen oder das Vermitteln von Wissen bzw. eigenen Erfahrungen stellen Gründe dar. Als schwierig empfanden die Befragten zu Beginn ihrer Tätigkeiten, sich in der Öffentlichkeit – sowohl online als auch offline – zu bewegen, zu präsentieren und mit Reaktionen dort umzugehen. Auch die eigenen hohen Ansprüche waren für einen Teil der Befragten anfangs eine Hürde. Leicht hingegen fiel der Mehrheit der Kern ihrer Tätigkeit, Inhalte zu produzieren. Insgesamt geben fast alle an, seit Beginn ihrer Tätigkeiten professioneller geworden zu sein.

Als Absichten stellen die meisten der befragten Influencer heraus, dass es ihnen darum geht, etwas zu bewirken, etwa in Form der Vermittlung von Werten, Anregungen, Inspiration, Motivation, über Themen zu diskutieren oder Hilfestellungen zu bieten. Auch der Ausbau der eigenen Reichweite und die Möglichkeit, beruflich von den Tätigkeiten profitieren zu können, sind Ziele. Grundlegend handeln einige der Befragten nach der Prämisse: ‚Man erntet, was man säht' – das heißt, Influencer haben ihren Erfolg selbst in der Hand. Hinsichtlich inhaltlicher Qualität zeigt sich, dass hier divergierende Qualitätskriterien als relevant gesehen werden, als vergleichsweise in anderen Fachdisziplinen. Allem voran geht es den befragten Influencern darum, dass sie ihren Follower einen Mehrwert bieten möchten. Auch die erkennbare Persönlichkeit des Influencers, z.B. in Form eines eigenen Stils oder Kreativität, oder ästhetische Bilder stellen wichtige Qualitätskriterien dar. Ebenso genannt werden fehlerfreie Inhalte, eine Ausbildung des Kommunikators sowie Inhalte ohne Werbung. Quellenangaben werden eher nicht als Hinweise für inhaltliche Qualität gesehen, schlichtweg bereits deshalb, weil der Platz in den sozialen Medien hierfür fehlt bzw. Texte weniger konsumiert werden.

Den Tätigkeiten der meisten Influencer liegt ein Konzept zugrunde, welches als inhaltliche Orientierungshilfe für Follower dient. Hierbei handelt es sich beispielsweise um die Fokussierung eines Themenbereichs, eine harmonische visuelle Darstellung oder die eigene Persönlichkeit. Strategien werden nach eigenen Angaben nur von einem Teil der befragten Influencer verfolgt, z.B. in der Form, nur langfristige Kooperationen einzugehen, viel mit Followern zu interagieren oder verschiedene Hashtags auszuprobieren. Nicht alle halten eine Strategie oder ein Konzept zunächst als notwendig, viele geben aber an, dass sehr erfolgreiche Influencer damit arbeiten und es ab einer gewissen Größe bzw. vielen Kooperationen auch notwendig werde. Wichtiger sei es, sich auf einen Bereich zu fokussieren. Generell lässt sich jedoch feststellen, dass die Persönlichkeit bzw. die Person wichtiger erachtet wird als ein Konzept bzw. eine Strategie. Als Marke sieht sich daher eine knappe Mehrheit der befragten Influencer, für andere wiederum stellt dies ein Ziel dar. Bezüglich der Erweiterung von Geschäftsmodellen in den Offline-Bereich zeigt sich, dass viele diesen Schritt gegangen sind oder geplant haben. So halten sie etwa Vorträge, gehen auf Events, geben Kurse oder haben ein Buch veröffentlicht.

Hinsichtlich konkreter Tätigkeiten und Handlungsroutinen ist festzuhalten, dass das Berufsbild des Influencers durch eine hohe Flexibilität geprägt ist. Tägliche Aufgaben sind hauptsächlich kommunikativer Art wie die Bearbeitung von E-Mails, Telefonate oder die Interaktion mit der Community. Diese nehmen mit zwei bis fünf Stunden viel Zeit in Anspruch. Etwa ein bis zwei Stunden täglich investieren die meisten Influencer in die Produktion ihrer Inhalte, größere Fotoshootings werden ein bis dreimal wöchentlich gemacht. Der Gesamtaufwand variiert zeitlich dabei enorm und beträgt bei einem Influencer beispielsweise drei bis vier Stunden pro Woche, bei einem anderen 30 bis 40 Stunden. Ein ähnlich komplexes Bild zeigt sich bei der Frequenz der geposteten Beiträge. Die befragten Influencer haben keinen festen Arbeitsplatz, sondern arbeiten örtlich frei und flexibel. Überblickend postet die Mehrheit projektabhängig bzw. nach den eigenen Einfällen und ohne Content-Plan. In Bezug auf Kooperationen zeigt sich, dass sie klare Vorstellungen haben. Wichtig ist es ihnen vor allem, zu entscheiden, welche Kooperationen sie annehmen. In der Regel fragen Unternehmen oder Agenturen bei ihnen an und erkundigen sich, ob Interesse an einer Kooperation bestehe. Die weitere Vorgehensweise wird von den befragten Influencern sehr unterschiedlich geschildert. So bestehen manchmal strenge Vorgaben, in anderen Fällen wird eine Konzeptentwicklung durch den Influencer erwartet. Unabhängig davon ist generell wichtig, dass die Marke bzw. das Unternehmen zu ihnen bzw. zu ihrem Account passt – dementsprechend lehnen sie einen Großteil der Anfragen ab. Kritisiert werden von den Befragten die Bedingungen, die in einer Kooperation herrschen, insbesondere hinsichtlich des Preis-Leistungsverhältnisses. Weitere No-Go-Kriterien im Zusammenhang mit Kooperationen stellen etwa Knebelverträge, unpersönliche Anfragen oder Marken dar, die mit sehr vielen Influencern Kampagnen machen.

Obwohl Unternehmenskooperationen bei den meisten Influencern die Einnahmequelle darstellen, betrachten diese das Thema aus ethischer Sicht als heikel. Demnach stellen sie die Glaubwürdigkeit infrage und überschreiten teilweise Grenzen (z.B. wenn plötzlich für Waschmaschinen geworben wird). Auch, dass Follower sich von Werbung nicht abschrecken lassen, wird durchaus als kritisch erachtet. Schleichwerbung hingegen wird neben ethischen Aspekten auch aus Angst vor rechtlichen Konsequenzen abgelehnt. Gerade bei Letzterem zeigt sich ein sehr heterogener Wissensstand bzgl. der Kennzeichnung von Werbung. Zwar befürworten die meisten der Befragten eine transparente Vorgehensweise, jedoch sind viele verunsichert und sprechen von undurchsichtigen Regularien und einer fehlenden gesetzlichen Grundlage. Andere geben hingegen an, dass es völlig klar sei, wie damit umgegangen werden müsse. Dieses Bild bestätigt auch die Analyse der Posts, welche eine sehr uneinheitliche Kennzeichnung feststellt: Diese reicht von Mehrfachkennzeichnungen (z.B. über das Tool des sozialen Mediums, als Hashtag und durch Nennung im Text) über verschiedene Hashtags (z.B. #ad, #werbung, #productplacement) bis hin zu unterschiedlichen Angaben (z.B. Anzeige, Powered by, PR sample). Stärker in die Pflicht genommen werden sollten nach Meinung der Influencer Unternehmen, die teilweise sogar dazu anregen, Produkte unauffällig in Posts zu integrieren. Grundlegend wünschen sich viele wegweisende Urteile oder allgemeingültige Gesetze zur Werbung in sozialen Medien. Auch ein Kodex, vergleichbar mit dem Pressekodex, wird als sinnvoll erachtet.

Warum und wie rezipieren Menschen Influencer-Inhalte?

Die Gründe für die Rezeption von Influencer-Inhalten sind vielfältig, lassen sich jedoch zu großen Teilen durch die Theorie sozialer Vergleichsprozesse, des Modelllernens bzw. Vorbildfunktion oder im Rahmen parasozialer Konstrukte erklären. Grundlegend geht es vielen Rezipienten um Unterhaltung, Inspiration oder Motivation. Aber auch Werbung stellt dahingehend einen Rezeptionsgrund dar, dass man durch Influencer neue Produkte oder Marken kennenlernt oder sich über etwas informieren kann. Durchschnittlich folgen die Rezipienten bis zu zwanzig Influencern – hauptsächlich auf Instagram. Diese werden einerseits bewundert, andererseits empfinden es ihre Follower als interessant, Einblicke in ihr Leben zu erhalten. Die befragten Rezipienten geben an, kaum Textinhalte, sondern überwiegend Bilder oder Videos zu konsumieren. Diese visuellen Inhalte sind auch entscheidend, ob ein Text überhaupt gelesen wird. Dies ist insbesondere dann der Fall, wenn (zusätzliche) Informationen benötigt werden. Grundlegend werden Inhalte von Influencern nebenbei und eher unbewusst rezipiert. Jedoch scheint es auch Influencer zu geben, für die sich die Rezipienten bewusst Zeit nehmen, vor allem, wenn etwas im eigenen Interessensbereich liegt oder in irgendeiner Form eine persönliche Relevanz hat. Auch das Medium spielt eine Rolle: YouTube-Videos scheinen insgesamt bewusster konsumiert und gezielter gesucht zu werden als vergleichbare Inhalte auf Instagram.

Überraschend ist vor diesen Gegebenheiten insbesondere, dass viele Rezipienten über die Influencer, denen sie folgen, viel Hintergrundwissen haben (z.B. hinsichtlich Ausbildung oder Einstellungen). Gleichzeitig verneinen die meisten aber, das Gefühl zu haben, den Influencer gut zu kennen. Hier scheint die persönliche Komponente zu fehlen, wie sie bei Freunden oder Bekannten im realen Leben vorhanden ist. Bei einem Teil der Befragten besteht dieses Gefühl bei Influencern, denen sie schon lange folgen, durchaus. Dennoch herrscht ein gewisses Misstrauen dahingehend, dass sich Influencer online anders geben könnten als im echten Leben. Grundlegend tun sich die befragten Rezipienten schwer, die wahrgenommene Verbindung zum Influencer zu beschreiben oder den persönlichen Stellenwert zu erklären. Die angeführten Beschreibungen reichen von Stars oder Personen der Öffentlichkeit bis hin zu Bekannten, Vergleichen mit Redakteuren einer Zeitschrift oder Gelegenheitsbekanntschaften oder – wenn eine persönliche Bekanntschaft besteht – auch Freunden.

Wie glaubwürdig und vertrauensvoll werden Inhalte von Influencern eingeschätzt?

Eine pauschale Antwort auf diese Frage zu finden scheint angesichts der sehr variierenden Einschätzungen der Studienteilnehmer schwierig zu sein: Diese reichen von sehr hoch bis sehr schlecht. Dennoch lassen sich zentrale Kriterien identifizieren, welche offenbar einen Einfluss auf die wahrgenommene Glaubwürdigkeit haben. Diese sinkt etwa dann, wenn Posts Werbung enthalten oder gesponsert sind, vor allem, wenn die Werbung thematisch nicht zum Influencer passt. Wirkt der Influencer authentisch und echt (z.B. durch Einhaltung eigener strikter Regeln wie einem veganen Lebensstil), trägt dies zur Steigerung der Glaubwürdigkeit bei. Dementsprechend werden viele Bilder kritisch betrachtet, welche zu einer Scheinwelt beitragen, die mit dem realen Leben des Influencers nicht übereinstimmt. Auch die Größe des Accounts bzw. die Anzahl der Follower hat Einfluss: Je kleiner, umso glaubwürdiger. Bei subjektiven Bewertungen bzw. der eigenen Meinung scheiden sich hingegen die Geister: Diese können die Glaubwürdigkeit sowohl steigern als auch minimieren. Argumente für eine hohe Glaubwürdigkeit bestehen darin, dass Influencer von ihren Tätigkeiten leben müssen und dies nicht durch falsche Inhalte o.ä. gefährden werden. Mit Blick auf Gesundheitsthemen werden solche Inhalte als sehr glaubwürdig empfunden, die den Influencer beim Sport oder ein gekochtes Gericht zeigen. Es besteht die Annahme, dass der Influencer dies für sich selbst tut bzw. kocht und nicht im Zusammenhang mit Werbung. Eine Befragte betont, dass eine hohe Reflexionsleistung notwendig sei, um korrekte von fehlerhaften Inhalten unterscheiden zu können.

Welche Qualitätskriterien lassen sich erkennen?

Wie oben gezeigt, werden von Influencern Inhalte vor allem dann als qualitativ hochwertig angesehen, wenn sie einen Mehrwert bieten. Diese Beurteilung lässt sich auch bei den befragten Rezipienten erkennen. Ein Mehrwert ist dann gegeben, wenn diese sich mit den geposteten Inhalten identifizieren können, weiterführende Links erhalten oder einen persönlichen Sinn wahrnehmen. Jedoch geben die befragten Rezipienten auch an, dass die Qualität von Influencer zu Influencer variiert. Vor allem viel Werbung wirkt kontraproduktiv. Ähnlich der Auffassung der Influencer, die Persönlichkeit sei wichtiger als Strategien oder Konzepte, zeigt sich bei Rezipienten hier folgendes Bild: Die wahrgenommene Qualität ist insbesondere vom persönlichen Stil des Influencers abhängig. Besonders wichtig sind für die Bewertung der Qualität auch professionell gemachte Bilder und Videos. Die Analyse des Untersuchungsmaterials zeigt, dass fast alle Posts Qualitätskriterien aufweisen. Jedoch ist hervorzuheben, um welche es sich handelt: Der Mehrheit der Posts kann eine leichte Verständlichkeit und Eindeutigkeit der Inhalte bescheinigt werden, welche auch für einen Teil der Rezipienten – insbesondere aufgrund der Nicht-Rezeption von Texten – ein Qualitätsmerkmal darstellt. Etwas überraschend ist hier, dass jedoch Posts, welche beispielsweise nur sehr kurze oder sinnlose Texte enthalten, als nicht qualitativ angesehen werden. Damit scheinen Textinhalte für die Bewertung der Qualität durchaus eine Rolle zu spielen. Dies zeigt sich etwa auch darin, dass der inhaltliche Bezug von Bild und Text für die Rezipienten wichtig ist, was ebenfalls bei der Mehrheit der untersuchten Posts zutrifft.

Lediglich ein Post von $N = 144$ enthält Quellenangaben, die sich auf wissenschaftliche Studien beziehen, immerhin 14 Posts nennen andere Quellen (z.B. Fotograf oder Rezept). Für die Rezipienten scheint es jedoch keine Rolle zu spielen, ob Quellen genannt werden oder nicht. Entsprechend einer überwiegend vorherrschenden Selbstdarstellung kann auch bei den meisten Posts des Untersuchungsmaterials keine Objektivität festgestellt werden. Lediglich fünf Analyseeinheiten weisen eine inhaltliche Ausgewogenheit auf, v.a. Blogbeiträge. Warnhinweise beinhalten immerhin kann sieben Prozent ($n = 10$) des Untersuchungsmaterials, z.B., wenn es um Fitnessübungen geht.

Welche Grenzen und Grauzonen bestehen aus ethischer Sicht?

Grundlegend sind im Rahmen des Phänomens Influencer zwei Aspekte hervorzuheben, welche zu ethisch kritischen Situationen führen: Zum einen scheint die Anzahl der Follower ausschlaggebend für den Erfolg zu sein bzw. die Frage zu beeinflussen, ob jemand die Tätigkeit hauptberuflich ausführen könne. Zum anderen handelt es sich bei eben jenen Followern vor allem um Jugendliche. Für 13- bis 19-Jährige sind Influencer die Stars der heutigen Zeit. Sie wollen so sein wie sie und das haben, was sie haben. Mit Blick auf das vorherrschende Berufsprestige ist zu bedenken, dass viele Jugendliche den Berufswunsch Influencer äußern. Hier stellt sich die Frage, ob das Bild des Influencers in der Öffentlichkeit adäquat dargestellt wird. Bereits die kursierenden undurchsichtigen, aber dennoch hohen Summen bzgl. des Gehalts könnten einen falschen Eindruck erwecken. Durch diese Konstellation sind verschiedene Punkte kritisch zu betrachten. Inhalte müssen immer spektakulärer oder außergewöhnlicher sein, um aus der Masse der Angebote herauszustechen. Beispiele, wie das des YouTubers Logan Paul, der Leichen filmte, zeigen, dass es hier offenbar für manche Influencer keine Grenzen gibt, wenn es darum geht, die eigenen Follower zu unterhalten oder neue dazuzugewinnen. Auch der Kauf von Followern oder der Einsatz von Bots, um den eigenen Account zu pushen, ist als fragwürdig anzusehen. Das Dilemma: Solange der Erfolg eines Influencers an hohe Reichweiten geknüpft ist, z.B. auch Aufstiegsleitern betreffend, scheint es notwendig, eine große Anzahl an Followern vorzuweisen. Gleichzeitig ist aber an dieser Stelle auch zu erwähnen, dass viele Influencer äußern, durch das positive Feedback – welches neugewonnene Follower darstellen – motivational angetrieben zu werden.

Ein ethisches Problem besteht zudem im Zusammenhang mit Kooperationen. Hier ist das Thema Schleichwerbung zu nennen, bei dem, bedingt durch vermeintlich fehlende einheitliche Regularien, eine gewisse Verunsicherung unter Influencern besteht. Hier stellt sich jedoch auch die Frage nach der Verantwortung durch Unternehmen, die nicht ausgeklammert werden kann, wie am sogenannten *Rossmann-Urteil* demonstriert wurde. Ethisch bedenklich ist insbesondere der Mangel an Transparenz, der zu einer Irreführung der Follower führen kann. Diese bringen dem Influencer Vertrauen entgegen, gleichzeitig fehlt ihnen jedoch beispielsweise aufgrund ihres jugendlichen Alters die notwendige Reflexionsfähigkeit. Zudem muss vermerkt werden, dass sich Rezipienten durch Werbung von Influencern nicht gestört fühlen und somit erst gar keinen Anlass sehen, Inhalte zu hinterfragen. Genannt werden in diesem Kontext auch eigene Produkte, wie sie von großen Influencern entwickelt und vermarktet werden.

Ebenso in diesem Zusammenhang ist die Darstellung einer vermeintlich perfekten Welt bzw. eines Schönheitsideals zu sehen, welches durch viele Influencer vermittelt wird. Das Thema wird in der Literatur unter verschiedenen Gesichtspunkten (z.B. Essstörungen, Depression) diskutiert und auch von den befragten Rezipienten und Influencern kritisch gesehen. Eine positive Entwicklung ist etwa durch den Hashtag #mehrrealitätaufinstagram festzustellen, welche den perfekten Darstellungen entgegenwirken soll. Die befragten Influencer äußern sich in diesem Rahmen generell dahingehend, dass sie sich ihrer Verantwortung bzw. ihres Einflusses bewusst sind. Demnach müsse das eigene Tun – nicht nur in den sozialen Medien, sondern auch im ganzen Leben – vertretbar sein und man müsse den Einfluss, den man auf andere hat, erkennen. So erklärt etwa ein Influencer, seinen Followern zu vermitteln, dass das Schönheitsideal etwas sehr Subjektives sei und er niemandem ein Bild aufzwingen möchte. Immer wieder wird betont, dass man vor allem auf jüngere Follower Rücksicht nehmen müsse, auch dahingehend, dass man diesen nicht alles zumuten könne. Auf diese Altersgruppen wird auch von den befragten Rezipienten hingewiesen, die mehrheitlich äußern, dass sie sich dessen bewusst sind, dass das Bildmaterial von Influencern viel Bearbeitung erfahren habe. Dennoch halten sie es für fraglich, ob Jugendliche dies ebenso reflektieren können. Zudem kann festgestellt werden, dass Wirkungen sowohl positiver (z.B. motivierende) als auch negativer Art (z.B. frustrierende) vorhanden sind.

Hinsichtlich publizierter Inhalte ist hervorzuheben, dass viele Influencer über keine fachspezifische Ausbildung verfügen. Aufgrund fehlender Quellenangaben ist unklar, ob auf solche zurückgegriffen wird bzw., wenn ja, welcher Art, oder, ob es sich um eigene Behauptungen handelt. Auch die Tatsache, dass Influencer in ihrer Unabhängigkeit eingeschränkt werden, z.B. durch in Kooperationen vorgegebene Texte, trägt hierzu bei. Wie oben gezeigt, sehen sich viele in einer gesellschaftlichen Aufgabe. In diesem Zusammenhang ist daher aus ethischer Sicht durchaus zu diskutieren, auf welcher Grundlage sie Inhalte bzw. Werte oder Informationen vermitteln. Die befragten Influencer weisen zudem auf ein weiteres Phänomen hin, das hier erwähnt werden sollte und welches aufgrund der Anonymität des Internets bekannt ist: Immer wieder werden sie von Personen (sog. Hater) schlechtgemacht oder beleidigt.

Wie werden Werbung und Produktplatzierungen von Rezipienten wahrgenommen und bewertet?

Während die Thematik in der Literatur und unter Influencern als heikel bezeichnet werden kann, liegt bei Rezipienten eine gelassenere Einstellung vor. Die Posts des vorliegenden Untersuchungsmaterials enthalten mehrheitlich keine Werbung oder Produktplatzierung, jedoch sind auch strittige Beispiele vorhanden, die etwa ohne Kennzeichnung Markennamen anführen. Die Rezipienten stört dies jedoch nicht – insbesondere, wenn es sich um Produkte oder Informationen handelt, die in ihrem Interessensbereich liegen. Dies resultiert einerseits daraus, dass sie Influencer ohnehin mit Werbung assoziieren, andererseits weil das Verständnis dahingehend vorhanden ist, dass diese die Einnahmequelle von Influencern darstellt. Werbung wird erst dann als störend empfunden, wenn sie zu oft auftritt oder der Eindruck entsteht, Inhalte wurden nur deswegen produziert (z.B. Rabattcode steht im Vordergrund, nicht das Video selbst).

Werbliche Inhalte werden von den befragten Rezipienten als solche wahrgenommen, wobei die Kennzeichnung hierfür einen wichtigen Indikator darstellt. Die Mehrheit der untersuchten Posts, die Werbung enthalten, ist ordnungsgemäß gekennzeichnet. Gleichzeitig weist aber mehr als ein Drittel trotz offensichtlich werblicher Inhalte keine Kennzeichnung auf. Diese wird mehrheitlich als relevant erachtet, wobei ein Teil der befragten Rezipienten auch angeben, dass es für sie keine Rolle spiele, da Werbung auch ohne entsprechende Kennzeichnung erkennbar sei. Punkte, die nach Meinung der Rezipienten für eine Kennzeichnung sprechen, sind der Schutz jüngerer Rezipienten, die eindeutig erkennen sollen, wenn es sich um Werbung handelt. Auch möchten die Studienteilnehmer unterscheiden können, ob es sich um die eigene Meinung oder bezahlte Inhalte handelt. Daneben spielen rechtliche Aspekte eine Rolle und gekennzeichnete Inhalte werden als ehrlicher empfunden.

Wie sehen Inhalte von Influencern aus, die von Rezipienten als Gesundheitsthema wahrgenommen werden?

Entsprechend den angegebenen Nutzungsgewohnheiten handelt es sich formal bei der untersuchten Stichprobe überwiegend um Instagram-Posts, weshalb Inhalte mit Bildern – typisch für die Plattform – die Mehrheit darstellen. Diese zeigen überwiegend die Influencer selbst oder Produkte. Im vorliegenden Fall stammt die Mehrheit der Inhalte von weiblichen Influencern, knapp die Hälfte der Inhalte ist auf Englisch. Etwa zwei Drittel der Posts beinhalten Hashtags (durchschnittlich 33 pro Post) sowie Emojis (durchschnittlich 25 pro Post). Besonders letztere haben einen Einfluss auf die überwiegend positive Färbung der Inhalte. Mehr als die Hälfte der Posts sind mit Verlinkungen versehen, wobei diese vor allem zu Marken, Unternehmen oder Organisationen führen. Am häufigsten sind die Posts im Peer-to-Peer-Bereich einzuordnen, d.h. die Rezipienten werden in irgendeiner Form direkt angesprochen.

Um die inhaltliche Auswahl der Posts durch die Rezipienten zu verstehen, sollte ihr grundlegendes Verständnis von Gesundheit betrachtet werden. Zu dieser zählen die befragten Studienteilnehmer eine (ausgewogene) Ernährung, täglich ausreichend Bewegung oder Sport sowie das physische und psychische Wohlbefinden. Darüber hinaus werden beispielsweise eine intakte Familie, innere Zufriedenheit oder auch Aktivitäten, wie Reisen oder Freizeit mit Freunden angeführt. Zusammenfassend handelt es sich um ein positives Verständnis, welches nicht auf dem Fehlen von Krankheit oder Beschwerden gesehen wird, sondern eher eine ganzheitliche und individuelle Betrachtung wiederspiegelt. Analog dazu sind die untersuchten Posts in den Bereichen Sport und Fitness, Ernährung sowie Psychologie mit Fokus auf Wohlbefinden und Lifestyle einzuordnen. Die deutliche Mehrheit stellen gesundheitsrelevante Inhalte dar. Diese zeigen den Influencer etwa beim Sport oder enthalten Informationen über sein Leben. Auch die Themen Körperpflege oder das Zeigen des eigenen durchtrainierten Körpers sind hier Beispiele. Zu betonen ist im Zusammenhang mit gesundheitsrelevanten Inhalten die psychologische Prägung der Posts. Unabhängig vom Themenbereich geht es häufig um das eigene Wohlbefinden, Selbstliebe oder dass man tut, was einen glücklich macht. Mit Blick auf gesundheitsbezogene Inhalte ist festzustellen, dass sich diese vor allem um Prävention und gesunde Lebensführung drehen.

Welchen Beitrag können Influencer in der digitalen Gesundheitskommunikation leisten?

Gründe der Rezeption von Gesundheitsinhalten von Influencern unterscheiden sich nicht maßgeblich von generellen Nutzungsmotiven. So ist auch hier der Vorbildcharakter des Influencers wichtig, etwa dann, wenn es darum geht, Ziele zu erreichen. Auch Identifikationsmöglichkeiten i.S.v. „das mache ich auch“ (z.B. Sport) oder „es geht mir genauso“ (z.B. Knieschmerzen) oder Hilfestellungen bei bestimmten Themen spielen eine Rolle. Inhalte werden darüber hinaus als schön oder ansprechend empfunden und wirken inspirierend oder helfen, neue Ideen, Aktivitäten oder Produkte zu entdecken oder auszuprobieren. Die Forschungsfrage muss nach verschiedenen Themenbereichen differenziert werden:

- Hinsichtlich des Themenkomplexes ‚Wohlbefinden und Lifestyle‘, welcher sowohl bei Rezipienten als auch Influencern eine vertiefte Betrachtung erfährt, zeigt sich, dass Influencer-Inhalte mit der eigenen Situation in Verbindung gebracht oder für sich persönlich als relevant wahrgenommen werden. Sie sprechen u.a. bestimmte Bedürfnisse an, z.B. nach Entspannung oder Balance im Leben. Der Influencer erfährt hier etwa eine gewisse Bewunderung, dass die Rezipienten eine innere Gesundheit und Ausgeglichenheit bei ihm wahrnehmen. Zudem fühlen sich diese angeregt, Gewohnheiten zu ändern oder bewusster zu leben. Auch das Thema Motivation spielt eine Rolle.
- Im Bereich ‚Sport und Fitness‘ steht vor allem die Optik des Körpers bzw. das Aussehen des Influencers im Vordergrund. Dadurch werden

Rückschlüsse auf seinen Gesundheitszustand oder Lebensstil gezogen. In diesem Zusammenhang wird auch die Sportkleidung häufig genannt, die zum eigenen Wohlbefinden beiträgt. Ist der Influencer bei sportlichen Aktivitäten zu sehen, so ist dies für die Rezipienten entweder deshalb interessant, weil sie die Sportart selbst betreiben und z.B. Informationen erhalten oder gerne nachmachen würden. Auch in diesem Themenkomplex sind psychologische Faktoren wie die innere Einstellung, Ehrgeiz oder Motivation des Influencers, wichtig, der dafür bewundert wird. Zur Wahrnehmung von Inhalten als Gesundheitsthemen tragen auch Produkte, wie z.B. die Bewerbung einer Blackroll oder eines Energydrinks sowie Veranstaltungshinweise bei.

- Geht es um den Themenbereich ‚Ernährung', geht es vor allem um Inspiration. Auch hier ist die Ästhetik der Gerichte auf den Bildern sehr wichtig. Durch eine aufwendige Dekoration mit buntem Obst, Nüssen oder Gemüse in einer entsprechenden Szenerie sehen diese für die Rezipienten gesund aus. Ernährungstrends wie Low Carb, vegan oder glutenfrei sowie zuckerfreie Gerichte und Superfoods sind dominierende Inhalte. Auch das Thema Trinken (ausreichend Trinken, z.B. Tee) wird thematisiert. Ein positives Bild zeigt sich dahingehend, dass Rezipienten angeregt werden, selbst zu kochen und frische Zutaten zu verwenden bzw. ungesunde Lebensmittel durch gesunde zu ersetzen.
- Als wichtigen Teil von Gesundheit erachten Rezipienten ‚Beauty und Körperpflege' und auch Influencer thematisieren dies. Dabei geht es nicht nur um die Behandlung von z.B. trockener Haut oder um ausreichenden Sonnenschutz, sondern auch um die psychologische Komponente, dass man durch Körperpflege auf sich selbst achtet. Ebenfalls relevant ist das äußere Erscheinungsbild, welches dazu führt, als gesund bzw. ungesund wahrgenommen zu werden. Influencer-Inhalte sind in diesem Bereich hauptsächlich werblicher Art, z.B. in Form der Bewerbung einer Creme.

Zusammengefasst lässt sich der Beitrag, den Influencer in der digitalen Gesundheitskommunikation leisten können, durch die vorliegende Untersuchung insbesondere in den Bereichen Motivation, Inspiration und Identifikation verorten. Weniger im Fokus stehen gesundheitsbezogene Inhalte, v.a. dann, wenn es um Krankheiten oder Beschwerden geht. Aus kommunikationswissenschaftlicher Sicht ist es schwierig, die Tätigkeiten substanziell zuzuordnen. So agieren Influencer auf der Medien-Ebene, welche beispielsweise Fragen nach Selektion und Qualität aufwirft, zum anderen sind aber auf der Mikro-Ebene auch die eigenen Überzeugungen oder die interpersonale Kommunikation zu berücksichtigen. Hinzu kommt: Handelt es sich beim Influencer um einen Gesundheitsexperten oder Gesundheitslaien? Gleichzeitig könnte er auch als Medienakteur gesehen werden, der Gesundheitsinformationen für seine Zielgruppe aufbereitet. Vor allem unter Berücksichtigung der bereits skizzierten Problemstellung, dass es darum geht, große Follower-Zahlen zu erreichen, ist zu berücksichtigen, welche Ziele und Absichten der Influencer verfolgt. Die analysierten Posts weisen mit 35 Prozent intendierte Botschaften mit deutlichen Appellen auf.

Hinsichtlich gesundheitsbezogener Inhalte könnte durchaus von einem Informations- oder Persuasionsansatz ausgegangen werden. Beispiele sind Übungen, welche präventiv gegen Rückenschmerzen wirken sollen oder der Appell, ausreichend zu trinken. Meist spielt hier – v.a. durch die Selbstdarstellung des Influencers – aber auch der narrative Ansatz eine Rolle. An dieser Stelle ist zudem nochmals darauf hingewiesen, dass die Rezeption von Influencer-Gesundheitsinhalten medienbezogen zu differenzieren ist: Während auf Instagram Inhalte scheinbar zufällig, nebenbei und unbewusst konsumiert werden, ist YouTube die Plattform, auf der Rezipienten suchen und die Videos bewusst ansehen. Im Falle von Instagram ändert sich dies, wenn ein vertieftes persönliches Interesse vorliegt. Daher kann davon ausgegangen werden, dass Influencer-Inhalte mit Blick auf Motive der Informationssuche einerseits ungerichtete Informationsbedürfnisse befriedigen, andererseits aber auch auf ein konkretes Problemlösebedürfnis eingehen. Gleichzeitig ist grundlegend die Möglichkeit des Kontakts und Austausches mit anderen (sowohl mit dem Influencer als auch anderen Followern) vorhanden.

Können gesundheitsbezogene oder gesundheitsrelevante Inhalte von Influencern Verhalten, Einstellungen oder Meinungen beeinflussen?

Die Aussagen der Rezipienten in Bezug auf das vorliegende Untersuchungsmaterial weisen zunächst darauf hin, dass sie eine Reihe verschiedener Wirkungen wahrnehmen. Viele Posts, die Informationen oder Tipps beinhalten oder generell auf Wissensvermittlung (z.B. Fitnessübungen) abzielen, wirken auf die Rezipienten interessant. Motivierend sind hingegen eher solche, die soziale Vergleichsprozesse ermöglichen (z.B. Körper des Influencers) oder dabei helfen, die eigenen Ziele zu erreichen. Gleichzeitig können gerade Inhalte auch demotivierend wirken. Inspirierende Wirkungen werden vor allem Gerichte oder Rezepte hervorgerufen. Grundlegend geht es aber darum, sich vom Influencer inspirieren zu lassen, um etwas selbst nachzumachen. Dies lässt sich auch beim Sport feststellen oder bei der Festlegung eigener Ziele. Spaßige und nicht ernstgemeinte Inhalte werden als unterhaltend empfunden, spannend und faszinierend sind hingegen solche Posts, die eigene Erfahrungen oder Erlebnisse des Influencers beinhalten. Ist ein Influencer zu übertrieben, macht zu viel Werbung oder ist zu perfekt, wirkt dies nervig auf Rezipienten. Als cool werden Inhalte bezeichnet, die zeigen, wie Influencer ihr Leben gestalten oder mit Situationen umgehen. Schöne und ästhetische Bilder haben eine ansprechende Wirkung auf Rezipienten – konkret geht es hier z.B. um die Kleidung oder eine anspruchsvolle Yoga-Übung aber auch um die Ausstrahlung des Influencers. Eine emotionale Wirkung ruft beispielsweise Musik in Videos hervor, vertrauensvoll wirken Posts, wenn z.B. die Ausbildung des Influencers genannt (hier: Yoga-Lehrerin) oder eine gewisse Nähe (siehe Parasozialität) wahrgenommen wird. Eher pragmatisch gesehen wirken Inhalte auch erinnernd, z.B. wenn es darum geht, regelmäßig Sport zu treiben oder im Kontext der Körperpflege.

Darüber hinaus können zentrale Konsequenzen und Handlungen identifiziert werden, die durch die Rezeption der Posts getroffen wurden. Hierbei handelt es sich um Kaufhandlungen oder die Information über ein Produkt, das bei einem Influencer gesehen wurde. In diesem Zusammenhang ist darauf hinzuweisen, dass in 17 Prozent des Untersuchungsmaterials eine aktive Mobilisierung dazu erkennbar war (keine Mobilisierung enthielten 19% der Posts). Unabhängig von werblichen Maßnahmen lassen sich weitere Handlungen feststellen, wie beispielsweise: Das Ausprobieren von Rezepten, Nachkochen von Gerichten oder die Absolvierung von Fitnessübungen aus dem Post. Auch die Änderung von Gewohnheiten und Festlegung eigener Zeile wurde aufgrund der Rezeption von Influencer-Inhalten vorgenommen. Generell geben die Befragten auch unabhängig von den untersuchten Posts an, schon einmal oder öfter Handlungen aufgrund der Rezeption von Influencer-Inhalten vollzogen zu haben. Zusammenfassend zeigen die Ergebnisse, dass Inhalte von Influencern durchaus Einfluss auf Verhalten, Einstellungen oder Meinung Einfluss haben. Dennoch weisen einzelne Aussagen darauf hin, dass dies nicht grundlegend unreflektiert und nur nach der reinen Empfehlung durch den Influencer geschieht. Überblickend lässt sich festhalten, dass Inhalte von Influencern sowohl direkte als auch indirekte Wirkungen hervorrufen. Beispielsweise erklären Rezipienten, dass sie durch Posts, welche Influencer beim Sport zeigen, unmittelbar dazu angeregt werden, dies ebenfalls zu tun. Indirekte Wirkungsweisen lassen sich etwa dahingehend feststellen, dass in der Peer-Group über Influencer-Inhalte gesprochen werde. Grundsätzlich scheint aufgrund der überwiegend positiven Tonalität und Ausklammerung der

Themen Krankheit und Beschwerden auch keine Problematik vorzuliegen, dass etwa unangenehme oder angstmachende Emotionen erzeugt werden. Dies ist vielmehr unter der Thematik des vorherrschenden Schönheitsideals oder verzerrter Realitätswahrnehmungen zu thematisieren.

Welche Risiken bestehen?

Grundlegend ist festzuhalten, dass Gesundheitskommunikation – vor allem, wenn Qualitätsmängel vorliegen – Risiken implementiert. Diese bestehen insbesondere dann, wenn Rezipienten etwa durch hervorgerufene Ängste oder Verwirrung durch Fehlinformationen im Rahmen ihrer Gesundheit (falsch) aktiv werden. Auch im Zusammenhang der Rezeption gesundheitsrelevanter oder gesundheitsbezogener Influencer-Inhalte lassen sich eine Reihe an Risiken identifizieren. Diese beginnen bereits durch den starken Fokus auf visuelle Elemente und wenn Textinhalte nicht gelesen werden. So könnten Botschaften ggf. falsch verstanden oder wichtige Informationen übersehen werden, wodurch der Rezipient falsche Rückschlüsse ziehen könnte. Werden vom Influencer beispielsweise Fitnessübungen gezeigt und nicht ausreichend beschrieben oder auf mögliche Fehler hingewiesen (bzw. wird dies nicht gelesen), kann es bei der Ausführung durch den Rezipienten zu gesundheitlichen Schäden kommen. Auch Ernährungsempfehlungen, die sich beispielsweise an Trends orientieren, sind ggf. nicht für jeden geeignet und können damit gesundheitsschädlich sein. Zu berücksichtigen ist außerdem, dass die Ästhetik und Optik visueller Inhalte eine große Rolle bei der Wahrnehmung von Gesundheit spielen: Wirken Influencer trainiert, wird geschlussfolgert, dass sie gesund seien. Ähnlich ist es bei Gerichten, die „gesund aussehen", jedoch dann nicht hinterfragt wird, ob sie dies auch tatsächlich sind.

Eine ähnliche Situation besteht bei persönlichen Tipps, Hilfestellungen oder Informationen durch den Influencer dann, wenn diese keine Warnhinweise oder objektive Darstellungen beinhalten (z.B. wenn Vitamine beworben werden, aber kein Hinweis erfolgt, die Einnahme mit dem Arzt zu besprechen). Ein weiterer Punkt ist die Frage nach dem Expertenstatus – einerseits grundlegend (also ob ein Expertenstatus besteht), andererseits aber auch mit Blick auf die Fundiertheit der Ausbildung. Es konnte gezeigt werden, dass beispielsweise Inhalte von einem Influencer, der Yoga-Lehrer ist, vertrauensvoller wirken. Insbesondere bei nicht geschützten bzw. reglementierten Berufen, wie es bei einem Yoga-Lehrer oder auch bei Coaches, Personal Trainern, Fitnesstrainern o.ä. der Fall ist, ist auch die

Qualität der Informationen zu hinterfragen. Ähnlich verhält sich dies, wenn sich Influencer ihr Wissen selbst angeeignet haben, wie es häufig festzustellen ist. Besonders im Kontext der Qualitätsbewertung zeigt sich eine äußerst differenzierte Wahrnehmung durch Rezipienten. Wie auch bei Webseiten spielen hier bestimmte Kriterien eine Rolle, die dazu führen, dass Inhalte qualitativ hoch bewertet werden. Diese sind bei Influencer-Inhalten die Einfachheit bzw. ein schnelles Verstehen, Ästhetik und Persönlichkeit des Influencers. Das kann dazu führen, dass ein Influencer durch die Community als sehr glaubwürdig angesehen wird, wenn er diese Kriterien erfüllt, wohingegen ein anderer, der z.B. bei Informationen auf fundierte Quellen setzt, keine Beachtung findet.

Vor allem die Vorbildfunktion, die dem Influencer in vielen Bereichen zugesprochen wird, birgt weitere Risiken: So eifern Rezipienten ggf. einem Status nach, den sie in ihrem Leben womöglich nicht erreichen können. Ein Beispiel stellen Fitness-Influencer dar, die aufgrund der Tatsache, dass sie dies hauptberuflich betreiben, mehr Zeit im Training verbringen können, als es jemand tun kann, der einen Beruf im Büro hat. Damit sind Aussagen, wie ‚wenn der das schafft, kann ich das auch' unbedingt unter dem Aspekt zu betrachten, dass der Influencer ggf. eine andere Lebenssituation hat, als der Rezipient. Dies ist etwa auch der Fall, wenn Influencer auf ihren Accounts sympathisch, immer ausgeglichen und dadurch gesund wahrgenommen werden. Durch soziale Vergleichsprozesse entsteht beim Rezipienten möglicherweise Druck, wenn er diesen Zustand bei sich selbst nicht feststellen kann. So kann die vermeintlich perfekte Welt mit ihren Idealen zu Frustration o.ä. führen.

Hervorgehoben werden muss auch das Thema Werbung. Einerseits besteht durch den mangelnden Kenntnisstand bzgl. Kennzeichnung das Risiko – bewusst oder unbewusst – Schleichwerbung zu implementieren. Andererseits wird Werbung bei Rezipienten auch als nicht störend empfunden. Dies wiederum führt zu wenig Reflexion dieser Inhalte, denn: ‚Wenn der Influencer das macht, muss es schließlich gut sein.' In diesem Zusammenhang problematisch ist die Gegebenheit, dass Influencer im Rahmen von Unternehmenskooperationen weitestgehend nicht unabhängig sind. Hier spielt das Werteverständnis des jeweiligen Influencers eine wichtige Rolle, für welche Kooperationen er sich entscheidet. Da es sich hierbei um eine höchst subjektive Bewertung handelt, birgt auch dieser Aspekt gewisse Risiken. Mit Blick auf das Rollenselbstverständnis von Influencern ist die Beziehung zwischen der Einordnung der Tätigkeiten im Marketing, der Auffassung als gesellschaftliche Aufgabe und das Bewusstsein ihres Einflusses kritisch zu sehen. Fraglich ist hier, welche Kriterien im Entscheidungsprozess eine gewichtigere Rolle spielen bzw. gegeneinander abgewogen werden.

6.3 Diskussion zentraler Aspekte

Die eben vorgestellten Ergebnisse weisen eine Reihe an Punkten auf, welche diskussionswürdig erscheinen. Für ein besseres Verständnis wurde ein Modell entwickelt, welches den Rahmen skizziert, in welchem sich Influencer bewegen. Neben Beziehungen (hier vereinfacht dargestellt: Rezipienten und Unternehmen[31]) werden auch potentielle Spannungsfelder aufgezeigt, die sich durch qualitative oder ethische Aspekte bzw. aus der Professionalisierung des Berufsbildes ergeben können. Grundsätzlich sind sämtliche Tätigkeiten von Influencern durch Rechtsgrundlagen sowie durch die Gegebenheiten der sozialen Medien eingerahmt.

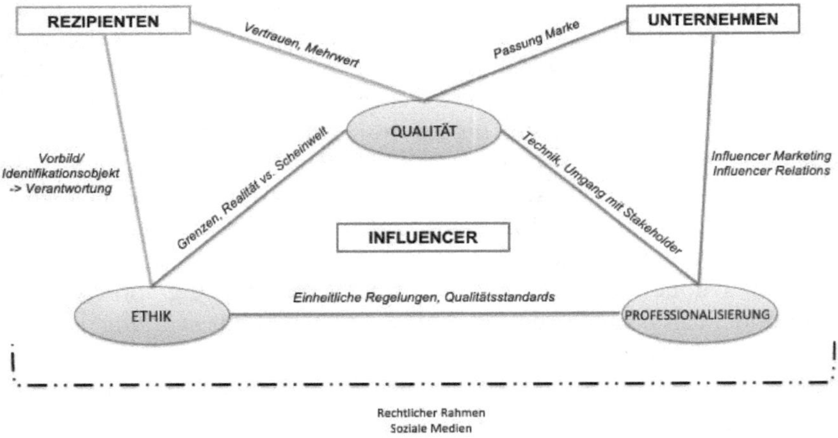

Abbildung 31 Influencer-Rahmen-Modell mit potentiellen Spannungsfeldern (eigene Darstellung)

Influencer stehen häufig wegen Schleichwerbung in der Kritik. Fraglich ist, ob diese bewusst oder unbewusst stattfindet. Letzteres könnte insbesondere durch einen mangelnden Kenntnisstand aufgrund einer wahrgenommenen undurchsichtigen Gesetzeslage erklärt werden. Dementgegen

31 Es fehlen beispielsweise Agenturen oder das Management des Influencers.

steht das Wissen sowohl von Influencern als auch Unternehmen über die Wirkung von Schleichwerbung. Hier ist verstärkt die Frage nach der Verantwortungsübernahme zu stellen, da Influencer strenggenommen eine Werbeplattform für Unternehmen darstellen, die sie buchen. Grundlegend ist es außerdem fraglich, ob es aus Rezipientensicht notwendig ist, auf eine entsprechende Kennzeichnung zu verzichten, da diese Werbung – solange sie sich in einem gewissen Rahmen bewegt – als nicht störend empfinden. Im Gegenteil: Werbung wird teilweise als nützlich empfunden und eine Kennzeichnung führt zu einer erhöhten Aufmerksamkeit. Neben rechtlichen Aspekten stellt sich, ausgehend vom Gebot der Trennung zwischen Meinung und Redaktion, wie es in Journalismus und PR vorzufinden ist, bei Influencern die Frage: Wo beginnen redaktionelle Inhalte und wo hört persönliche Meinung auf? Da unklar ist, inwiefern Influencer ihre Inhalte recherchieren bzw. äußerst wenige bis keine Quellen angeben, könnte zunächst davon ausgegangen werden, dass sich alles um die eigene Meinung handele. Daher scheint eine Orientierung an Richtlinien aus dem Marketing sinnvoller. Auch hier geht es um Transparenz und Vermeidung von Irreführung, d.h. um Offenlegung der Werbung und Konditionen. Hilfsmittel, diesem Anspruch nachzukommen, erhalten Influencer durch Tools der sozialen Medien (z.B. bezahlte Partnerschaft mit...). Jedoch scheinen diese aufgrund des jüngsten Urteils, jede sichtbare Marke kennzeichnen zu müssen, nicht ausreichend, da es sich nicht in jedem Fall um eine bezahlte Partnerschaft handelt. Hier wäre es aus Gründen der Transparenz sinnvoll, verschiedene Kennzeichnungsmöglichkeiten (z.B. Sponsoring, selbstgekauft, bezahlt durch...) anzubieten – im Sinne der Kommunikatoren wie Rezipienten.

Ungeklärt scheinen in diesem Zusammenhang aktuell viele Einzelfragen, z.B. wie Werbung in Stories gekennzeichnet werden muss. (vgl. Gondorf 2018: o.S.) Insbesondere das jüngste Urteil im Falle der Bloggerin Vreni Frost (siehe Punkt 2.5) wird unter Influencern scharf kritisiert und kontrovers diskutiert. Diese äußert sich auf ihrem Blog wie folgt: „Ich lasse mir den Stempel [Werbung] nicht für meine persönliche Meinung aufdrücken“ (Frost 2018: o.S.) und kritisiert damit eine Einschränkung der freien Meinungsäußerung. Ähnlich sehen dies andere Influencer und veröffentlichen die erhaltenen Abmahnungen des Verbandes Sozialer Wettbewerb (VSW) (vgl. z.B. Louisa Dellert, Vanezia Blum). Aus Angst vor Konsequenzen kennzeichnen viele ihre Posts aktuell pauschal mit Werbung, sobald ein Markenname erwähnt bzw. getaggt oder die Verlinkung eines anderen Accounts vorhanden ist. Andere Blogs kritisieren das Urteil als absurd und nicht zeitgemäß und weisen auf folgendes Dilemma hin: „Wenn jeder Post als Werbung gekennzeichnet ist, obwohl es sich gar nicht um Werbung handelt, verlieren wirkliche Werbekennzeichnungen ihre Wirkung“ (Basicthinking.de 2018).

Durch eine zunehmende Professionalisierung der Influencer-Branche scheinen sich Ansätze von Standards und einheitlicher Regelungen herauszubilden, die eben jene, aber auch andere Themen (z.B. Jugendschutz) betreffen. Dies zeigt sich u.a. an den vorhandenen Ausbildungsangeboten, die ihren Fokus u.a. auf ethische Grundsätze und Verantwortung legen. Die Professionalisierung von Influencern per se bzw. der Branche sollte auch ethische und qualitative Fragen allgemeingültig beantworten, beispielsweise durch die Festlegung in Form von Kodizes. Vor dem Hintergrund einer unbefriedigenden Definition, wer ein Influencer sei und wer nicht, ist es jedoch fraglich, ob dies für alle Personen, die in den sozialen Medien aktiv sind, gültig sein müsse oder nur für die, die Geld mit ihrer Tätigkeit verdienen. Grundlegend muss die Wechselwirkung zwischen Professionalisierung und steigenden Follower-Zahlen berücksichtigt werden, die in der Regel zu verzeichnen ist. Das bedeutet: Je größer die Anzahl der Rezipienten, die einem folgen, umso größer sollte auch das Bewusstsein bzgl. ethischer Aspekte und Verantwortung bei den Influencern sein.

Dazu kommt, dass visuelle Inhalte eine wichtige Rolle spielen und von Rezipienten zur Beurteilung der Qualität von Influencern einbezogen werden. Insgesamt scheinen Themen wie Ernährung oder Sport durch diese ästhetischen Darstellungen einen anderen Bezug zu gewinnen. Die Gefahr besteht hier, dass ästhetisch aufwendige Bilder zwar als qualitativ hoch erachtet werden, jedoch auch – durch Bildbearbeitung und Co. wie sie im Kontext der Professionalisierung stattfindet – eine Scheinwelt bzw. ein Schönheitsideal erschaffen, welches für Rezipienten nicht zu erreichen ist. Auch beim scheinbar gewichtigen Qualitätsmerkmal ‚Mehrwert', der z.B. aus Tipps oder Hilfestellungen besteht, müssen sich Influencer ihrer Verantwortung und ihres Einflusses bewusst sein. Kritisch sollte in diesem Zusammenhang die Art und Weise der Wissensaneignung (bzgl. Informationswissen und Anwendungswissen) von Influencern betrachtet werden, welche in den meisten Fällen per *learning by doing* stattfindet. Zwar ist dies aus verschiedenen Gesichtspunkten durchaus positiv zu betrachten, kann jedoch auch z.B. bei mangelnden Branchen-, Rechts- oder Steuerkenntnissen zu schwerwiegenden Konsequenzen führen oder Rezipienten fehlerhaft informieren.

Mit Influencer Marketing oder Influencer Relations haben sich neue Instrumente gebildet, die Unternehmen dabei helfen, Content Marketing mit Testimonial-Effekten umzusetzen. Grundsätzlich ist hier hervorzuheben, dass sowohl Rezipienten als auch Unternehmen über eine gewisse Macht verfügen, den Influencer überhaupt erst in eine gewisse Position zu bringen. Erstere verhelfen ihm zu seiner Reichweite; Unternehmen müssen bereit sein, den Preis, den ein Influencer aufruft, zu zahlen. Kommt es zu einer Kooperation, so ist unbedingt die Kompatibilität zwischen Marke und Influencer zu beachten. Insbesondere durch unstimmige Kooperationen oder übermäßige Werbeaktivitäten erfahren Influencer ein Glaubwürdigkeitsproblem. Auf der anderen Seite liegt die Zustimmung zu einer Kooperation beim Influencer, d.h. er sollte auch hier die Zusammenarbeit bedacht wählen. Dies auch mit Blick darauf, dass Influencer für Rezipienten eine Vorbildfunktion haben oder ein Identifikationsobjekt darstellen. Viele vertrauen auf das, was der Influencer erzählt. Daher sollte insbesondere bei jugendlichen Followern die Medienkompetenz und die Reflexionsfähigkeit geschult werden.

Wie gezeigt werden konnte, ist die Bewertung der Qualität von Influencer-Inhalten äußerst unterschiedlich, vor allem wenn es um Bewertungskriterien geht. Hinsichtlich des Themas Gesundheit stellt sich die Frage, ob gängige Qualitätskriterien herangezogen werden können, um Influencer-Gesundheitsbeiträge[32] adäquat zu bewerten. Gesundheitsinformationen werden v.a. aufgrund der Nennung von Quellenangaben bzw. deren Einordnung, dem Trennungsgebot von Redaktion und Werbung sowie Angaben zum Kommunikator und dessen Expertise bewertet. Bereits Quellen betreffend zeigt sich bei Influencer-Inhalten, dass diese überwiegend fehlen und somit nicht als Beurteilungskriterium geeignet sind. Auch die Trennung von Redaktion und Werbung ist in diesem Zusammenhang schwierig zu beurteilen (siehe oben). Die Expertise des Influencers ist ebenso nicht immer ersichtlich und erfordert, dass man ihm ggf. eine längere Zeit folgt und dessen Geschichte kennt. Fraglich ist in diesem Zusammenhang auch, um welche Art von Expertise es sich handelt (siehe oben).

Grundlegend ist außerdem auf den Faktor einzugehen, dass sowohl in der Literatur als auch bei den Rezipienten ein heterogenes und individuelles Verständnis des Begriffs Gesundheit herrscht. Dieses kann ebenso auf die Kommunikatoren, die Influencer, übertragen werden. Hier spielt insbesondere das aus ethischer Sicht dargestellte Konfliktpotential (siehe Punkt 4.3.3) eine Rolle, dass der Influencer nach seinem individuellen Verständnis entscheidet, welche Inhalte er unter Gesundheit oder Krankheit

32 Als Kern der Betrachtung müssen gesundheitsbezogene Influencer-Inhalte herangezogen werden, da diese Gesundheit oder Krankheit explizit kommunizieren und ohne die Interpretationsleistung des Rezipienten auskommen.

kommuniziert. Auch das soziale Medium hat Einfluss auf die Präsentation von Informationen. Es ist fraglich, ob Instagram im Vergleich zu YouTube oder Blogs ausreichend Platz zur Präsentation umfangreicher und notwendiger Informationen verfügt. Hinzu kommt auch die Frage, welche Rolle Unternehmen im Rahmen einer Kooperation spielen und welche Inhalte vorgeben. Gezeigt werden kann dies am Beispiel von ID 05 (Abbildung 32), in der sog. *Smoothie Bowls* mit Früchten und Nüssen als #healthyfood angepriesen werden. Gleichzeitig handelt es sich um eine Unternehmenskooperation. Nicht erkennbar ist, über welche Expertise die Influencerin auf dem Gebiet der Ernährung verfügt, zudem werden keine Quellen genannt.

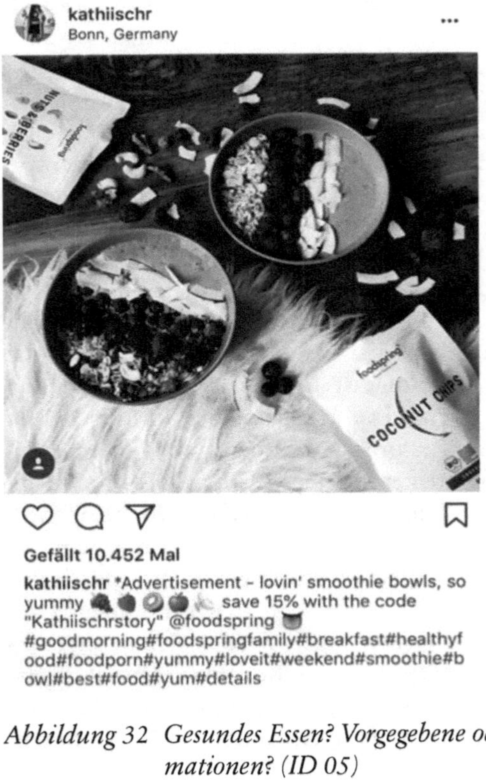

Abbildung 32 Gesundes Essen? Vorgegebene oder auf Expertise beruhende Informationen? (ID 05)

Summa summarum zeigt sich, dass gängige Kriterien eher ungeeignet sind, die Qualität von Influencer-Inhalten – v.a. auf Instagram – zu beurteilen. Dazu kommt, dass diese von Rezipienten auch nicht verwendet werden. Umso wichtiger scheint zu sein, dem Follower Orientierungshilfen an die Hand zu geben, z.B. in Form von einheitlichen Qualitätsstandards oder auch Zertifikaten, die besonders glaubwürdige Influencer von einer übergeordneten seriösen Instanz erhalten könnten.

6.4 Ausblick

Die vorliegende Dissertation konnte erste Ansätze liefern, die das Phänomen Influencer aus grundlegender Sicht beleuchten. Dennoch bleibt eine Vielzahl an Fragen offen, die für die zukünftige Forschung von Interesse sein können. Das zentrale Erkenntnisinteresse sollte zunächst weiter in der Grundlagenforschung liegen. Trotz verschiedener Ergebnisse und Erfolgsmessungen im Marketing, wirkt der Forschungsgegenstand, v.a. als Berufsbild, noch ungreifbar und wandelbar. Dies beginnt bereits bei der Definition der damit verbundenen Frage, wer ein Influencer sei. Dazu kommt: Wie viele Influencer gibt es überhaupt? Müssen ggf. Abstufungen gefunden werden, z.B. bzgl. Haupt- oder Nebenberuf? Sinnvoll wären hier Erhebungen, deren Absichten in der Identifikation zentraler und eindeutiger Merkmale liegen. Auch die Frage nach dem Geschlechterverhältnis oder anderen soziodemographischen Kriterien sowie nach nationalen Unterschieden wäre in diesem Zusammenhang interessant. Hinsichtlich des Kommunikationsverhaltens wären außerdem Längsschnittstudien, welche Influencer-Inhalte über einen längeren Zeitraum beobachten und analysieren, aufschlussreich. Fragestellungen könnten hier etwa sein, ab welchem Zeitpunkt Unterschiede in der Qualität oder Professionalisierung festgestellt werden können, ob sich das Verhalten des Influencers in Abhängigkeit der Anzahl seiner Follower ändert oder ob Strategien erkennbar sind. Aufgrund einer steigenden Zahl von Influencern und der Tatsache, dass viele Jugendliche ihren Berufswunsch dahingehend äußern, wären einerseits die Betrachtung der Konkurrenzsituation, andererseits auch Nachahmereffekte zu beleuchten. Bezüglich Ausbildungsangeboten wäre es interessant, ob Influencer, die eine derartige Ausbildung durchlaufen haben, professioneller agieren oder fundiertere Inhalte liefern als solche ohne Ausbildung. Generell ist weiter zu verfolgen, wie sich das Berufsbild entwickelt: Wird es sich organisieren, werden branchentypische Gegebenheiten entstehen, kommen Eintrittsbarrieren hinzu?

Bei Rezipienten könnte Gegenstand künftiger Untersuchungen sein, nach welchen persönlichen Kriterien diese Influencer und das genutzte

Medium (z.B. Präferenz nach YouTubern oder Instagramern) auswählen. Können zentrale Merkmale identifiziert werden, die den ‚typischen' Rezipienten von Influencern beschreiben? Von Interesse wäre hier auch, den konkreten Einfluss von Influencern in experimentellen Designs unter Ausschluss von Störvariablen zu untersuchen. Welche Kriterien fördern beispielsweise Vertrauen und Glaubwürdigkeit unabhängig von Werbeinhalten besonders? Für die Vermittlung von Informationen müssten Untersuchungen dahingehend durchgeführt werden, wie visuelle Inhalte dazu beitragen können, ohne Informationsverluste zu verzeichnen. Alternativ könnte überprüft werden, welche Elemente notwendig sind, den Rezipienten zum Lesen von Textinhalten zu animieren. Weiter zu erforschen ist aus Rezipientensicht auch die wahrgenommene Beziehung zu Influencern – diese kann zwar im Rahmen der Parasozialität erklärt werden, scheint aber durch die direkte Kontaktmöglichkeit nicht stimmig zu sein.

Dabei müssen stets Rahmenbedingungen berücksichtigt werden. Sowohl Beruf als auch Professionalisierung von Influencern sind – vereinfacht beschrieben – ein Resultat marketingstrategischer Entwicklungen. Durch die Bereitschaft von Unternehmen, Kooperationen mit Influencern einzugehen, entwickelt sich das Phänomen erst zu einer bezahlten Tätigkeit. Hier wären Untersuchungen aus Sicht der Unternehmenskommunikation sinnvoll, die sich beispielsweise den Fragen widmen, inwieweit Werte des Unternehmens durch Influencer kommuniziert werden können, wie mit negativer Kritik umgegangen wird, die durch Influencer-Kampagnen entstehen oder ob und in welchem Rahmen bei einer Kooperation unternehmenseigene Qualitätskriterien implementiert werden können. Juristisch wie ethisch ist in diesem Zusammenhang auch unbedingt die Frage nach der Verantwortung durch Unternehmen zu analysieren. Unter Berücksichtigung von Digitalisierung und Mediatisierung sind hier aber auch grundlegend einheitliche Regelungen für soziale Medien zu finden und die angesprochenen rechtlichen Grauzonen oder Unklarheiten zu bereinigen. Influencer sind inzwischen auch ein gesellschaftlich relevantes Thema, vor allem bei jüngeren Altersgruppen. Hier ist festzuhalten, dass auch diese älter werden und sich weiterentwickeln. Vor diesem Hintergrund stellt sich die Frage, wie sich auch das Phänomen Influencer gemeinsam mit seinen Followern weiterentwickelt und ob sich deren Einstellungen, Merkmale oder Inhalte verändern werden. Interessant wäre auch die nachfolgende Influencer-Generation zu untersuchen: Wird der ‚Influencer-Nachwuchs' neue Maßstäbe setzen?

Auch das Thema künstliche Intelligenz ist eines, das im Zusammenhang mit Influencern Forschungsbedarf mit sich bringt: Wie wird künftig mit

Bots umgegangen, welche Rolle spielen Fake Accounts? Werden Influencer bald keine realen Menschen mehr sein? Dass dies keine Zukunftsillusion ist, zeigt das Beispiel von „lilmiquela“ (1,3 Millionen Abonennten; Stand 10.07.2018), eine computergenerierte virtuelle Influencerin, die täuschend echt wirkt (vgl. Abbildung 33). Die Befürchtung besteht, dass künstliche Influencer den Markt kaputtmachen könnten, außerdem sollten ethische Aspekte nicht außer Acht gelassen werden: „Wie viel Vertrauen kann und darf man in einen künstlich kreierten Avatar setzen? Und – sofern wir davon ausgehen, dass Influencer eine Art Vorbildfunktion haben – wie viel Einfluss sollte ein animierter Influencer auf junge Menschen haben?“ (Gondorf/Hölting 2018: o.S.)

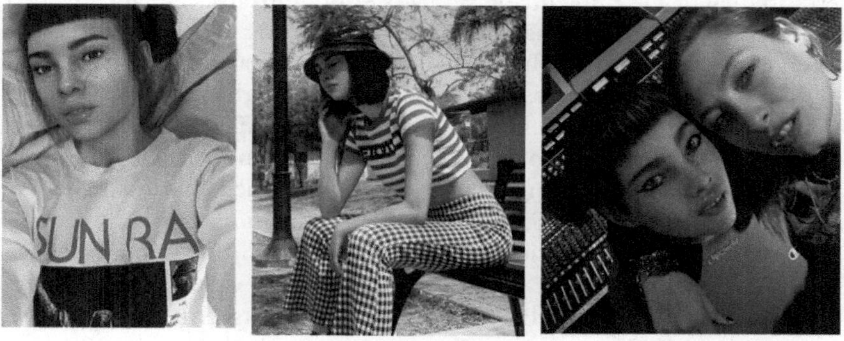

Abbildung 33 Virtuelle Influencerin lilmiquela (Quelle: Instagram lilmiquela; Screenshots Post 01.07.18, 25.04.18, 12.10.17)

Hinsichtlich Gesundheit ist insbesondere das Thema Qualität weiter zu verfolgen: Wie kann diese gewährleistet werden? Welche Richtlinien bzw. Beurteilungskriterien können Influencern und Rezipienten an die Hand gegeben werden? Wie können Medienkompetenz, Health-Literacy oder Reflexionsfähigkeit von Rezipienten besser geschult werden? Grundlegend ist festzuhalten, dass die Vermittlung von Gesundheitsthemen durch Influencer v.a. für junge Rezipienten durchaus Chancen mit sich bringt. Auch die gesundheitsbezogenen Themen, wie sie von Influencern publiziert werden, sind nicht von der Hand zu weisen:

> „Mit der Erreichung von Gesundheitsfähigkeit erforderliche Kompetenzförderung muss möglichst früh im Lebenslauf begonnen werden und es muss dabei auch auf Inhalte, Instrumente und Strategien gesetzt werden, die oft auf den ersten Blick mit Vermeidung von Krank-

> heit und der Förderung von Gesundheit nur wenig oder gar nichts zu tun haben zu scheinen." (Schnabel/Bödeker 2012: 65)

Vor allem bei Gesundheitsinhalten ist die Frage nach der Verantwortung zu stellen: Während andere Berufsgruppen im Rahmen ihrer Ausbildung oder durch Berufsordnungen Orientierungshilfen erfahren, können Influencer ggf. die Konsequenzen ihrer Empfehlungen nicht abschätzen. Daher ist diese Thematik im Kontext der grundlegenden Ausbildung von Influencern zu betrachten. Diese muss dabei nicht zwangsläufig im Gesundheitsbereich sein, beispielsweise könnte auch jemand, der nach journalistischen Grundsätzen arbeitet, fundierte Informationen liefern. Weiterführende Forschung in diesem Zusammenhang könnte hilfreiche Erkenntnisse liefern. In diesem Zusammenhang sind aus Kommunikatorsicht auch Fragen nach der Selektion von Inhalten und der Umsetzung zu stellen. Insbesondere gesundheitsbezogene Inhalte sollten hier stärker untersucht werden. Aus Rezipientensicht ist das Nutzungs- und Suchverhalten von Interesse: Werden diese Inhalte ggf. eher konsumiert, wenn z.B. Beschwerden oder ein konkretes Bedürfnis vorliegt? Unterliegen gesundheitsrelevante Themen hingegen mehr der zufälligen Nutzung? Welchen Einfluss haben situative Variablen (aktuelle Stimmung, örtliche Situation etc.)?

Zusammengefasst zeigt sich, dass das Phänomen Influencer aus wissenschaftlicher Sicht noch am Anfang steht und dabei viele Fragestellungen für die künftige Forschung bietet. Für die Gesundheitskommunikation zeigen sich durch Influencer neue Chancen, aber auch ebenso viele Risiken. Vor allem hinsichtlich gesundheitsförderlicher Aspekte, Motivation oder Inspiration sind hier Potentiale vorhanden, die derzeit noch ungenutzt scheinen.

Der Anhang kann unter folgendem Link abgerufen werden:
https://www.nomos-shop.de/41568

Literaturverzeichnis

A.T. Kearney (2016): Social Influencer Marketing. Igniting influence. PDF: https://www.atkearney.de/documents/856314/9544222/Social+Influencer+Marketing.pdf/a939b1dd-6e15-433a-a8c2-d738e37d2b8e [Stand: 16.09.2017]

Abidin, Crystal/Ots, Mart (2015): The Influencer's dilemma: The shaping of new brand professions between credibility and commerce. Association for Education in Journalism and Mass Communication (AEJMC), San Francisco.

Adenion (2015): Influencer Marketing 3.0 für die Unternehmenskommunikation. PDF: http://www.adenion.de/docs/influencer-marketing-30-fuer-die-unternehmenskommunikation.pdf [Stand: 21.01.2018]

Adivera.com (o.J.): Influencer. https://www.advidera.com/glossar/influencer/, Zugriff am 24.01.2018.

Aerni, Markus/Bruhn, Manfred (2012): Integrierte Kommunikation. Grundlagen mit zahlreichen Beispielen, Repetitionsfragen mit Antworten und Glossar. Zürich: Comendio Bildungsmedien.

Afgis.de (2014): 10 Regeln der Partnerschaft für soziale Netzwerke. 10.05.2014. https://www.afgis.de/standards/10-regeln-der-partnerschaft-fuer-soziale-netzwerke, Zugriff am 21.06.2018.

Albrecht, Martina/Mühlhauser, Ingrid/Steckelberg, Anke (2014): Evidenzbasierte Gesundheitsinformation. In: Hurrelmann, Klaus/Baumann, Eva (Hg.): Handbuch Gesundheitskommunikation. Bern: Huber, S. 142-158.

Albrecht, Urs-Vito/Höhn, Matthias/von Jan, Ute (2016): Gesundheits-Apps und Markt. In: Albrecht, Urs-Vito (Hg.): Chancen und Risiken von Gesundheits-Apps (CHARISMA). Medizinische Hochschule Hannover, S. 62-82. PDF: http://charismha.weebly.com/uploads/7/4/0/7/7407163/charismha_kapitel_02_v. 01.3-20160424.pdf [Stand: 11.04.2018]

Appinio Research (2018): Zwei Drittel der jungen Deutschen können nicht mehr auf YouTube verzichten: Repräsentative Befragung der Generation Z zur Video-Plattform YouTube. 01/2018. https://www.appinio.com/de/blog/youtube-video-repraesentative-umfrage, Zugriff am 14.02.2018.

Ard-zdf-onlinestudie.de (2017): ARD/ZDF Onlinestudie 2017: Neun von zehn Deutschen sind online. 10/2017. www.ard-zdf-onlinestudie.de/ardzdf-onlinestudie-2017, Zugriff am 18.10.2017.

Axelspringer.de (2017): Place to B Award 2017: BILD zeichnet zum zweiten Mal Social Media Stars aus. 11/2017. http://www.axelspringer.de/presse/PLACE-TO-B-AWARD-2017-BILD-zeichnet-zum-zweiten-Mal-Social-Media-Stars-aus_ 31734760.html, Zugriff am 03.01.2018.

Ballhaus, Werner/Song, Bin/Meyer, Friedrich-Alexander/Ohrtmann, Jan-Peter/Dressel, Christian (2015): Wearables. Die tragbare Zukunft kommt näher. In: PricewaterhaouseCoopers AG Wirtschaftsprüfungsgesellschaft (PwC): Media Trend Outlook (Hrsg.). PDF: https://www.pwc.at/de/images/tmt-studie-3.pdf [Stand: 10.04.2018]

Bandura, Albert (1971): Psychological Modeling. Conflicting Theories. Chicago: Aldine & Atherton.

Basicthinking.de (2018): Absurdes Instagram-Urteil: Wenn Juristen das Internet nicht verstehen. 18.06.2018.

Baumann, Eva/Czerwinski, Fabian (2015): Erst mal Doktor Google fragen? Nutzung neuer Medien zur Information und zum Austausch über Gesundheitsthemen. In: Böcken, Jan/Braun, Bernard/Meierjürgen, Rüdiger (Hg.): Gesundheitsmonitor 2015. Bürgerorientierung im Gesundheitswesen. Kooperationsprojekt der Bertelsmann Stiftung und der BARMER GEK. Gütersloh: Bertelsmann Stiftung, S. 57-79.

Baumann, Eva/Hastall, Matthias R. (2014): Nutzung von Gesundheitsinformationen. In: Hurrelmann, Klaus/Baumann, Eva (Hg.): Handbuch Gesundheits-kommunikation. Bern: Huber, S. 451-466.

Baumann, Eva/Link, Elena (2016): Onlinebasierte Gesundheitskommunikation: Nutzung und Austausch von Gesundheitsinformationen über das Internet. In: Fischer, Florian/Krämer, Alexander (Hg.): eHealth in Deutschland: Anforderungen und Potenziale innovativer Versorgungsstrukturen. Berlin: Springer, S. 385-406.

Bdp-verband.org (o.J.): FAQ: Titelanerkennung und Berufsausübung in Deutschland. http://www.bdp-verband.org/psychologie/faq_titelanerkennung.shtml#01, Zugriff am 24.06.2018.

Beck, Klaus (2006): Computervermittelte Kommunikation im Internet. München: Oldenbourg.

Beck, Klaus (2017): Kommunikationswissenschaft. Konstanz: UVK.

Becke, Kristin (2018): Der narrative Ansatz in der Gesundheitskommunikation. In: Schach, Annika/Christoph, Cathrin (Hg.): Handbuch Sprache in den Public Relations. Theoretische Ansätze – Handlungsfelder – Textsorten. Wiesbaden: Springer, S. 375-394.

Bekker, Hilary L./Winterbottom, Anna E./Butow, Phyllis/Dillard, Amanda J./Feldman-Stewart, Deb/Fowler, Floyd J./Jibaja-Weiss, Maria L./Shaffer, Victoria A./Volk, Robert J. (2013): Do personal stories make patient decision aids more effective? A critical review of theory and evidence. In: BMC Medical Informatics and Decision Making, 13(2), S. 9. doi:10.1186/1472- 6947-13-S2-S9.

Berger, Jonah/Keller Fay Group/Experticity (2016): Research shows micro-influencers have more impact than average consumers. PDF: http://go2.experticity.com/rs/288-AZS-731/images/Experticity-KellerFaySurveySummary.pdf?ga=1.87127517.473796174.1467054656 [Stand: 16.09.2017]

BGB: Bürgerliches Gesetzbuch, Gesetz zur Verbesserung der Rechte von Patientinnen und Patienten. Vom 20. Februar 2013. PDF: http://www.bundesaerztekammer.de/fileadmin/user_upload/downloads/Patientenrechtegesetz_BGBI.pdf? [Stand: 22.06.2018]

Bilandzic, Helena/Schramm, Holger/Matthes, Jörg (2015): Medienrezeptionsforschung. Konstanz: UVK.

Bitkom.org (2017a): Fast jeder Zweite nutzt Gesundheits-Apps. 05/2017. https://www.bitkom.org/Presse/Presseinformation/Fast-jeder-Zweite-nutzt-Gesundheits-Apps.html, Zugriff am 12.01.2018.

Bitkom.org (2017b): Jung, digital und immer online: Für die Generation Z gilt mobile first. 05/2017. https://www.bitkom.org/Presse/Presseinformation/Jung-digital-und-immer-online-Fuer-die-Generation-Z-gilt-mobile-first.html, Zugriff am 16.09.2017.

Bitkom.org (2018): Jeder Fünfte folgt Online-Stars in sozialen Netzwerken. 16.03.2018. https://www.bitkom.org/Presse/Presseinformation/Jeder-Fuenfte-folgt-Online-Stars-in-sozialen-Netzwerken.html, Zugriff am 01.07.2018.

Bittner, Anja (2016): Informierte Patienten und unzureichend vorbereitete Ärzte? PDF: http://gesundheitsmonitor.de/uploads/tx_itao_download/gemo_nl_022016-web.pdf [Stand: 22.09.2017]

Bonfadelli, Heinz (2014): Gesundheitskommunikation: Ein Forschungsfeld in Bewegung. In: Baumann, Eva/Hastall, Matthias, R./Rossmann, Constanze/Sowka, Alexander (Hg.): Gesundheitskommunikation als Forschungsfeld der Kommunikations- und Medienwissenschaft. Baden-Baden: Nomos, S. 12-35.

Bormann, Cornelia (2012): Gesundheitswissenschaften. Einführung. Konstanz: UVK.

Bpb.de (2017): Was sind Social Bots? 07/2017. http://www.bpb.de/lernen/digitale-bildung/medienpaedagogik/252585/was-sind-social-bots, Zugriff am 03.10.2017.

Brecht, Katharina (2018): Mehr als jeder Zweite findet Influencer unglaubwürdig. 03.05.2018. https://www.horizont.net/marketing/nachrichten/Wavemaker-Studie-Mehr-als-jeder-Zweite-findet-Influencer-unglaubwuerdig-166722, Zugriff am 26.06.2018.

Brosda, Carsten/Schicha, Christian (2010): Einleitung. In: Brosda, Carsten/Schicha, Christian (Hg.): Handbuch Medienethik. Wiesbaden: Springer, S. 9-20.

Brügmann, Oliver (2017): User Generated Content: Wenn Fans über die Marke sprechen. In: Bundesverband Digitale Wirtschaft (Hg.): Social Media Kompass. Düsseldorf, S. 63-65. PDF: https://www.bvdw.org/fileadmin/bvdw/upload/publikationen_social_media/kompass_social_media_2017_2018_pdf [Stand: 22.06.2018]

Bruhn, Manfred/Hadwich, Karsten (2013). Dienstleistungsmanagement und Social Media – Eine Einführung in die theoretischen und praktischen Problemstellungen. In: Bruhn, Manfred/Hadwich, Karsten (Hg.): Dienstleistungsmanagement und Social Media. Potenziale, Strategien und Instrumente. Wiesbaden: Springer, S. 3-40.

Bsi-fuer-buerger.de (o.J.): Social Bots und Chat Bots: Kleine Mini-Roboter mit eigener Identität im Netz. https://www.bsi-fuer-buerger.de/BSIFB/DE/DigitaleGesell schaft/SozialeNetze/Bots/bots-node.html, Zugriff am 26.12.2017.

Bughin, Jacques (2015): Getting a sharper picture of social media's influence. 07/2015. http://www.mckinsey.com/business-functions/marketing-and-sales/our-insights/getting-a-sharper-picture-of-social-medias-influence, Zugriff am 16.09.2017.

Bundesaerztekammer.de (2011): Beschlussprotokoll des 114. Deutschen Ärztetags vom 31.05.-03.06.2011 in Kiel. III – 02(Neu-)Definition des Begriffs "Gesundheit" in der Berufsordnung. http://www.bundesaerztekammer.de/aerztetag/besc hlussprotokolle-ab-1996/114-daet-2011/top-iii/gesundheit, Abruf am 24.09.2017.

Bundesaerztekammer.de (2017): Weltärztebund verabschiedet neues ärztliches Gelöbnis. 20.10.2017. http://www.bundesaerztekammer.de/presse/mpressemitteilu ngen/news-detail/weltaerztebund-verabschiedet-neues-aerztliches-geloebnis/, Zugriff am 24.06.2018.

Bundesaerztekammer.de (2018): Bekanntmachungen. (Muster-)Berufsordnung für die in Deutschland tätigen Ärztinnen und Ärzte in der Fassung der Beschlüsse des 121. Deutschen Ärztetages 2018 in Erfurt. PDF: http://www.bundesaerzteka mmer.de/fileadmin/user_upload/downloads/pdf-Ordner/MBO/MBO-AE.pdf [Stand: 24.06.2018]

Bundesgesundheitsministerium.de (2016): Gesundheitsinformationen. https://ww w.bundesgesundheitsministerium.de/service/begriffe-von-a-z/g/gesundheitsinfor mationen.html, Zugriff am 23.06.2018.

Bundesgesundheitsministerium.de (o.J.): Wie gut ist die Information, die Sie lesen? – Eine Checkliste. PDF: https://www.bundesgesundheitsministerium.de/fileadm in/Datien/3_Downloads/G/Gesundheitsziele/Checkliste_fuer_Gesundheitsinfor mationen.pdf [Stand: 23.06.2018]

BVDW (2016): DACH-Studie 2016. Digitale Mediennutzung in der DACH-Region 2016. http://www.bvdw.org/der-bvdw/studien-statistiken/digitale-wirtschaft/digi tale-nutzung-in-der-dach-region.html, Zugriff am 06.10.2017.

BVDW/Influry (2017): Bedeutung von Influencer Marketing in Deutschland 2017. PDF: https://www.bvdw.org/fileadmin/bvdw/upload/studien/171128_IM-Studie _final-draft-bvdw_low.pdf [Stand: 19.01.2018].

BVIM (2018): Ziele und Aufgaben. http://bvim.info/ziele-und-aufgaben/, Zugriff am 11.02.2018.

Byrne, Emma/Kearney, John M./MacEvilly, Claire (2017): The Role of Influencer Marketing and Social Influencers in Public Health. In: Proceedings of the Nutrition Society, 76 (OCE3), E103. doi:10.1017/S0029665117001768

Carrotte, Elise R./Vella, Alyce M./Lim, Megan S.C. (2015): Predictors of „Liking" Three Types of Health and Fitness-Related Content on Social Media: A Cross-Sectional Study. In: Journal of Medical Internet Research, 17(8), e205. doi: 10.2196/jmir.4803.

Central (2015): Praxis Dr. Internet. Studie zum Krankheitssuchverhalten in Deutschland sowie zur Qualität von Gesundheitsinformationen im Internet. PDF: http://www.central.de/online/portal/ceninternet/content/139788/1174392 [Stand: 22.09.2017]

Chyzyk, Christian (2016): 5 Dinge, die das Influencer Marketing 2017 prägen werden. 12/2016. http://www.horizont.net/marketing/kommentare/Prognose-5-Dinge-die-das-Influencer-Marketing-2017-praegen-werden-144962, Zugriff am 18.09.2017.

Cision (2017): Social Journalism Studie Deutschland. PDF: http://s3.amazonaws.com/cision-wp-files/de/wp-content/uploads/2017/09/18154220/Social-Journalism-Studie-2017-Deutschland-Report.pdf [Stand: 06.02.2018]

Condé Nast Social Academy (2017): Programma Corso Beauty & Lifestyle. PDF: http://socialacademy.condenast.it/pdf/CN-Academy-Corso-BeautyLifestyle-2017.pdf [Stand: 07.02.2018]

Connolly, Bill (2017): Why consumers follow, listen to, and trust influencers. http://www.olapic.com/resources/consumers-follow-listen-trust-influencers_article/, Zugriff am 19.01.2018.

DAK/forsa (2018): Studie: So süchtig machen WhatsApp, Instagram und Co. Download uter https://www.dak.de/dak/bundes-themen/studie-so-suechtig-machen-whatsapp-instagram-und-co--1968568.html, Zugriff am 05.03.2018.

Daschmann, Gregor (2003): Quantitative Methoden der Kommunikationsforschung. In: Bentele, Günter/Brosius, Hans-Bernd/Jarren, Otfried (Hg.): Öffentliche Kommunikation. Handbuch Kommunikations- und Medienwissenschaft. Wiesbaden: Westdeutscher, S. 262-282.

Deutscher Rat für Public Relations (2003): Satzung der DPRG. Ehrenratsordnung der DPRG e.V. – Statuten des Deutschen Rates für Public Relations. PDF: http://www.dprg.de/pdf/DPRGSatzung.pdf [Stand: 18.01.2018]

Deutscher Rat für Public Relations (2012): Deutscher Kommunikationskodex. PDF: http://dprg-online.de/wp-content/uploads/2016/08/Deutscher_Kommunikationskodex.pdf [Stand: 18.01.2018]

Deutsches Netzwerk Evidenzbasierte Medizin (2015): Gute Praxis Gesundheitsinformation. Ein Positionspapier des Deutschen Netzwerks Evidenzbasierte Medizin e.V. Stand: 21.06.2016. PDF: https://www.ebm-netzwerk.de/pdf/publikationen/gpgi2.pdf [Stand: 22.06.2018]

Dgpuk.de (o.J.): Gesundheitskommunikation. Selbstverständnis. https://www.dgpuk.de/de/selbstverständnis-der-fg-gesundheitskommunikation.html, Zugriff am 24.01.2019.

Dgpuk.de (o.J.): Über die DGPuK. https://www.dgpuk.de/de/über-die-dgpuk-übersicht.html, Zugriff am 14.01.2018.

Die Medienanstalten (o.J.): FAQs – Antworten auf Werbefragen in sozialen Medien. PDF:https://www.die-medienanstalten.de/fileadmin/user_upload/Rechtsgrundlagen/ Richtlinien_Leitfaeden/FAQ-Flyer_Kennzeichnung_Werbung_Social_Media.pdf [Stand: 14.02.2018]

Digital Gipfel (2017): Fitness- und Healthcare-Wearables. Einfluss auf Gesundheit und Gesellschaft. PDF: https://deutschland-intelligent-vernetzt.org/app/uploads/2017/07/20170612_DIV-Position-Fitness-und-Healthcare-Wearables.pdf [Stand: 12.04.2018]

Discern.de (o.J.a): Hintergrund. http://www.discern.de/hintergrund.htm, Zugriff am 23.06.2018.

Discern.de (o.J.b): Das DISCERN-Instrument. http://www.discern.de/instrument.htm, Zugriff am 23.06.2018.

Dlugos, Cornelia (2018): Wenn ein Youtube-Star eine Leiche filmt: Wie viel Verantwortung haben Influencer? 11.01.2018. https://t3n.de/news/youtube-star-leiche-filmt-influencer-verantwortung-907437/, Zugriff am 01.02.2018.

Dm.de (2015): Beauty-Marke „bilou" exklusiv bei dm. 12/2015. https://www.dm.de/unternehmen/medien-und-presse/pressemitteilungen/ unternehmen/pm-bilou-c756552.html, Zugriff am 06.02.2018.

Donsbach, Wolfgang (2018): Rollenselbstverständnis. In: Weischenberg, Siegfried/Kleinsteuber, Hans J./Pörksen, Bernhard (Hg.): Handbuch Journalismus und Medien. Köln: Herbert von Halem, S. 415-420.

Döring, Nicola (2010): Sozialkontakte online: Identitäten, Beziehungen, Gemeinschaften. In: Schweiger, Wolfgang/Beck, Klaus (Hg.): Handbuch Online-Kommunikation. Wiesbaden: VS, S. 159-183.

Döring, Nicola (2013): Wie Medienpersonen Emotionen und Selbstkonzept der Mediennutzer beeinflussen. Empathie, sozialer Vergleich, parasoziale Beziehung und Identifikation. In: Schweiger, Wolfgang/Fahr, Andreas (Hg.): Handbuch Medienwirkungsforschung. Wiesbaden: Springer, S. 295-312.

Döring, Nicola (2014a): Professionalisierung und Kommerzialisierung auf YouTube. In: merz. medien + erziehung, 58 (4), S. 24-31.

Döring, Nicola (2014b): Peer-to-Peer-Gesundheitskommunikation mittels Social Media. In: Hurrelmann, Klaus/Baumann, Eva (Hg.): Handbuch Gesundheitskommunikation. Bern: Huber, S. 286-305.

Döring, Nicola (2015): Gesundheitskommunikation auf YouTube: Fallstudien zu 25 Lifestyle- und Fitness-Kanälen. In: Schäfer, Markus/Quiring, Oliver/Rossmann, Constanze/Hastall, Matthias R./Baumann, Eva (Hg.): Gesundheitskommunikation im gesellschaftlichen Wandel. Baden-Baden: Nomos, S. 105-118.

Döring, Nicola (2018): Gesundheitskommunikation auf YouTube: Aktueller Forschungsstand. In: Scherenberg, Viviane/Pundt, Johanne (Hg.): Digitale Gesundheitskommunikation. Zwischen Meinungsbildung und Manipulation. Bremen: Apollon, S. 223-244.

Döring, Nicola/Bortz, Jürgen (2016): Forschungsmethoden und Evaluation in den Sozial- und Humanwissenschaften. Berlin: Springer.

Döring, Nicola (2000). Geschlechterkonstruktionen und Netzkommunikation. In: Thimm, Caja (Hg.): Soziales im Netz: Sprache, Beziehungen und Kommunikationskulturen im Internet. Wiesbaden: Westdeutscher, S. 182-207.

Ebersbach, Anja/Glaser, Markus/Heigl, Richard (2016): Social Web. Konstanz: UTB.

Eck, Klaus (2010): Transparent und Glaubwürdig. Das optimal Online Reputation Management für Unternehmen. München: Redline.

Eichenberg, Christiane/Malberg, Demetris (2011): Gesundheitsinformation im Internet. Zur Notwendigkeit der Qualitätsevaluation und -sicherung. In: Borsca, Maria/Broda, Michael/Köllner, Volker/Schauenburg, Henning/et al.: Internet in Psychotherapie und Beratung. Stuttgart: Thieme, S. 128-132.

Eichsteller, Harald/Seitz, Jürgen (2016): Engagement Marketing Insights. PDF: http://www.engagementmarketinginsights.de/wp-content/uploads/2016/02/EMInsights_Studienbericht.pdf [Stand: 13.09.2017]

En.camaradesevilla.com (o.J.): Máster técnico en social media influencer, professional blogger & videoblogger. http://en.camaradesevilla.com/formacion/master/1719/MÁSTER%20TÉCNICO%20EN%SOCAIS%20MEDIA%20INFLUENCER%2C%20PROFESSIONAL%20BLOGGER%20%26%20VIDEOBLOGGER, Zugriff am 08.02.2018.

Endres, Eva-Maria (2018): Ernährung in Sozialen Medien. Inszenierung, Demokratisierung, Trivialisierung. Wiesbaden: Springer.

Engel, Dirk (2016): Die Masse der Häuptlinge. 09/2016. https://www.springerprofessional.de/word-of-mouth-marketing/markenfuehrung/ die-masse-der-haeuptlinge/10745244, Zugriff am 16.09.2017.

Evertz, Stefan (2017): Analysiere das Web! Wie Sie Marketing und Kommunikation mit Social Media Monitoring verbessern. Freiburg: Haufe.

Facebook Business (2016): Branded Content auf Facebook: unsere aktualisierte Richtlinie und eine neue Funktion. 04/2016. https://www.facebook.com/business/news/branded-content-auf-facebook-unsere-aktualisierte-richtlinie-und-eine-neue-funktion, Zugriff am 12.02.2018.

Facebook Sophia Thiel: https://www.facebook.com/sophia.thiel.official/, Zugriff am 12.02.2018.

Fangerau, Heiner/Griemmert, Maria/Albrecht, Urs-Vito (2016): Gesundheits-Apps und Ethik. In: Albrecht, Urs-Vito (Hg.): Chancen und Risiken von Gesundheits-Apps (CHARISMA). Medizinische Hochschule Hannover, S. 194-213. PDF: http://charismha.weebly.com/uploads/7/4/0/7/7407163/charismha_kapitel_02_v.01.3-20160424.pdf [Stand: 11.04.2018]

Feick, Lawrence F./Price, Linda L. (1987): The Market Maven: A Diffuser of Marketplace Information. In: Journal of Marketing, 51, S. 83-97.

Femers, Susanne (2015): Public Relations aus sozialpsychologischer Sicht. In: Fröhlich, Romy/Szyszka, Peter/Bentele, Günter (Hg.): Handbuch der Public Relations. Wissenschaftliche Grundlagen und berufliches Handeln. Mit Lexikon. Wiesbaden: Springer.

Festinger, Leon (1954): A theory of social comparison processes. In: Human Relations, 7(2), S. 117-140. https://doi.org/10.1177/001872675400700202

Fischer, Florian/Aust, Violetta/Krämer, Alexander (2016): eHealth: Hintergrund und Begriffsbestimmung. In: Fischer, Florian/Krämer, Alexander (Hg.): eHealth in Deutschland: Anforderungen und Potenziale innovativer Versorgungsstrukturen. Berlin: Springer, S. 3-24.

Fischer, Florian/Dockweiler, Christoph (2016): Qualität von onlinebasierter Gesundheitskommunikation. In: Fischer, Florian/Krämer, Alexander (Hg.): eHealth in Deutschland: Anforderungen und Potenziale innovativer Versorgungsstrukturen. Berlin: Springer, S. 407-420.

FischerAppelt (2017): Influencer Marketing & Relations. Wie Marken mit Meinungsführern, Idolen und nischigen Sympathieträgern hohe Aufmerksamkeit erzeugen. In: fischerAppelt Whitepaper-Reihe, Nr. 5. PDF: http://whitepaper.fischerappelt.de/2017/11/fischerAppelt_HotContents_Influencer_Marketing.pdf [Stand: 26.01.2018]

Flick, Uwe (2010): Gütekriterien qualitativer Forschung. In: Mey, Günter/Mruck, Katja (Hg.): Handbuch Qualitative Forschung in der Psychologie. Wiesbaden: Springer, S. 395-407.

Flick, Uwe (2011): Triangulation. Eine Einführung. Wiesbaden: VS.

Forrester.com (2010): Tapping the entire online Peer Influence Pyramid. 02/2010. https://www.forrester.com/report/Tapping+The+Entire+Online+Peer+Influence+Pyramid/-/E-RES56537, Zugriff am 18.09.2017.

Frindte, Wolfgang (2001). Einführung in die Kommunikationspsychologie. Weinheim: Beltz.

Froböse, Ingo/Wallmann-Sperlich, Birgit (2016): Der DKV Report „wie gesund lebt Deutschland?“ 2016. PDF: http://www.ergo.com/dkv-report [Stand: 22.09.2017]

Fromm, Bettina/Baumann, Eva/Lampert, Claudia (2011): Gesundheitskommunikation und Medien. Ein Lehrbuch. Stuttgart: Kohlhammer.

Frost, Vreni (2018): Darum sind alle meine Insta Posts [Werbung]. 13.06.2018. https://www.neverever.me/werbung-verband-sozialer-wettbewerb/, Zugriff am 07.07.2018.

Früh, Werner (2011): Inhaltsanalyse. Konstanz: UVK.

Fuhs, Burkhard (2014): Medientagebuch – chronografische Methode. In: Tillmann, Angela/Fleischer, Sandra/Hugger, Kai-Uwe (Hg.): Handbuch Kinder und Medien. Wiesbaden: Springer, S. 259-271.

Futurebiz.de (o.J.): Influencer Marketing. http://www.futurebiz.de/leitfaden-influencer-marketing/, Zugriff am 07.02.2018.

Gebel, Christa/Brüggen, Niels (2017): ACT ON! Short Report Nr. 4 – „...und schreibt mal ein- fach in die Kommentare #Schüler!“. YouTube-Genres der Zehn- bis Vierzehnjährigen. Problemorientierte Medienanalyse. Ausgewählte Ergebnisse der Monitoringstudie. PDF: http://www.jff.de/act-on/wp-content/uploads/2018/02/act-on_SR4.pdf [Stand: 20.02.2018]

Gehl, Christian (2017): Who's Who: Die größten Player im Influencer Marketing. 05/2017. https://www.wuv.de/specials/influencer_marketing/who_s_who_die_groessten_player_im_influencer_marketing, Zugriff am 03.01.2018.

Gerstenberg, Fabian/Gerstenberg, Cornelia (2017): Quick Guide Social Relations. PR-Arbeit mit Bloggern und anderen Multiplikatoren im Social Web. Wiesbaden: Springer.

Gerstmeyer, Maria-Antonia (2017): „Ich will nicht, dass der Eindruck entsteht, ich sei perfekt". 09/2017. https://www.welt.de/icon/fitness/article168922729/Ich-will-nicht-dass-der-Eindruck-entsteht-ich-sei-perfekt.html, Zugriff am 20.01.2018.

Gesundheitsinformation.de (2018): Über Gesundheitsinformation.de. 27.02.2018. https://www.gesundheitsinformation.de/gesundheitsinformation-de.2169.de.html, Zugriff am 23.06.2018.

Gfk.com (2017): Pressemitteilung. Smartphones und Wearables sind gefragt wie nie. PDF: http://www.gfk.com/fileadmin/user_upload/dyna_content/DE/documents/Press_Releases/2017/20170830_PM_IFA_Telko-dfin.pdf [Stand: 12.04.2018]

Gläser, Jochen/Laudel, Grit (2010): Experteninterviews und qualitative Inhaltsanalyse als Instrumente rekonstruierender Untersuchungen. Wiesbaden: VS.

Glynn, Liam G./Hayes, Patrick S./Casey, Monica/Glynn, Fergus/Alvarez-Iglesias, Alberto/Newell, John/ÓLaighin, Gearóid/Heaney, DAvid/O'Donnell, Martin/Murphy, Andrew (2014): Effectiveness of a smartphone application to promote physical activity in primary care: the SMART MOVE randomised controlled trial. In: British Journal of General Practice, 64(624), e384-91. doi: 10.3399/bjgp14X680461.

Goderbauer-Marchner, Gabriele/Büsching, Thilo (2015): Social-Media-Content. Konstanz: UVK.

Gondorf, Linda (2015): Auf Vertrauensbasis: Ist Influencer Marketing der neue König des Contents? 09/2015. http://www.absatzwirtschaft.de/ist-influencer-marketing-der-neue-koenig-des-contents-60967/, Zugriff am 17.09.2017.

Gondorf, Linda (2018): Abmahnwellen nach Urteil des Berliner Landgerichts: Wie Experten die Situation für das Influencer-Marketing einschätzen. 29.06.2018. https://meedia.de/2018/06/29/abmahnwellen-nach-urteil-des-berliner-landgerichts-wie-experten-die-situation-fuer-das-influencer-marketing-einschaetzen/, Zugriff am 07.07.2018.

Gondorf, Linda/Hölting, Sarah (2018): „Erste virtuelle Influencerin hat Internetgeschichte geschrieben": Der Hype um das animierte Instagram-Model. 15.02.2018. https://meedia.de/2018/02/15/miquela-hat-als-erste-virtuelle-influencerin-internetgeschichte-geschrieben-so-gross-ist-der-hype-um-die-computeranimierte-fashionista/, Zugriff am 10.07.2018.

Gruber, Angela (2017): So verkaufen Teenie-Idole ihren #Lifestyle auf Instagram. 11/2017. http://www.spiegel.de/netzwelt/web/instagram-influencer-und-vorwurf-der-schleichwerbung-einkaufen-wie-die-stars-a-1178121.html, Zugriff am 11.02.2018.

Gutounig, Robert (2015): Wissen in digitalen Netzwerken. Wiesbaden: Springer.

Handelsblatt.com (o.J.): Pamela Reif. http://www.handelsblatt.com/autoren/pamela-reif/19902342.html, Zugriff am 06.02.2018.

Hänisch, Till (2016): eHealth – eine Begriffsbestimmung. In: Andelfinger, Volker P./Hänisch, Till (Hg.): eHealth. Wie Smartphones, Apps und Wearables die Gesundheitsversorgung verändern werden. Wiesbaden: Springer, S. 5-10.

Hastall, Matthias R. (2017): Abwehrreaktionen und negative Effekte von Gesundheitsinformationen. In: Public Health Forum, 25(1), S. 63-65.

Hastall, Matthias R. (2018): Botschaftsstrategien in digitalen Medien. In: Scherenberg, Viviane/Pundt, Johanne (Hg.): Digitale Gesundheitskommunikation. Zwischen Meinungsbildung und Manipulation. Bremen: Apollon, S. 187-210.

Hastall, Matthias R./Wagner, Anna J.M. (2014): Direkte, indirekte und moderierte Wirkungen von Gesundheitsbotschaften: Konzeptionelle Überlegungen und empirische Analysen. In: Baumann, Eva/Hastall, Matthias R./Rossmann, Constanze/Sowka, Alexander (Hg.): Gesundheitskommunikation als Forschungsfeld der Kommunikations- und Medienwissenschaft. Baden-Baden: Nomos, S. 51-64.

HEAG Holding AG (2012) (Hrsg.): HEAG 2040. Die Stadtwirtschaft von Morgen. PDF: https://www.zukunftsinstitut.de/fileadmin/user_upload/Publikationen/Auftragsstudien/HEAG-2040-zukunftsstudie_2.pdf [Stand: 01.09.2016]

Hedemann, Falk (2014): Influencer Marketing I: Was sind Influencer und wie findet man sie? 09/2014. https://upload-magazin.de/blog/9469-influencer-marketing-i-was-sind-influencer-und-wie-findet-man-sie/, Zugriff am 18.09.2017.

Heft.manager-magazin.de (2017): Achten Sie auf...Bianca Heinicke. 04/2017. https://heft.manager-magazin.de/MM/2017/4/150194463/index.html, Zugriff am 06.02.2018.

Heidenreich, Martin (1999): Berufskonstruktion und Professionalisierung. Erträge der soziologischen Forschung. In: Apel, Hans Jürgen/Horn, Klaus-Peter/ Lundgreen, Peter/Sandfuchs, Uwe (Hg.): Professionalisierung pädagogischer Berufe im historischen Prozeß. Bad Heilbrunn: Klinkhardt, S. 35-58.

Helfferich, Cornelia (2011): Die Qualität qualitativer Daten. Manual für die Durchführung qualitativer Interviews. Wiesbaden: VS.

Hipeli, Eveline/Süss, Daniel (2013): Werther, Soap Stars und Ego-Shooter-Helden: Das Einflusspotenzial medialer Vorbilder. In: Schweiger, Wolfgang/Fahr, Andreas (Hg.): Handbuch Medienwirkungsforschung. Wiesbaden: Springer, S. 191-206.

Hochscherf, Tobias (2016): Berichterstattung in der Kritik. Das journalistische Rollenverständnis im Wandel. In: tv diskurs, H. 2, S. 42-45.

Hoffmann, Dagmar/Krotz, Friedrich/Reißmann, Wolfgang (2017): Mediatisierung und Mediensozialisation: Problemstellung und Einführung. In: Hoffmann, Dagmar/Krotz, Friedrich/Reißmann, Wolfgang (Hg.): Mediatisierung und Mediensozialisation. Prozesse – Räume – Praktiken. Wiesbaden: Springer.

Hoffmann, Kerstin (2017): Lotsen in der Informationsflut. Erfolgreiche Kommunikationsstrategien mit starken Markenbotschaftern aus dem Unternehmen. Freiburg: Haufe.

Hölter, Katharina (2018): 2900 Euro in 4 Wochen: Mit diesen Tricks verdienen Instagrammer Geld. 01/2018. http://www.bento.de/future/instagram-so-verdienst-du-als-influencer-viel-geld-2025346/, Zugriff am 21.01.2018.

Hon.ch (2017a): Qualität und Vertrauenswürdigkeit von medizinischen und gesundheitsbezogenen Informationen im Internet. 02.05.2017. https://www.hon.ch/HONcode/Patients/Visitor/visitor_de.html, Zugriff am 21.06.2018.

Hon.ch (2017b): Der HONcode in Kürze. 02.05.2017. https://www.hon.ch/HONcode/Patients/Conduct_de.html, Zugriff am 21.06.2018.

Howe, Lauren C./Monin, Benoît (2017): Healthier than thou? "Practicing what you preach" backfires by increasing anticipated devaluation. In: Journal of personality and social psychology, 112(5), S. 718-735.

Hubschmid, Maris/Voss, Oliver (2017): Influencer-Marketing. Das lukrativste Hobby der Welt. 07/2017. http://www.tagesspiegel.de/wirtschaft/influencer-marketin g-das-lukrativste-hobby-der-welt/20065718.html, Zugriff am 28.01.2018.

Hurrelmann, Klaus/Baumann, Eva (2014): Gesundheitskommunikation: Eine Einführung. In: Hurrelmann, Klaus/Baumann, Eva (Hg.): Handbuch Gesundheitskommunikation. Bern: Huber, S. 8-18.

Iconkids & youth (2015): YouTube Creators Hauptstudie Oktober 2015. Teenager in Deutschland, 13-19 Jahre. PDF: https://storage.googleapis.com/think-v 2-emea /v 2/16260_2015_YouTube_Creators_Studie_Final.pdf [Stand: 11.09.2017]

indaHash (2017): International Influencer Report. PDF: https://labs.indahash.com/ wp-content/uploads/2017/06/indaHash_LABS_report_2017.pdf [Stand: 10.09.2017]

Influencer Marketing Akademy (2017): Was ist ein Influencer? https://influencerma rketingacademy.de/know-how-fuer-influencer-marketing/#definition, Zugriff am 21.01.2018.

Influencerdb.net (2017): Find influencers. https://www.influencerdb.net/db/?page= 1&idb_sort_instagram=-ig_follower&hastag-count=1, Zugriff am 19.09.2017.

Influencermarketingacademy.de (o.J.): https://influencermarketingacademy.de, Zugriff am 01.02.2018.

Influencermarketinghub.com (2017): The Remarkable Rise of Influencer Marketing [Infographic]. https://influencermarketinghub.com/the-rise-of-influencer-m arketing/, Zugriff am 12.02.2018.

Influry (2017a): Zuschauer vertrauen Influencern im Internet. Pressemitteilung vom 27.07.2017. PDF: https://influry.com/images/influry-influencer-studie-germ an.pdf [Stand: 11.09.2017]

Influry (2017b): Influencer Marketing funktioniert nicht nur bei Teenies. Pressemitteilung vom 16.08.2017. PDF: https://influry.com/images/influencer-marketi ng-studie-influencer-marketing-funktioniert-nicht-nur-bei-teenies.pdf [Stand: 10.09.2017]

Initiative D21 (2017): D21 Digital Index 2017/2018. Jährliches Lagebild zur Digitalen Gesellschaft. PDF: http://initiatived21.de/app/uploads/2018/01/d21-digital-in dex_2017_2018.pdf [Stand: 07.02.2018].

Instagram Anna Victoria: https://www.instagram.com/annavictoria/, Zugriff am 19.02.2018.

Instagram Business-Team (2017): Deshalb ist Transparenz so wichtig: Förderung von Partnerschaften zwischen Erstellern und Unternehmen. 06/2017. https://bus iness.instagram.com/blog/tagging-and-insights/, Zugriff am 12.02.2018.

Instagram Caroline Einhoff: https://www.instagram.com/caro_e_/?hl=de, Zugriff am 13.02.2108.

Instagram lilmiquela: https://www.instagram.com/lilmiquela, Zugriff am 10.07.2018.

Basicthinking.de 2018: Absurdes Instagram-Urteil: Wenn Juristen das Internet nicht verstehen. https://www.basicthinking.de/blog/2018/06/18/absurdes-urteil-instagram-vreni-frost/, Zugriff am 07.07.2018.

Instagram Pamela Reif: https://www.instagram.com/pamela_rf/, Zugriff am 12.02.2018.

International Chamber of Commerce (2011): Konsolidierter Kodex der ICC. Praxis der Werbe- und Marketingkommunikation. PDF: https://www.iccgermany.de/fileadmin/user_upload/Content/Marketing/ICC-Kodex_Marketing_Deutsch.pdf [Stand: 18.01.2018].

JIN (2017): Digital Trust Index. Should we fear fake news? PDF: http://jin.de/wp-content/uploads/jin-fake-news-DE-web.pdf [Stand: 17.12.2017]

Jung von Matt/Brandnew IO/Facelift (2018): Inside Influencer. Die neuen Markenbotschafter und was sie bewegt. In: Facelift Whitepaper #12, Download unter: https://www.influencer-secrets.com, Zugriff am 04.02.2018.

Jungnickel, Karin (2017): Interdisziplinäre Meinungsführerforschung. Eine systematische Literaturanalyse. Wiesbaden: Springer.

Kaiser, Carolin (2014): Soziale Medien als Mittel der Produktgestaltung (Co-Creation). In: König, Christian/Stahl, Matthias/Wiegand, Erich (Hg.): Soziale Medien. Gegenstand und Instrument der Forschung. Wiesbaden: Springer, S. 171-194.

Kalch, Anja/Meitz, Tino (2017): Testimonials in der Gesundheitskommunikation. In: Rossmann, Constanze/Hastall, Matthias R. (Hg.): Handbuch Gesundheitskommunikation. Wiesbaden: Springer.

Kamps, Ingo/Schetter, Daniel (2017): Performance Marketing: Der Wegweiser zu einem mess- und steuerbaren Marketing – Einführung in Instrumente, Methoden und Technik. Wiesbaden: Springer.

Kawohl, Julian M./Nestler, Ulrike (2016): Strategien Digitaler Superstars – wie die erfolgreichsten Instagram-Blogs funktionieren. PDF: https://docs.wixstatic.com/ugd/63eb59_14b5e47435a24427a2e6fa57b09e91fe.pdf [Stand: 24.01.2018]

Kepplinger, Hans Mathias (2011): Journalismus als Beruf. Wiesbaden: VS. Kessler, Thomas/Fritsche, Immo (2017): Sozialpsychologie. Wiesbaden: Springer.

Kielholz, Annette (2008): Online-Kommunikation. Die Psychologie der neuen Medien für die Berufspraxis. Heidelberg: Springer.

Kiesel, Andrea/Koch, Iring (2012): Lernen. Grundlagen der Lernpsychologie. Wiesbaden: VS. Kilian, Karsten (2016): Influencer sind die neuen Promis. In: Absatzwirtschaft, 8(7), S. 76-79.

Kilian, Thomas/Langner, Sascha (2010): Online-Kommunikation. Kunden zielsicher verführen und beeinflussen. Wiesbaden: Springer.

Klespe, Lina (2016): Die wundersame Welt der Influencer. In: Bundesverband Digitale Wirtschaft (Hg.): Social Media Kompass. Düsseldorf, S. 66-68. PDF: http://www.bvdw.org/presseserver/SocialMedia/kompass_social_media_2016_2017.pdf [Stand: 16.09.2017]

Köberer, Nina (2015): Pubertierende Stiftung Warentest. Von Jugendlichen für Jugendliche: Ein medienethischer Blick auf Haul-Videos. In: Communicatio Socialis, 48(3), S. 265-275.

Kohn, Andreas (2016): Die Macht der Meinung in sozialen Medien. In: Journal für korporative Kommunikation, 2, S. 52-67.

Kolo, Castulus/Widenhorn, Stefan/Borgstedt, Anna-Lena (2016): Soziodemografie der Markenempfehlung. Nationale Studie zu soziodemografischen Merkmalen von Recoomendern und Influencern im Plattformvergleich. PDF: http://www.macromedia-fachhochschule.de/uploads/media/Soziodemographie_der_ Markenempfehler_2016.pdf [Stand: 04.02.2018]

Kösterke, Jessy (2016): Influencerin Louisa Dellert: „Ich habe mir für zehn Euro 4.000 Follower gekauft. 10/2016. https://t3n.de/news/influencer-louisa-dellert-habe-750246/, Zugriff am 08.04.2018.

Krämer, Nicole C./Eimler, Sabrina, C./Neubaum, German (2017): Selbstpräsentation und Beziehungsmanagement in sozialen Medien. In: Schmidt, Jan-Hinrik/ Taddicken, Monika (Hg.): Handbuch Soziale Medien. Wiesbaden: Springer, S. 41-60.

Kramer, Ursula/Lucht, Martin (2013): Gesundheits- und Versorgungs-Apps. Hintergründe zu deren Entwicklung und Einsatz. Teil 1: Definition, Qualitätsbegriff, Anforderungsprofil aus Nutzer- und Expertensicht, Ansätze orientierender Qualitätsstandards für Verbraucher. PDF: https://www.uniklinik-freiburg.de/fileadmin/mediapool/09_zentren/studienzentrum/pdf/Studien/150331_TK-Gesamtbericht_Gesundheits-und_Versorgungs-Apps.pdf [Stand: 22.06.2018]

Krapp, Andreas (1992): Konzepte und Forschungsansätze zur Analyse des Zusammenhangs von Interesse, Lernen und Leistung. In: Krapp, Andreas/Prenzel Manfred (Hg.): Interesse, Lernen, Leistung. Neuere Ansätze der pädagogisch-psychologischen Interessensforschung. Münster: Aschendorff, S. 9-52.

Kreutzer, Ralf T./Land, Karl-Heinz (2017): Digitale Markenführung. Digital Branding im Zeitalter des digitalen Darwinismus. Das Think!Book. Wiesbaden: Springer.

Kross, Ethan/Verduyn, Philippe/Demiralp, Emre/Park, Jiyoung/Lee, David Seungjae/Lin, Natalie/Shablack, Holly/Jonides, John/Ybarra, Oscar (2013): Facebook Use Predicts Declines in Subjektive Well-Being in Young Adults. 08/2013. http://journals.plos.org/plosone/article?id=10.1371/journal.pone.0069841, Zugriff am 23.11.2017.

Krotz, Friedrich (2015): Zunehmender Medienstress. Überlegungen aus der Perspektive der Mediatisierungsforschung. In: tv diskurs, H. 4, S. 18-21.

Kuckartz, Udo (2014): Mixed-Methods. Methodologie, Forschungsdesigns und Analyseverfahren. Wiesbaden: Springer.

Kuhn, Bertolt/Amelung, Volker (2016): Gesundheits-Apps und besondere Herausforderungen. In: Albrecht, Urs-Vito (Hg.): Chancen und Risiken von Gesundheits-Apps (CHARISMA). Medizinische Hochschule Hannover, S. 100-114. PDF: http://charismha.weebly.com/uploads/7/4/0/7/7407163/charismha_kapitel_04_v.01.3-20160424.pdf [Stand: 12.04.2018]

Küsters, Ivonne (2014): Narratives Interview. In: Baur, Nina/Blasius, Jörg (Hg.): Handbuch Methoden der empirischen Sozialforschung. Wiesbaden: Springer, S. 575-580.

Lazarsfeld, Paul F./Berelson, Bernard/Gaudet, Hazel (1960): The People's Choice. How the voter maks up his mind in a presidential campaign. 5. Auflage. New York: Columbia University Press.

Leißner, Laura/Stehr, Paula/Rössler, Patrick/Döringer, Esther/Morsbach, Melissa/ Simon, Linda (2014): Parasoziale Meinungsführerschaft. Beeinflussung durch Medienpersonen im Rahmen parasozialer Beziehungen: Theoretische Konzeption und erste empirische Befunde. In: Publizistik, 59(3), S. 247-267. DOI 10.1007/s11616-014-0208-2.

LG Berlin, Urteil v. 24.05.2018, AZ 52 O 101/18: Schleichwerbung bei Vreni Frost-Instagram-Postings. https://www.online-und-recht.de/urteile/Schleichwerbung-bei-Vreni-Frost-Instagram-Postings-Landgericht-Berlin-20180524/, Zugriff am 26.06.2018.

LG München I, Urteil v. 31.07.2015, AZ 4 HK O 21172/14: Berichtigungsbeschluss – Verbot redaktioneller Werbung. http://www.gesetze-bayern.de/Content/Document/Y-300-Z-BECKRS-B-2016-N-00369, Zugriff am 11.02.2018.

Lies, Jan (2016): Kompakt-Lexikon PR. 2.000 Begriffe nachschlagen, verstehen, anwenden. Wiesbaden: Springer.

Lindacher, Verena/Curbach, Janina/Loss, Julika (2014): Gesundheitsbezogene Themen im sozialen Online-Netzwerk Facebook: Eine Inhaltsanalyse der Kommunikation auf Facebook. In: Baumann, Eva/Hastall, Matthias, R./Rossmann, Constanze/Sowka, Alexander (Hg.): Gesundheitskommunikation als Forschungsfeld der Kommunikations- und Medienwissenschaft. Baden-Baden: Nomos, S. 224-237.

Linqia (2016): The State of Influencer Marketing 2017. A look into how brands and agencies view the future of influencer marketing. PDF: http://www.linqia.com/wp-content/uploads/2016/11/The-State-of-Influencer-Marketing-2017_Final-Report.pdf [Stand: 13.09.2017]

Lo, Shao-Kang. (2008). The Nonverbal Communication Functions of Emoticons in Computer-Mediated Communication. In: *CyberPsychology & Behavior*, *11*(5), S. 595–597.

Loch, Ulrike/Rosenthal, Gabriele (2002): Das Narrative Interview. In: Schaeffer, Doris/Müller-Mundt, Gabriele (Hg.): Qualitative Gesundheits- und Pflegeforschung. Bern: Huber, S. 221- 232.

Löffler, Miriam (2014): Think Content! Content-Strategie, Content-Marketing, Texten fürs Web. Bonn: Rheinwerk.

Loss, Julika/Nagel, Eckhard (2009): Probleme und ethische Herausforderungen bei der bevölkerungsbezogenen Gesundheitskommunikation. In: Bundesgesundheitsblatt, 52(5), S. 502-511.

Lübbert, Sophie (2016): „Es sind einfach immer mehr Follower geworden". 11/2016. https://www.welt.de/icon/mode/article159549251/Es-sind-einfach-immer-mehr-Follower-geworden.html, Zugriff am 20.01.2018.

Lühnen, Julia/Albrecht, Martina/Steckelberg, Anke (2017): Leitlinie evidenzbasierte Gesundheitsinformation. Evidenzbasierte Leitlinie. PDF: https://www.ebm-netzwerk.de/was-wir-tun/fachbereiche/patienteninformation/Leitlinie EvidenzbasierteGesundheitsinformation.pdf [Stand: 23.06.2018]

Lux, Gerald/Farrenkopf, Nina/Matusiewicz, David (2013): E-Health. In: Wasem, Jürgen/Staudt, Susanne/Matusiewicz, David: Medizinmanagement. Grundlagen und Praxis. Berlin: MWV, S. 501-516.

Lynch, Meghan (2010): From food to fuel. Perceptions of exercise and food in a community of food bloggers. In: Health Education Journal, 71(1), S. 72-79.

Maletzke, Gerhard (1998): Kommunikationswissenschaft im Überblick. Grundlagen, Probleme, Perspektiven. Opladen: Westdeutscher.

Marcus, Madalyn A./Westra, Henny A./Eastwood, John D./Barnes, Kirsten L./Mobilizing Minds Research Group (2012): What Are Young Adults Saying About Mental Health? An Analysis of Internet Blogs. In: Journal of Medical Internet Research, 14(1), e17. doi: 10.2196/jmir.1868.

Margraf, Sandra (2011): Strategisches Multi-Channel-Management & Social Media im CRM. München: AVM.

Masterinfluencerprofesional.com (o.J.): Máster técnico en social media influencer, professional blogger and videoblogger. http://masterinfluencerprofesional.com, Zugriff am 08.02.2018.

Mattila, Elina/Orsama, Anna-Leena/Ahtinen, Aino/Hopsu, Leila/Leino, Timo/Korhonen, Ilkka (2013): Personal Health Technologies in Employee Health Promotion: Usage Activity, Use- fulness, and Health-Related Outcomes in a 1-Year Randomized Controlled. In: JMIR Mhealth and Uhealth, 1(2), e16, S. 1-18.

Mayer, Horst Otto (2013): Interview und schriftliche Befragung. Grundlagen und Methoden empirischer Sozialforschung. München: Oldenbourg Wissenschaftsverlag.

Mayring, Philipp (2010): Qualitative Inhaltsanalyse. Grundlagen und Techniken. Weinheim: Beltz.

Mayring, Philipp (2016): Einführung in die qualitative Sozialforschung. Weinheim: Beltz.

Medien-doktor.de (2018a): Was macht medien-doktor.de? http://www.medien-doktor.de, Zugriff am 22.06.2018.

Medien-doktor.de (2018b): Die Kriterienkataloge des Medien-Doktors (Medizin & Umwelt). PDF: http://www.medien-doktor.de/wp-content/uploads/downloads/2014/12/MD_Kriterien_Doppel_Uebersicht.pdf [Stand: 22.06.2018]

Meedia.de (2016): Mehr Social-Media-Power für „DSDS“: YouTube-Star Shirin David neue Jurorin bei „Deutschland sucht den Superstar“. 10/2016. http://meedia.de/2016/10/06/mehr-social-media-power-fuer-dsds-youtube-star-shirin-david-neue-jurorin-bei-deutschland-sucht-den-superstar/, Zugriff am 06.02.2018.

Meedia.de (2017): Medienanstalt verdonnert YouTuber „Flying Uwe“ zu 10.500 Euro Bußgeld wegen Schleichwerbung. 06/2017. http://meedia.de/2017/06/08/medienanstalt-verdonnert-youtube-flying-uwe-zu-10-500-euro-bussgeld-wegen-schleichwerbung/, Zugriff am 11.02.2018.

Meedia.de (2018): Anglizismus des Jahres: Der Begriff „Influencer“ beeinflusst die deutsche Sprache am meisten. 01/2018. http://meedia.de/2018/01/31/anglizismus-des-jahres-der-begriff-influencer-beeinflusst-die-deutsche-sprache-am-meisten/, Zugriff am 14.02.2018.

Meg Lee, Hsin-Hsuan/van Dolen, Willemijn/Kolk, Ans (2013): On the Role of Social Media in the 'Responsible' Food Business: Blogger Buzz on Health and Obesity Issues. In: Journal of Business Ethics, 118(4), S. 695-707.

Meier, Klaus (2018): Journalistik. Konstanz: UVK.

Meinel, Christoph/Sack, Harald (2009): Digitale Kommunikation. Vernetzen, Multimedia, Sicherheit. Berlin: Springer.

Meltwater/ Bundesverband deutscher Pressesprecher (2017): PR-Branchenreport Gesundheit. Marken, Trends, Influencer. PDF: https://www.bdp-net.de/sites/default/files/bdp_pr-branchenreport_gesundheit.pdf [Stand: 17.09.2017]

Merten, Klaus (1995): Inhaltsanalyse. Opladen: Westdeutscher.

Mey, Günter/Ruppel Paul Sebastian (2018): Qualitative Forschung. In: Decker, Oliver (Hg.): Sozialpsychologie und Sozialtheorie. Wiesbaden: Springer, S. 205-244.

Mieg, Harald A. (2005): Professionalisierung. In: Rauner, Felix (Hg.): Handbuch der Berufsbildungsforschung. Bielefeld: Bertelsmann, S. 342-349.

Mindline-media.de (2013): Informationsquellen zum Thema „Gesundheit und Medizin" im Trendvergleich. Report | August 2013. PDF: http://mindline-media.de/fileadmin/presse_downloads/Chartbericht_Infoquellen_Gesundheit_2013.pdf [Stand: 08.09.2017]

Misoch, Sabina (2015): Qualitative Interviews. Berlin: de Gruyter.

Moll, Ricarda/Schulze, Anne/Rusch-Rodosthenous, Miriam/Kunke, Christopher/ Scheibel, Lisa (2017): Wearables, Fitness-Apps und der Datenschutz: Alles unter Kontrolle? Eine Untersuchung der Verbraucherzentralen. PDF: http://www.marktwaechter.de/sites/default/files/downloads/mw-untersuchung_wearables_0.pdf [Stand: 14.04.2018]

Möller, Dennis (2015): Die Typologie der Influencer. http://www.influma.com/blog/typologie-der-influencer, Zugriff am 25.01.2018.

Moorhead, Anne S./Hazlett, Diane E./Harrison, Laura/Carroll, Jennifer K./Irwin, Anthea/ Hoving, Ciska (2013): A New Dimension of Health Care: Systematic Review of the Uses, Benefits, and Limitations of Social Media for Health Communication. In: Journal of Medical Internet Research, 15(4), e85. doi: 10.2196/jmir.1933.

MPFS (2017): JIM-Studie 2017. Jugend, Information, (Multi-) Media. Basisuntersuchung zum Medienumgang 12- bis 19-Jähriger. PDF: https://www.mpfs.de/fileadmin/files/Studien/JIM/2017/JIM_2017.pdf [Stand: 07.02.2018]

Naimark, Jenny Safran/Madar, Zecharia/Shahar, Danit R. (2015): The impact of a Web- based app (eBalance) in promoting healthy lifestyles: randomized controlled trial. In: Journal of Medical Internet Research, 17(3), e56. doi: 10.2196/jmir.3682.

Neuberger, Christoph/Langenohl, Susanne/Nuernbergk, Christian (2014): Social Media und Journalismus. In: Landesanstalt für Medien Nordrhein-Westfalen (Hg.): LfM-Dokumentation, Band 50. PDF: http://www.lfm-nrw.de/fileadmin/lfm-nrw/Publikationen-Download/Social-Media-und-Journalismus-LfM-Doku-Bd-50-web.pdf [Stand: 05.12.2017]

Nöcker, Guido/Dadaczynski, Kevin (2018): Digitale Gesundheitskommunikation im Spannungsfeld massen- und personalkommunikativer Ansprache: Foren-Webcare und spielerische Zugänge als neue strategische Instrumente. In: Scherenberg, Viviane/Pundt, Johanne (Hg.): Digitale Gesundheitskommunikation. Zwischen Meinungsbildung und Manipulation. Bremen: Apollon, S. 109-136.

Nowak, Valentin (2017): Youtuber provoziert mit Hassparolen: Ist PewDiePie ein Antisemit? 15.02.2017. https://www.br.de/puls/themen/popkultur/pewdiepie-antisemitismus-vorwuerfe-100.html, Zugriff am 20.02.2018.

OLG Celle 13. Zivilsenat, Urteil v. 08.06.2017, AZ 13 U 53/17: Wettbewerbsverstoß: Anforderungen an die Kennzeichnung von Werbung in sozialen Medien. http://www.rechtsprechung.niedersachsen.de/jportal/portal/page/bsndprod.psml?doc.id=KORE575766420&st=null&showdoccase=1, Zugriff am 11.02.2018.

OSK/concept m (2018): Influencer. Die Stars der digitalen Kommunikation – und die psychologischen Mechanismen ihres Erfolgs. Download unter https://www.osk.de/blog/influencer-guide, Zugriff am 27.06.2018.

Otto.de (2017): Über 100 Mitarbeiter als Corporate Influencer präsentieren OTTO als attraktiven Arbeitgeber. 11/2017. https://www.otto.de/unternehmen/de/newsroom/news/2017/Corporate-Influencer-OTTO-Botschafter.php, Zugriff am 14.02.2018.

Pannrucker, Daniel (2018): Die 4 Evolutionsstufen des Influencer Marketing. 02/2018. http://www.horizont.net/marketing/kommentare/Heute-Youtuber-morgen-millionenschwere-Marke-Die-4-Evolutionsstufen-des-Influencer-Marketing-164606, Zugriff am 06.02.2018.

Philips Zukunftsinstitut (2015): Die Philips Gesundheitsstudie. Wie Vertrauen zum Treiber einer neuen Gesundheitskultur wird. PDF: http://www.philips.de/b-dam/b2bhc/de/innovation/ohh_gesundheit/Philips%20Gesundheitsstudie.pdf [Stand: 01.09.2016]

Physio-deutschland.de (2018): Beruf und Bildung. https://www.physio-deutschland.de/fachkreise/beruf-und-bildung.html, Zugriff am 24.06.2018.

Presseportal.de (2018): Next step: DEICHMANN baut Influencer-Community auf. 02/2018. https://www.presseportal.de/pm/56381/3866017, Zugriff am 14.02.2018.

Presserat.de (o.J.): Der Pressekodex. http://www.presserat.de/pressekodex/ pressekodex/, Zugriff am 20.01.2018.

Prestin, Abby/Vieux, Sana N./Chou, Wen-Ying Sylvia (2015): Is Online Health Activity Alive and Well or Flatlining? Findings From 10 Years of the Health Information National Trends Survey. In: Journal of Health Communication, 20(7), S. 1-9

Professions-soziologie.de (o.J.): Neue Wege der Professionsforschung. http://www.professions-soziologie.de/pages/programmatik.php, Zugriff am 03.03.2018.

Prosiebensat1licensing.com (2017): NEWS: Luca mit erstem Food-Produkt im Handel. http://www.prosiebensat1licensing.com/de/lizenzen/tv-lizenzen/studio71, Zugriff am 06.02.2018.

Pulse-advertising.com (o.J.): Our Story. https://www.pulse-advertising.com/about-us/, Zugriff am 06.02.2018 & 27.06.2018.

Pundt, Johanne/Scherenberg, Viviane (2018): Einleitung. In: Scherenberg, Viviane/Pundt, Johanne (Hg.): Digitale Gesundheitskommunikation. Zwischen Meinungsbildung und Manipulation. Bremen: Apollon, S. 19-26.

PwC (2017): Digitale Assistenten. Bevölkerungsbefragung. PDF: https://www.pwc.de/de/consulting/management-consulting/pwc-befragung-digitale-assistenten-2017.pdf [Stand: 26.12.2017]

ReachHero.de (o.J.): Das ist ReachHero. https://www.reachhero.de, Zugriff am 06.02.2018 & 27.06.2018.

Reckenthäler, Ira (2015): Blogger Relations – wie Marken mit der Glaubwürdigkeit umgehen. In: Steinke, Lorenz (Hg.): Die neue Öffentlichkeitsarbeit. Wiesbaden: Springer, S. 65-89.

Reifegerste, Doreen/Baumann, Eva (2018a): Suche von Gesundheitsinformationen im Internet. In: Scherenberg, Viviane/Pundt, Johanne (Hg.): Digitale Gesundheitskommunikation. Zwischen Meinungsbildung und Manipulation. Bremen: Apollon, S. 45-60.

Reifegerste, Doreen/Baumann, Eva (2018b): Medien und Gesundheit. Wiesbaden: Springer.

Reifegerste, Doreen/Hastall, Matthias R. (2015): Ethische Dimensionen und Dilemmata in der Gesundheitskommunikation. In: Schäfer, Markus/Quiring, Oliver/Rossmann, Constanze/Hastall, Matthias R./Baumann, Eva (Hg.): Gesundheitskommunikation im gesellschaftlichen Wandel. Baden-Baden: Nomos, S. 25-36.

Reinwardt, Christoph (2017): Influencer und Multiplikatoren: Alter Wein in neuen Schläuchen? In: Bundesverband Digitale Wirtschaft (Hg.): Social Media Kompass. Düsseldorf, S. 39-43. PDF: http://www.bvdw.org/presseserver/SocialMedia/kompass_social_media_2016_2017.pdf [Stand: 16.09.2017]

Reißmann, Ole (2014). Emoji-Siegeszug. Die Weltsprache unserer Zeit. 09/2014. http://www.spiegel.de/netzwelt/web/emoji-so-funktioniert-die-bildsprache-auf-ios-und-android-a-989684.html, Zugriff am 16.11.2017.

Renner, Britta/Gamp, Martin (2014): Psychologische Grundlagen der Gesundheitskommunikation. In: Hurrelmann, Klaus/Baumann, Eva (Hg.): Handbuch Gesundheitskommunikation. Bern: Huber, S. 64-80.

Research2Guidance (2017): mHealth App Economics 2017/2018. Current Status and Future Trends in Mobile Health. PDF: https://research2guidance.com/wp-content/uploads/2017/11/R2G-mHealth-Developer-Economics-2017-Status-And-Trends.pdf [Stand: 11.04.2018]

Rheingold-marktforschung.de (2017): Bezaubernde Beziehungskiste – wie Alexa die geheimen Wünsche ihrer Nutzer erfüllt. PDF: https://www.rheingold-marktforschung.de/grafik/veroeffentlichungen/Presseinformation_Alexa_rheingold-Institut.pdf [Stand: 26.12.2017]

Röhrs, Heinz-Peter/Gabriel, Roland (2017): Social Media. Potenziale, Trends, Chancen und Risiken. Berlin: Springer Gabler.

Rondinella, Giuseppe (2018): Influencer Marketing ist auf dem Weg zum Milliardenmarkt. 20.03.2018. https://www.horizont.net/marketing/nachrichten/Studie-Influencer-Marketing-ist-auf-dem-Weg-zum-Milliardenmarkt-165689, Zugriff am 26.06.2018.

Roski, Reinhold (2014): Akteure der Gesundheitskommunikation und ihre Zielgruppen. In: Hurrelmann, Klaus/Baumann, Eva (Hg.): Handbuch Gesundheitskommunikation. Bern: Huber, S. 348-359.

Rössler, Patrick (2003): Online-Kommunikation. In: Bentele, Günter/Brosius, Hans-Bernd/Jarren, Ottfried (Hg.): Öffentliche Kommunikation. Handbuch Kommunikations- und Medienwissenschaft. Wiesbaden: Westdeutscher, S. 504-522.

Rössler, Patrick/Geise, Stephanie (2013): Standardisierte Inhaltsanalyse: Grundprinzipien, Einsatz und Anwendung. In: Möhring, Wiebke/Schlütz, Daniela (Hg.): Handbuch standardisierte Erhebungsverfahren in der Kommunikationswissenschaft. Wiesbaden: Springer, S. 269-288.

Rossmann, Constanze (2010): Gesundheitskommunikation im Internet. Erscheinungsformen, Potenziale, Grenzen. In: Schweiger, Wolfgang/Beck, Klaus (Hg.): Handbuch Online-Kommunikation. Wiesbaden: Springer, S. 338-363.

Rossmann, Constanze/Hastall, Matthias R. (2013): Medien und Gesundheitskommunikation. Baden-Baden: Nomos.

Rossmann, Constanze/Hastall, Matthias R./Baumann, Eva (2014): Kommunikationswissenschaftliche Grundlagen der Gesundheitskommunikation. In: Hurrelmann, Klaus/Baumann, Eva (Hg.): Handbuch Gesundheitskommunikation. Bern: Huber, S. 81-94.

Rossmann, Constanze/Krömer, Nicola (2015): eHealth & mHealth: Die Rolle der Online- und Mobil-Kommunikation in der Gesundheits- und Krisenkommunikation. In: Public Health Forum, 23(3), S. 156-158.

Rossmann, Constanze/Lampert, Claudia/Stehr, Paula/Grimm, Michael (2018): Nutzung und Verbreitung von Gesundheitsinformationen. Ein Literaturüberblick zu theoretischen Ansätzen und empirischen Befunden. PDF: https://www.hans-bredow-institut.de/uploads/media/default/cms/media/orr1ueg_Gesundheitsinfosuche-Literatureueberblick.pdf [Stand: 01.04.2018]

Rossmann, Constanze/Ziegler, Lena (2013): Gesundheitskommunikation: Medienwirkungen im Gesundheitsbereich. In: Schweiger, Wolfgang/Fahr, Andreas (Hg.): Handbuch Medienwirkungsforschung. Wiesbaden: Springer, S. 385-400.

Rothgangel, Simone (2004): Kurzlehrbuch Medizinische Psychologie und Soziologie. Stuttgart: Thieme.

Royal Society for Public Health (2017): #StatusOfMind. Social Media and young people's mental health and wellbeing. PDF: https://www.rsph.org.uk/uploads/assets/uploaded/0a21d70e-33c6-4fd7-8aadc6166cfb2055.pdf [Stand: 23.11.2017]

RStV: Staatsvertrag für Rundfunk und Telemedien (Rundfunkstaatsvertrag) vom 31. August 1991. Zuletzt geändert durch den Zwanzigsten Rundfunkänderungsstaatsvertrag vom 8. Bis 16. Dezember 2016. PDF: http://www.ard.de/download/538848/Staatsvertrag_fuer_Rundfunk_und_Telemedien_in_der_Fassung_des_20__Aenderungsstaatsvertrags__vom_8__bis_16__12__2016.pdf [Stand: 12.02.2018]

Rutz, Maria/Kühn, Darja/Dierks, Marie-Luise (2016): Gesundheits-Apps und Prävention. In: Albrecht, Urs-Vito (Hg.): Chancen und Risiken von Gesundheits-Apps (CHARISMA). Medizinische Hochschule Hannover, S. 116-135. PDF: http://charismha.weebly.com/uploads/7/4/0/7/7407163/charismha_kapitel_02_v.01.3-20160424.pdf [Stand: 11.04.2018]

Salibian, Sandra (2017): Social Studies: Condé Nast Italia Launches First Academy to Train Inlfuencers. 11/2017. http://wwd.com/business-news/media/conde-nast-italia-social-academy-influencers-11048500/, Zugriff am 08.02.2018.

Schach, Annika (2015): Advertorial, Blogbeitrag, Content-Strategie & Co. – Neue Texte der Unternehmenskommunikation. Wiesbaden: Springer.

Schach, Annika (2018): Von Two-Step-Flow bis Influencer Relations: Die Entwicklung der Kommunikation mit Meinungsführern. In: Schach, Annika/Lommatzsch, Timo (Hg.): Influencer Relations. Marketing und PR mit digitalen Meinungsführern. Wiesbaden: Springer, S. 3-22.

Scherenberg, Viviane/Liegmann, Katharina (2018): Gesundheits-Apps: Möglichkeiten und Grenzen der Gesundheitskommunikation. In: Scherenberg, Viviane/Pundt, Johanna (Hg.): Digitale Gesundheitskommunikation. Zwischen Meinungsbildung und Manipulation. Bremen: Apollon, S. 245-276.

Schmeiser, Martin (2006): Soziologische Ansätze der Analyse von Professionen, der Professionalisierung und des professionellen Handelns. In: SozW Soziale Welt, 57(3), S. 295-318.

Schmidt, Christina (2017): Influencer auf Youtube und Instagram. Die Ich-Ich-Ich-AG. 03/2017. http://www.taz.de/!5389562/, Zugriff am 09.02.2018.

Schmidt, Jan-Hinrik (2016): Ethik des Internets. In: Heesen, Jessica (Hg.): Handbuch Medien- und Informationsethik. Stuttgart: Metzler, S. 284-291.

Schmidt, Jan-Hinrik/Taddicken, Monika (2017): Soziale Medien: Funktionen, Praktiken, Formationen. In: Schmidt, Jan-Hinrik/Taddicken, Monika (Hg.): Handbuch Soziale Medien, Wiesbaden: Springer, S. 23-38.

Schnabel, Peter-Ernst/Bödeker, Malte (2012): Gesundheitskommunikation. Mehr als das Reden über Krankheit. Weinheim: Beltz.

Schneider, Lukas/Yilmaz, Oguz (2017): Influencer-Marketing: So kommst du an die Meinungsmacher ran. 03/2017. https://t3n.de/magazin/influencer-marketing-meinungsmacher-241601/, Zugriff am 23.01.2018.

Schnell, Martin W. (2018): Ethik der digitalen Gesundheitskommunikation. In: Scherenberg, Viviane/Pundt, Johanne (Hg.): Digitale Gesundheitskommunikation. Zwischen Meinungsbildung und Manipulation. Bremen: Apollon, S. 277-292.

Schneller, Johannes/IfD Allensbach (2017): AWA 2017. Anhaltender Transformationsprozess der Mediennutzung. PDF: http://www.ifd-allensbach.de/fileadmin/AWA/AWA_Praesentationen/2017/AWA_2017_Schneller_Medien.pdf [Stand: 15.10.2017]

Schüller, Anne M. (2012): Touchpoints. Auf Tuchfühlung mit dem Kunden von heute. Managementstrategien für unsere neue Businesswelt. Offenbach: Gabal.

Schultz, Tanjev/Jackob, Nikolaus/Ziegele, Marc/Quiring, Oliver/Schemer, Christian (2017): Erosion des Vertrauens zwischen Medien und Publikum? In: Media Perspektiven, H. 5, S. 246-259.

Schumacher, Florian (2016): Von Quantified Self zur Gesundheit der Zukunft. In: Andelfinger, Volker P./Hänisch, Till (Hg.): eHealth. Wie Smartphones, Apps und Wearables die Gesundheitsversorgung verändern werden. Wiesbaden: Springer, S. 39-52.

Seitz, Janine/Kirig, Anja/Kelber, Cornelia/Huber, Thomas/Horx, Matthias (2013): Zukunft der Medien. Die neuen Wege zum Kunden. Frankfurt am Main: o.V.

Signitzer, Benno (2013): Ansätze und Forschungsfelder der Health Communication. In: Rest, Franz/Spatzier, Astrid/Wehmeier, Stefan (Hg.): Benno Signitzer. Von erlebbarem Wissen und Verwissenschaftlichung. Wiesbaden: Springer, S. 317-337.

Socialblade.com (2017): Analytics made easy. https://socialblade.com, Zugriff am 19.09.2017.

Sophia-thiel.com (o.J.): Deine Traumfigur. Schnell. Individuell. https://www.sophia-thiel.com/de/, Zugriff am 06.02.2018.

Spatzier, Astrid (2017): Überlegungen zur kommunikationswissenschaftlichen Sichtweise von Gesundheitskommunikation. In: Schäfer, Markus/Quiring, Oliver/Rossmann, Constanze/Hastall, Matthias, R. (Hg.): Gesundheitskommunikation im gesellschaftlichen Wandel. Baden-Baden: Nomos, S. 13-24.

Statista.com (2018): Durchschnittspreis pro gesponsertem Post von Influencern auf Instagram nach der Anzahl der Follower im Jahr 2017 (in US-Dollar). https://de.statista.com/statistik/daten/studie/719031/umfrage/durchschnittspreis-pro-post-von-influencern-auf-instagram-nach-followerzahl/, Zugriff am 11.02.2018.

Stehr, Paula/Rossmann, Costanze (2018): Darstellung, Nutzung und Wirkung gesundheitsbezogener Inhalte in digitalen Medien. In: Scherenberg, Viviane/Pundt, Johanna (Hg.): Digitale Gesundheitskommunikation. Zwischen Meinungsbildung und Manipulation. Bremen: Apollon, S. 29-44.

Stetina, Birgit U./Kryspin-Exner, Ilse (2009): Gesundheit und Neue Medien. Psychologische Aspekte der Interaktion mit Informations- und Kommunikationstechnologien. Wien: Springer.

Stumpf, Marcus (2016): Die 10 wichtigsten Zukunftsthemen im Marketing. Freiburg: Haufe.

Sturm, Anja (2016): Authentisch in der Grauzone Influencer Marketing: Zwischen Glaubwürdigkeit, Schleichwerbung und Kennzeichnungspflicht Risiko für Werbungtreibende. In: Horizont, 48, S. 18.

Taddicken, Monika/Schmidt, Jan-Hinrik (2017): Entwicklung und Verbreitung sozialer Medien. In: Taddicken, Monika/Schmidt, Jan-Hinrik (Hg.): Handbuch Soziale Medien. Wiesbaden: Springer, S. 3-22.

Tamblé, Melanie (2015): Kennzahlen für Influencer Marketing. http://www.influma.com/blog/kennzahlen-fuer-influencer-marketing/, Zugriff am 15.02.2018.

Techniker Krankenkasse (2016): #SmartHealth. Wie smart ist Deutschland? PDF: https://www.tk.de/centaurus/servlet/contentblob/915488/Datei/87145/TK-Pressemappe-TK-Studie-SmartHealth-2016.pdf [Stand: 20.01.2017]

Techniker Krankenkasse (2017): Iss was, Deutschland – TK-Ernährungssstudie 2017. PDF: https://www.tk.de/centaurus/servlet/contentblob/934342/Datei/187742/TK-Ernährungsstudie%202017%20Pdf%barrierefrei.pdf [Stand: 09.05.2018]

TechnoratiMedia (2013): Digital Influence Report. PDF: http://technorati.com/wp-content/uploads/2013/06/tm2013DIR1.pdf [Stand: 18.09.2017]

Thier, Jenni (2017): Marketing in sozialen Medien. Traumjob Influencer? 06/2017. http://www.faz.net/aktuell/wirtschaft/marketing-in-sozialen-medien-ist-influencer-ein-traumjob-15046355.html, Zugriff am 28.01.2018.

Thranberend, Timo/Knöppler, Karsten/Neisecke, Tobias (2016): Gesundheits-Apps. Bedeutender Hebel für Patient Empowerment – Potenziale jedoch bislang kaum genutzt. In: Spotlight Gesundheit, 2. PDF: https://www.bertelsmann-stiftung.de/fileadmin/files/BSt/Publikationen/GrauePublikationen/SpotGes_Gesundheits-Apps_dt_final_web.pdf [Stand: 17.04.2018]

TMG: Telemediengesetz vom 26. Februar 2007 (BGBI. I S. 179), das zuletzt durch Artikel 1 des Gesetzes vom 28. September 2017 (BGBI. I S. 3530) geändert worden ist. PDF: https://www.gesetze-im-internet.de/tmg/TMG.pdf [Stand: 12.02.2018]

Troll, Silja (2017): Influencer Marketing Trend 2017: Sind die fetten Jahre vorbei? 03/2017. https://www.seokratie.de/influencer-marketing-trends-kosten/, Zugriff am 10.02.2018.

Turner-McGrievy, Gabrielle M./Beets, Michael W. (2015): Tweet for health: using an online social network to examine temporal trends in weight loss-related posts. In: Translational Behavioral Medicine, 5(2), S. 160-166.

UWG: Gesetz gegen den unlauteren Wettbewerb in der Fassung der Bekanntmachung vom 3. März 2010 (BGBI. I S. 254), das zuletzt durch Artikel 4 des Gesetzes vom 17. Februar 2016 (BGBI. I S. 233) geändert worden ist. PDF: https://www.gesetze-im-internet.de/uwg_2004/UWG.pdf [Stand: 12.02.2018]

Verbraucherzentrale.de (2018): Gesundheitlicher Rat aus dem Internet. 01/2018. https://www.verbraucherzentrale.de/wissen/gesundheitpflege/medikamente/gesundheitlicher-rat-aus-dem-internet-10424, Zugriff am 12.01.2018.

Vochsen, Mieke (2018): Der stetige Kampf um Einfluss. In: Journal für kooperative Kommunikation, 1, S. 99-107.

Von Au, Caspar (2018): Wenn Youtuber für Klicks über Leichen gehen. 05.01.2018. http://www.sueddeutsche.de/digital/social-media-wenn-youtuber-fuer-klicks-ueber-leichen-gehen-1.3815147, Zugriff am 19.02.2018.

Wagner, Ulrike (2017): Kompetenzen für soziale Medien. In: Schmidt, Jan-Hinrik/ Taddicken, Monika (Hg.): Handbuch Soziale Medien. Wiesbaden: Springer, S. 251-272.

Walknewmedia.de (o.J.): Zwei Arten von Influencern – Identifikation und Marketing. https://www.walkenewmedia.de/zwei-arten-von-influencern-identifikation-und-marketing/, Zugriff am 24.01.2018.

Walsh, Gianfranco/Hass, Berthold/Kilian, Thomas (2011): Grundlagen des Web 2.0. In: Walsh, Gianfranco/Hass, Berthold/Kilian, Thomas (Hg.): Web 2.0. Neue Perspektiven für Marketing und Medien. Heidelberg: Springer, S. 3-20.

Weareanthology.com (2017): The Difference Between Micro, Macro and Mega Influencers. 05/2017. http://weareanthology.com/we-are-anthology-digital-influencer-and-social-media-marketing-blog/2017/4/26/the-difference-between-micro-macro-and-celebrity-influencers, Zugriff am 19.09.2017.

Weinberg, Tamar (2014): Social Media Marketing. Strategien für Twitter, Facebook & Co. Bejing: O'Reilly.

Welt.de (2018): Was ist eigentlich ein Influencer? 01/2018. https://www.welt.de/wirtschaft/video172497388/Social-Media-Phaenomen-Was-ist-eigentlich-ein-Influencer.html, Zugriff am 21.01.2018.

Werberat.de (2007): Grundregeln zur kommerziellen Kommunikation. https://www.werberat.de/grundregeln, Zugriff am 20.01.2018.

Wettbewerbszentrale (2017): Leitfaden zur Kennzeichnung von Werbung auf Instagram. PDF: https://www.wettbewerbszentrale.de/media/getlivedoc.aspx?id=35905 [Stand: 12.02.2018]

WHO (2006): Constitution of the World Health Organization. Basic Documents, Forth-fith edition, Supplement. Oktober 2006. PDF: http://www.who.int/governance/eb/who_constitution_en.pdf [Stand: 11.09.2017]

Winkler, Rolfe/Nicas, Jack/Fritz, Ben (2017): Disney Severs Ties With YouTube Star PewDiePie After Anti-Semitic Posts. 14.02.2017. https://www.wsj.com/articles/disney-seversties-with-youtube-star-pewdiepie-after-anti-semitic-posts-1487034533, Zugriff am 19.02.2018.

Wittchen, Hans-Ulrich/Hoyer, Jürgen (2011): Klinische Psychologie & Psychotherapie. Berlin: Springer.

WOMMA (2017): The Womma Guide to Influencer Marketing. PDF: https://womma.org/wp-content/uploads/2017/08/The-WOMMA-Guide-to-Influencer-Marketing-2017.compressed.pdf [Stand: 25.01.2018]

Woolfolk, Anita/Schönpflug, Ute (2008): Pädagogische Psychologie. München: Pearson.

Wroblewski, Martin (2017): Die Digitalisierung von Word of Mouth. 04/2017. http://www.horizont.net/marketing/kommentare/Micro-Influencer-Die-Digitalisierung-von-Word-of-Mouth-157519, Zugriff am 19.09.2017.

YouTube Deine Wahl: #DeineWahl. YouTuber fragen... www.youtube.com/c/deine-wahl, Zugriff am 03.01.2018.

YouTube Flying Uwe: https://www.youtube.com/user/flyinguwe, Zugriff am 12.02.2018.

YouTube HerrTutorial: https://www.youtube.com/user/HerrTutorial, Zugriff am 13.02.2018.

YouTube-Hilfe (2016): Anzeigenrichtlinie. Produktplatzierungen und Produktempfehlungen. 10/2016. https://support.google.com/youtube/answer/154235#paid_promotion_disclosure, Zugriff am 12.02.2018.

Zabel, Christian/Seemann, Christian/Pagel, Sven (2017): YouTube-Creators in Deutschland – Motive, Produktionsroutinen und Finanzierung von deutschen Online-Video-Produzenten. In: Seufert, Wolfgang (Hg.): Media Economics revisited: (Wie) verändert das Internet die Ökonomie der Medien. Baden-Baden: Nomos, S. 125-146.

Zanger, Cornelia (2014): Ein Überblick zu Events im Zeitalter von Social Media. Wiesbaden: Springer.

Zeilinger, Thomas (2017): Brauchen Algorithmen eine eigene Ethik? In: Schröder, Michael/Schwanebeck, Axel (Hg.): Big Data – In den Fängen der Datenkraken. Die (un-)heimliche Macht der Algorithmen. Baden-Baden: Nomos, S. 137-154.

Zerfaß, Ansgar/Pleil, Thomas (2017): Handbuch Online-PR. Strategische Kommunikation in Internet und Social Web. Köln: Halem.

Zielinski, Johanna (2016): Wie wirken Social Media auf das Ernährungsverhalten? In: E&M – Ernährung und Medizin, 31, S. 152-155.

Zschorlich, Beate/Gechter, Dorothea/Janßen, Inger M./Swinehart, Thomas/Wiegard, Beate/Koch, Klaus (2015): Gesundheitsinformationen im Internet: Wer sucht was, wann und wie? In: Zeitschrift für Evidenz, Fortbildung und Qualität, 109, S. 144-152.

FSC
www.fsc.org
MIX
Papier | Fördert
gute Waldnutzung
FSC® C083411

Kolibri 360 GmbH
Ferdinand-Jühlke-Straße 7
99095 Erfurt, Deutschland
produktsicherheit@kolibri360.de